Das Schweigen der Leber

Die lebenswichtigen Geheimnisse eines stillen Organs

**Prof. Dr. med. Ansgar W. Lohse,
Ulf C. Goettges**

**Bibliografische Information
der Deutschen Nationalbibliothek**

Die Deutsche Nationalbibliothek verzeichnet diese Publikation in der Deutschen Nationalbibliografie; detaillierte bibliografische Daten sind im Internet über http://dnb.d-nb.de abrufbar.

1. Auflage 2021

Printed in Germany

Programmplanung: Katja Liese
Projektmanagement: Anja Bippus
Umschlaggestaltung und Foto:
CYCLUS · Visuelle Kommunikation, Stuttgart
Autorenfoto: © privat
Zeichnungen im Innenteil:
Doreen Martens – Freie Art Direction, Hamburg
Satz: Ziegler und Müller, Kirchentellinsfurt
Druck: Westermann Druck Zwickau GmbH, Zwickau

ISBN 978-3-432-11271-8   1 2 3 4 5 6

Auch erhältlich als E-Book:
eISBN (epub) 978-3-432-11272-5

Die Autoren

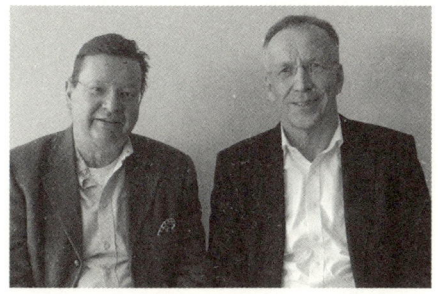 **Prof. Dr. med. Ansgar W. Lohse** (rechts) studierte Medizin und Philosophie in Göttingen, London, Boston. Dame Sheila Sherlock, die Begründerin des Faches Hepatologie (Leberkunde), führte ihn in London in die phantastischen Welten der Leber ein. Nach Forschungszeit in Israel und Ausbildung in Mainz ist er heute Klinikdirektor am Universitätsklinikum Hamburg-Eppendorf (UKE). Er hat einen Ruf als erfahrener Arzt, engagierter Hochschullehrer und international angesehener Wissenschaftler. Lohse leitet mehrere große Verbünde zur Leberforschung. 2018 berief ihn die Europäische Kommission zum Koordinator des Europäischen Referenznetzwerkes für Lebererkrankungen. 2006 gründete er die YAEL Stiftung, deren Stiftungsratsvorsitzender er bis heute ist. Sein Ziel, mündigen Patienten zu helfen, für ihre eigene Gesundheit Verantwortung zu übernehmen, ist der Grund für dieses Buch.

Ulf C. Goettges war Mitglied der Chefredaktionen von *Welt am Sonntag*, *Berliner Zeitung* und der *Bild-Zeitung*. Heute arbeitet er als (Buch-) Autor. Die Begeisterung für das Thema »Leber« entdeckte er als Patient. Nachdem ihm Prof. Lohse und sein Team das Leben gerettet hatten, stellte er so viele Fragen, dass daraus die gemeinsame Idee zu diesem Buch entstand. Ulf C. Goettges studierte ebenfalls in Göttingen und an der Indiana University (USA). Prof. Lohse und er teilen die Leidenschaft für Tee, Radfahren und Debatten über Ethik.

Inhalt

Wagen Sie einen Selbstversuch

Wenn Sie diese 15 Fragen beantworten,
werden Sie am Ende über die Leber staunen.

Bevor Sie mit der Lektüre dieses Buches beginnen, möchten wir Sie zu einem Selbstversuch einladen. Dazu stellen wir Ihnen einige Fragen. Bitte notieren Sie Ihre Antworten und bewahren Sie diese auf, bis Sie das Buch gelesen haben. Dann prüfen Sie Ihre Ergebnisse anhand der Fakten, die Sie in der Zwischenzeit erfahren haben. Sie werden sehen, dass Sie die Leber nun viel besser verstehen und so auch fit und gesund halten können. Die Antworten des Leberspezialisten finden Sie dann am Ende des Buches.

Also – starten wir:

1. Wie viel Obst essen Sie am Tag?
2. Wie viel Obst wäre Ihrer Meinung nach für Ihre Leber gut?
3. Wenn Sie sich schon mal etwas Süßes gönnen, naschen Sie dann vorsichtshalber lieber zuckerfrei?
4. Trinken Sie gerne und öfter mal Smoothies?
5. Was ist für Ihre Leber gefährlicher: gegrillte Thüringer Bratwurst oder Schweinemett vom Bio-Bauernhof?
6. Was bevorzugen Sie als Aufschnitt: Wildschweinsalami, Mortadella oder lieber Camembert?
7. Apropos Camembert: Kennen Sie die Technik, die messen sollte, wann guter Camembert richtig reif ist, und die Ärzte jetzt anwenden, um zu sehen, wie gesund Ihre Leber ist?
8. Legen Sie manchmal längeres Alkoholfasten ein – und beginnen dann wieder, so viel (oder so wenig) wie zuvor zu trinken?
9. Haben Sie schon mal überlegt, zur Erholung Ihrer Leber nicht nur Alkoholfasten, sondern richtiges (Heil-)Fasten durchzuführen?
10. Fühlen Sie sich oft müde und abgespannt?
11. Sollte man Medikamente zwischendurch auch mal absetzen, damit die Leber sich erholen kann?

12. Nehmen Sie sicherheitshalber lieber naturheilkundliche Medikamente, um die Leber nicht zu gefährden?

13. Hat Ihre Ärztin oder Ihr Arzt Ihnen schon mal empfohlen, ein Medikament lieber als Pflaster oder Creme statt als Tablette anzuwenden, damit es nicht über die Leber geht? Hormone zum Beispiel?

14. Haben Sie schon einmal ein verschriebenes Medikament nicht genommen, weil im Beipackzettel vor Leberschäden gewarnt wird?

15. Kennen Sie Ihre Leberwerte?

Haben Sie Ihre Antworten notiert? Dann lassen Sie sich nach der Lektüre des Buches (S. 259) überraschen.

Warum die **Leber** das wichtigste **Organ** unseres Körpers ist

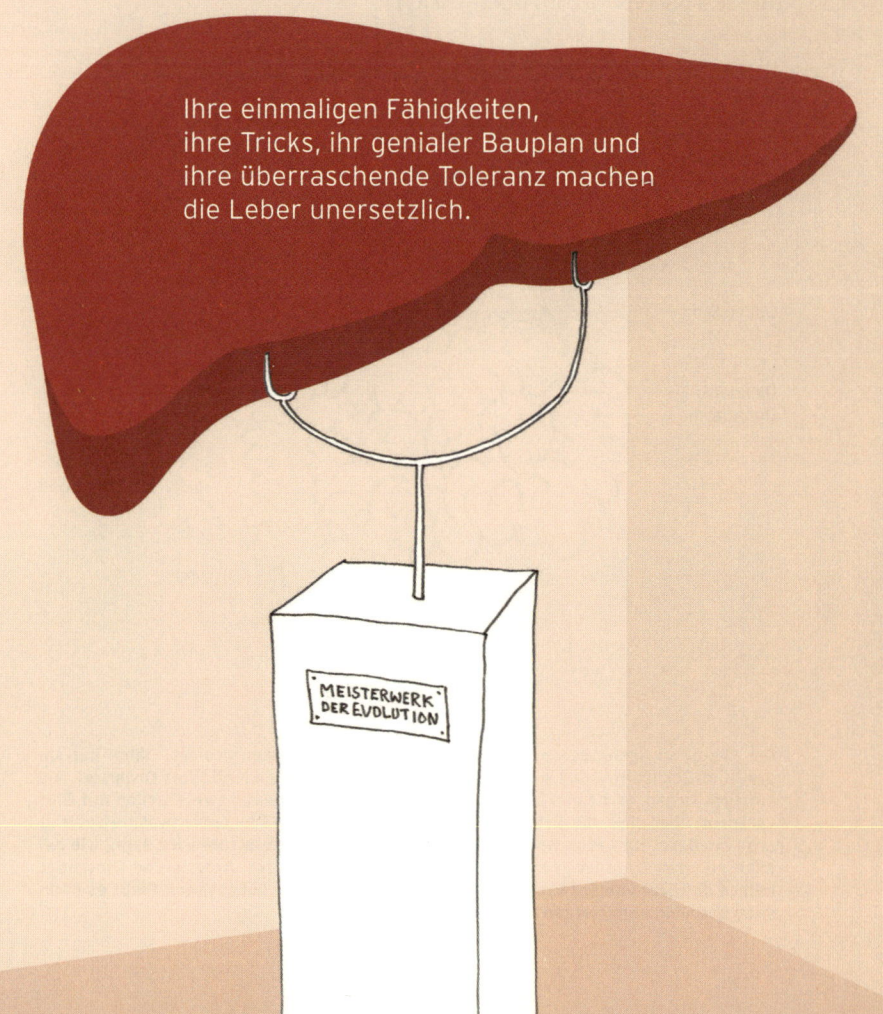

Ihre einmaligen Fähigkeiten, ihre Tricks, ihr genialer Bauplan und ihre überraschende Toleranz machen die Leber unersetzlich.

MEISTERWERK DER EVOLUTION

Lageplan

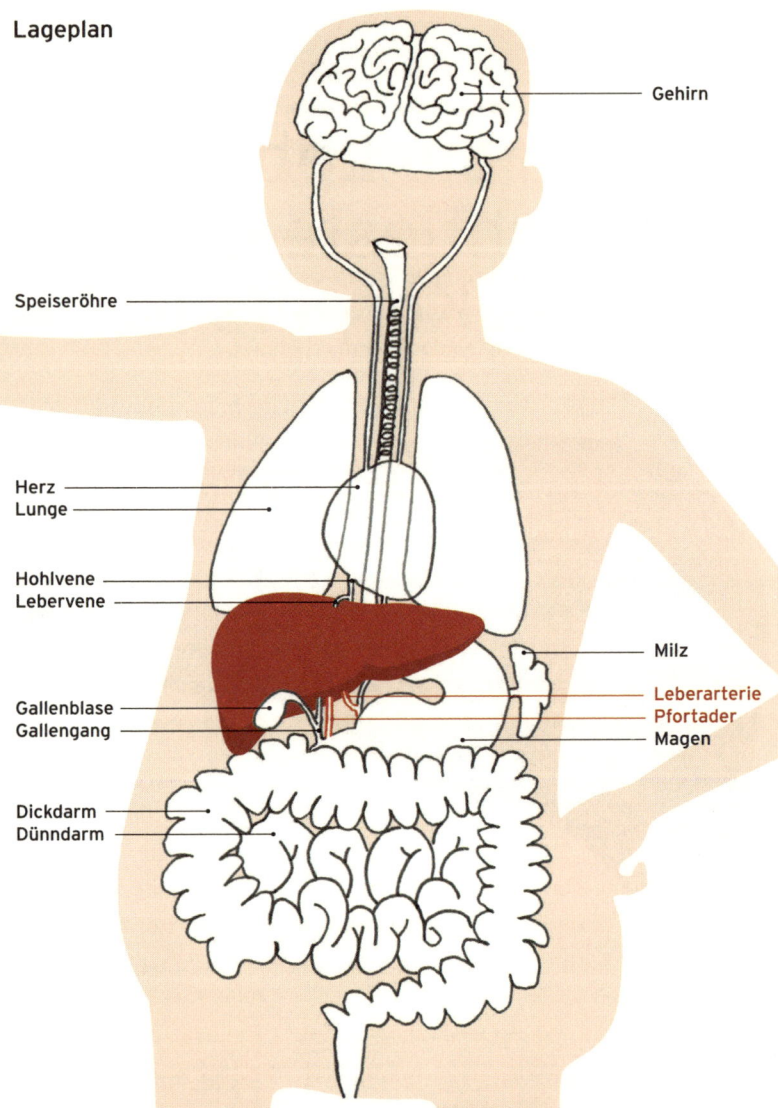

Gehirn

Speiseröhre

Herz
Lunge

Hohlvene
Lebervene

Milz

Gallenblase
Gallengang

Leberarterie
Pfortader
Magen

Dickdarm
Dünndarm

Die Evolution hat unseren Körper logisch und effizient konstruiert. Dabei hat sie den eindrücklichen Beweis geliefert, dass die Leber unser wichtigstes Organ ist. Als einziges Organ, ja als einziges Gewebe im Körper wird sie aus zwei Quellen mit Blut versorgt: über die **Leberarterie** (Schlagader) und über die **Pfortader** (welche das Blut aus dem Darm zur Leber weiterleitet). Der gemeinsame Blutstrom wird dann, wie bei allen anderen Organen, von der Leber zum Herzen geleitet. Arterie und Pfortader liefern das Blut von unten über die Leberpforte. Über die Lebervenen fließt es dann nach oben hin zum Herzen ab.

Die Mutter des Lebens

Die Leber leitet uns unbemerkt durchs Leben.
Mit welchen Raffinessen sie das schafft, erfahren Sie hier.

Wir befinden uns im Jahr 50 v. Chr. In ganz Gallien und den umliegenden Provinzen ist eine Krankheit noch völlig unbekannt. In ganz Gallien? Nein! In einem von unbeugsamen Galliern bevölkerten Dorf wird sie längst richtig diagnostiziert und behandelt …

Häuptling Majestix leidet theatralisch. Druide Miraculix weiß sofort, was los ist: kranke Leber infolge von zu viel Wildschweinbraten. Also schickt er Majestix zur Abmagerungskur in die Auvergne.

»Asterix und der Arvernerschild«, in dem diese Geschichte erzählt wird, erschien 1967. Erst 12 Jahre nach Miraculix entdeckten Leberforscher, dass die Diagnose der Gallier zwar der Phantasie der Asterix-Autoren René Goscinny und Albert Uderzo entsprungen war, aber dennoch zu Teilen ein reales, bis dahin aber unerkanntes Krankheitsbild der Leber zeichnete. Wie dieses Krankheitsbild aussieht, erfahren Sie im zweiten Kapitel unseres Buches (S. 38).

Wie konnten die Comicautoren Goscinny und Uderzo der leberheilkundlichen Diagnostik so weit voraus sein? Beide waren keine Mediziner. Goscinny arbeitete vor seiner Zeit als Autor in der Landwirtschaft, Uderzo zeitlebens als Zeichner. Also hatten sie nur eine lustige Idee für eine Story, die aber zumindest in einem Punkt zufällig der medizinischen Erkenntnis voraus war. Sie sehen: Leberforschung ist alles andere als eine trockene Wissenschaft. Sie ist voller bunter, spannender und überraschender Geschichten, von denen wir Ihnen erzählen werden.

Die Leber. Ein einzigartiges Organ. Logisch, sonst hätten wir zwei. Wir haben aber nur eine – und die ist unersetzlich. Denn die Evolution hat die Leber mit erstaunlichen und überraschenden Fähigkeiten ausgestattet. Wie etwa jener, von der eine weitere, sehr alte Geschichte erzählt:

Zeus war sauer. Prometheus, der Titan, hatte ihm und den Göttern das Feuer gestohlen, um es den Menschen zu schenken. Zornig ließ ihn der Göttervater dafür foltern. Im kargen Kaukasusgebirge an einen Felsen gekettet, musste Prometheus Nacht für Nacht erdulden, dass ein Adler herbeiflog und einen Teil seiner Leber fraß. War der Vogel satt, wuchs die Leber wieder nach.

Die Sage von Prometheus – dem »Vorausdenker«, wie sein Name übersetzt lautet – wird in der Literatur in allen möglichen Facetten betrachtet: philosophisch, psychologisch, historisch, kulturell …

Doch ein Aspekt fehlt überraschenderweise überall beinahe völlig. Es ist der medizinische.

Kannten die Griechen der Antike die Geheimnisse der Leber?

Warum frisst der Adler in der griechischen Sage die Leber und nicht das Herz des Titanen? Oder seine Lunge? Weil der listige Autor Hesiodos seine Geschichte glaubhaft erzählen wollte. Denn die »unsterbliche Leber« des Prometheus ist kein Produkt mythologischer Phantasie, sondern eine biologische Tatsache.

Hesiodos verfasste sein Epos im 8. Jahrhundert vor Christus. Die Mediziner des antiken Griechenlands galten zu dieser Zeit als die besten der bekannten Welt. Es ist also wahrscheinlich, dass Hesiodos und seine klugen Zeitgenossen, zu denen auch Homer, der Verfasser der »Odyssee«, gehörte, bereits gewusst haben, dass die Leber eine einzigartige Fähigkeit besitzt: Sie kann sich immer wieder selbst erneuern, wenn sie dazu gezwungen wird. Sie kann als einziges Organ des Körpers nachwachsen.

Heute macht sich das die moderne Transplantationsmedizin zunutze. Wer zwei Drittel seiner gesunden Leber einem Kranken spendet, hat nach drei Monaten eine komplett erneuerte im Körper. Kein anderes unserer Organe ist auch nur annähernd zu einer solchen Regeneration in der Lage. Wie das möglich ist, erfahren Sie im Kapitel »Lebertransplantation – der Beginn eines besseren Lebens« (S. 159). Sie werden staunen.

Sich selbst zu erneuern – ein Traum der Menschheit. Die Leber hat ihn wahr gemacht. Dass die Evolution sie mit dieser einmaligen Fähigkeit ausgestattet hat, ist ein schlagender Beweis dafür, dass sie das wichtigste Organ unseres Körpers ist. Wenn der Ausdruck nicht geschichtlich belastet wäre, könnten wir sagen, sie ist das »Zentralorgan«.

Was die Leber alles kann

Die Liste der einzigartigen Fähigkeiten der Leber ist beeindruckend: Sie kann eigene Medikamente produzieren. Sie steuert die Blutgerinnung. Sie kann uns auch dann mit Energie versorgen, wenn wir nichts mehr zu essen haben. Sie ist das duldsamste Organ unseres Körpers. Darum hält sie selbst härtesten Beanspruchungen stand – und heilt wieder, wenn man sie danach in Ruhe lässt. Ohne sie würde unser Rechenzentrum, das Gehirn, nicht funktionieren, weil es von der Leber mit der nötigen Energie beliefert wird. Die Leber ist ein Arbeitstier. Unablässig entfernt sie Gift, liefert Brennstoff für die Muskeln und lässt dabei ihre komplexe kleine »Chemiefabrik« für uns arbeiten.

Es gibt zahlreiche Fachbücher über die Leber, aber erstaunlicherweise kaum Bücher für Laien – also für jeden, der sich fragt, wie dieses zentrale Organ eigentlich genau funktioniert. Das ist schon deshalb verwunderlich, weil in Deutschland rund fünf Millionen Leberpatienten leben. Und etwa ein Viertel aller Deutschen, das sind circa 20 Millionen Menschen, trägt, meistens unerkannt, eine Fettleber mit sich herum. Auch davon später mehr.

Warum diese Scheu vor der Leber? Die Antwort ist einfach: Wir alle haben Laster, und häufig solche, die zu Lasten der Leber gehen. Das wissen wir insgeheim genau. Aber der Missbrauch von Alkohol und Drogen (auch von Medikamenten) oder Sexprobleme sind klassische Verdrängungsthemen, die in unserer Gesellschaft tabuisiert werden.

Die Leber und ihre Erkrankungen kommen als Mitwisser und Beweis unserer Laster unverdient in Sippenhaft. Denn die Leber, dieses Luder, war schließlich Komplizin der Ausschweifungen. Geschieht ihr recht, dass sie wie ihr sündiger Eigentümer unter den Folgeschäden leidet – denkt so mancher. Aber sind die Erkrankten wirklich selber schuld?

Es gibt nicht die eine Ursache für Lebererkrankungen

In England wurden Menschen danach befragt, ob jemand, der seine Leber durch Alkohol ruiniert hat, ein Spenderorgan bekommen solle. Ergebnis: Die Sympathiewerte für diese lebensrettende Operation für Alkoholkranke waren erschreckend niedrig – und rangierten noch hinter der Sympathie für die Entfernung von Hämorrhoiden.

Und das in einem Land, dessen Sterblichkeitsrate infolge von Alkoholmissbrauch so hoch ist, dass eine gesetzliche Mindestpreisverordnung eingeführt wurde, um wenigstens den massenhaften Verkauf von Billigfusel zu unterbinden. Übrigens mit Erfolg.

Dabei sind die Konzentration auf das ausschweifende Leben und die völlig unsinnige Schuldfrage absolut irreführend. Denn viele Lebererkrankungen entstehen nicht allein durch den ständigen Missbrauch, sondern sind auch genetisch bedingt. Oder ein Virus löst die Erkrankung aus. Oder eine ungeahnte Ansteckung. Also alles Ursachen, die absolut nichts mit der persönlichen Lebensführung zu tun haben, mit denen die Leber aber oft genug bravourös fertigwird.

Die Leber hat es darum verdient, endlich in einem ganz anderen, hellen Licht gesehen zu werden. Denn in vielen Fällen verhilft sie uns zu einer völlig neuen und erfrischenden Lebensperspektive, wenn wir uns um sie kümmern. Oder besser Leberperspektive?

Eine Transplantation zum Beispiel ist mehr als nur die (dramatische) letzte Rettung. Vielen Patientinnen und Patienten ermöglicht sie den Beginn eines neuen, hoffungsvollen Lebens, in dem sie endlich befreit von ihrem Leiden wirkliches Glück mit ihrer Familie, Freunden und Kollegen erleben können. Wir schildern einen solch bewegenden Fall.

Die Diagnose »Fettleber«, übrigens inzwischen die häufigste Lebererkrankung weltweit, ist nicht die Quittung für eine verkorkste Lebensführung. Vielmehr kann sie das Startsignal für ein Leben voller neuer, belebender Erfahrungen sein – wenn man klug auf die Diagnose reagiert. Endlich schaffen Sie sich einen Hund an, damit Sie mehr spazieren gehen. Das tut der Leber und der Seele gut. Sie entdecken den kleinen Gemüseladen um die Ecke und seine humorvollen Besitzer, weil Sie sich nun die Zeit nehmen, frische Zutaten zu kaufen, statt Fertigprodukte in den Ofen zu schieben. Sie lernen im Fitnessstudio neue Leute kennen. Auch solche Fälle begegnen Ihnen in unserem Buch.

Erfindung im Käsekeller

Wir haben Ihnen unterhaltsame Lebergeschichten versprochen. Also lassen Sie uns an dieser Stelle ein kleines Quiz spielen:

»Fibroscan« ist ein wichtiges Ultraschallgerät zur Messung der Lebersteifigkeit. Denn je härter das Organ attackiert (und dabei geschädigt) wird, desto unflexibler wird sein Gewebe. Also ein wichtiger Indikator für die Schwere einer Leberschädigung. Frage: Wo wurde dieses Gerät erfunden?

Die Antwort: In einem Käsekeller. Französische Käsemeister suchten nach einer Möglichkeit, den Reifegrad, also die innere Festigkeit, oder besser Weichheit, von Camembert zu bestimmen, ohne die guten Stücke anschneiden zu müssen. Denn ein guter reifer Camembert ist innen ganz weich. Auf der Suche nach einer geeigneten Messmethode entdeckten sie ein nagelneues Ultraschallgerät, das der französische Naturwissenschaftler Laurent Sandrin für seine Doktorarbeit entwickelt hatte. Doch wie schon zuvor bei Versuchen mit Joghurt ging der Versuch schief: Denn Fett leitet keine Ultraschallwellen weiter. Und guter Camembert enthält nun einmal sehr viel Fett, denn Fett ist ein wichtiger und leckerer Geschmacksträger.

Lebererkrankungen als Todesursache

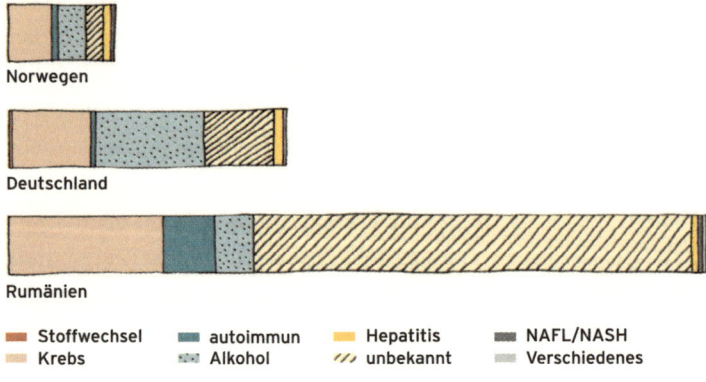

Norwegen

Deutschland

Rumänien

▰ Stoffwechsel	▰ autoimmun	▰ Hepatitis	▰ NAFL/NASH
▰ Krebs	▰ Alkohol	/// unbekannt	▰ Verschiedenes

Ist es nicht erstaunlich? Im Heimatland der Wikinger sterben auf den ersten Blick weniger Menschen an Alkohol als in Rumänien. Auch in Deutschland, dem Heimatland des Bieres, gibt es laut Statistik mehr Todesfälle. Gesundes Rumänien? Nein. Beachten Sie den hohen Anteil der Todesfälle aus angeblich »unbekannten Ursachen« in dem osteuropäischen Land. Dort ist Alkoholismus ein Tabuthema. Darum wird das Problem verschleiert, statt es offen anzugehen. Laut Wikipedia steht Rumänien auf Platz vier der WHO-Alkoholkonsum-Liste (14 Liter reiner Alkohol pro Person und Jahr). Deutschland auf Platz 23 (12 Liter).

Tendenz Gewicht und Leberkrebs

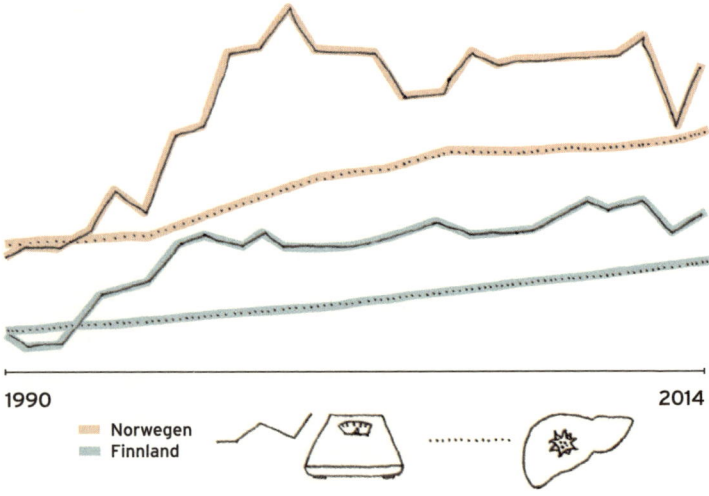

1990   2014

▰ Norwegen
▰ Finnland

Fettleber ist heute in den meisten Ländern der häufigste Grund für die Entwicklung einer Zirrhose. Bleibt diese zu lange unentdeckt und unbehandelt, kann das zum Tod führen. Hier interessant: Die Finnen, denen ein üppiger Lebensstil nachgesagt wird, sind in Wahrheit viel gesünder als ihre Nachbarn. Also Vorsicht mit Klischees!

Sandrin glaubte trotzdem an seine Erfindung und gründete 2001 eine Firma zur Vermarktung des Geräts. Glücklicherweise erkannte ein Pariser Radiologe im Jahr 2003 die Chancen für den Einsatz in der Leberdiagnostik. Statt aufwendig Gewebeproben aus der Leber entnehmen zu müssen, kann der Arzt die Lebersteifigkeit nun schmerzlos in Sekunden bestimmen.

Wenn Ihr Arzt Humor hat, fragen Sie ihn doch mal
bei der nächsten Untersuchung der Leber:
»Na, bin ich reif für die Käsetheke?«

Apropos Arzt: Sollten Sie im Netz explizit nach einem »Facharzt für Hepatologie« (Leberheilkunde) suchen, werden Sie keinen finden. Leberheilkunde ist ein Schwerpunkt innerhalb der Gastroenterologie, ein Doppelwort, zusammengesetzt aus den griechischen Begriffen *gastēr* (Magen) und *énteron* (Darm). Ein Facharzt für Gastroenterologie ist also auch Hepatologe.

Hildegard von Bingen (1098–1179), Äbtissin der Benediktinerinnen, Universalgelehrte und Dichterin, schrieb in ihrem Werk »Die Schöpfung Adams«: »Das Herz hat die Eigenschaft des Wissens, die Leber des Gefühls …« Die weise Frau hatte Recht. Denn die Leber hat unbestreitbar alle Charaktereigenschaften einer bis zur Selbstaufgabe fürsorglichen Mutter. Sie ist die Mutter des Lebens.

Einen Menschen, der über Schmerzen klagt, behandelt man nicht schlecht. Aber die Leber klagt nicht, sondern sie schweigt. Das hat gute Gründe. Denn wenn sie bei allem, was sie durchmacht, klagen würde, wären wir bald mit den Nerven am Ende. Darum hat die weise Evolution die Leber nicht mit Schmerzsensoren ausgestattet.

Die Abb. links basieren auf Daten aus: HEPAHEALTH Project Report; European Association for the Study of the Liver (EASL), Genf 2018

Doch das Schweigen der Leber birgt die große Gefahr, dass man ihr schadet, ohne es zu merken. Das kann sich rächen. Umgekehrt, sie nett und fürsorglich zu behandeln, kann sich sehr lohnen. Der Titel unseres Buches, »Das Schweigen der Leber«, soll genau diese wichtige Botschaft vermitteln.

Am Ende dieses Buches werden Sie Ihre Leber lieben. Und Sie werden gelernt haben, nett mit ihr umzugehen und sie gut zu behandeln. Jedenfalls hoffen wir das. Darum möchten wir Ihnen jenes Wissen vermitteln, das es Ihnen ermöglicht, die faszinierenden Fähigkeiten der Leber zu verstehen und zu bewundern. Denn Wissen ist die beste Medizin.

Es ist keine Übertreibung: Dieses Buch kann Ihr Leben verlängern. Darum schreiben wir es.

Der genialste Bauplan der Welt

Wie die Leber mit ihren phantastischen Fähigkeiten die Welt rettet.

Wann waren Sie zuletzt auf Mammutjagd? Natürlich ist das eine überflüssige Frage, denn Mammuts sind seit 4000 Jahren ausgestorben. Und ihre Nachfahren, die Elefanten, dürfen glücklicherweise nicht geschossen werden. Auf der Suche nach Nahrung jagen wir heute nur noch Schnäppchen im Supermarkt. Die einzigen Extremsituationen, die wir dabei erleben, sind die Momente, in denen sich jemand mit einem vollbepackten Einkaufswagen frech an der Kasse vordrängelt. Oder wenn wir bemerken, dass wir zwar 15 Kilo Einkäufe nach Hause geschleppt, aber die Milch vergessen haben.

Ganz anders, als wir noch in unseren Eigentumshöhlen lebten und der nächste Supermarkt rund 1,5 Millionen Jahre entfernt lag. Da ging es sprichwörtlich um Leben und Tod, wenn das Essen ausging. Damit wir im Kampf ums Überleben eine Chance hatten, entwickelte die Evolution eine phantastische Fähigkeit der Leber, deren existentielle Bedeutung uns erst richtig verständlich wird, wenn wir uns jetzt mit Speeren und Faustkeilen auf die imaginäre, oben erwähnte Mammutjagd begeben.

Die Urelefanten sind größer als vier Meter, wiegen bis zu 15 Tonnen und können, wenn sie in den Flucht- oder Angriffsmodus schalten, schneller als 40 km/h rennen. Trainierte Jäger schaffen nur 38 km/h. Es dauert also Tage, einen der Dickhäuter zur Strecke zu bringen.

Sie werden sich zu Recht fragen, warum die Jäger das Mammut überhaupt erlegen konnten, obwohl es doch schneller läuft als sie. Die Erklärung: Ein Mensch auf zwei Beinen verbrennt weniger Energie als ein Mammut, das vier Beine bewegen muss. Die Folge: Das Mammut ermüdet schneller als die Menschen. Darum siegen am Ende die Zweibeiner.

Pirschen, rennen, Speere werfen, Fell abziehen, das Fleisch zerteilen. Dann alles kilometerweit nach Hause schleppen ... Eine unglaubliche physische Anstrengung ist notwendig, bis das erste Mammutsteak über dem Feuer brutzelt. Letzteres wurde übrigens erst just im »Altpaläolithikum«, der Altsteinzeit, entdeckt. Also glücklicherweise genau zu der Zeit, in der wir jetzt auf Jagd gehen.

Welches unserer Organe ist für den Jagderfolg essenziell? Das Herz? Die Lunge? Das Gehirn? Nein! Sie können es sich bereits denken: die Leber. Ohne sie läuft im wahrsten Sinn des Wortes nichts. Denn nur sie kann den Treibstoff für die tagelange Tour de Force durch Wälder, Gebüsch und Savanne produzieren. Vor allem aber weiß sie weiter, wenn die Jagdpartie zu scheitern droht, weil wir mit leerem Magen schlappmachen.

Damit wir denken und rennen können, benötigen alle unsere Organe und Muskeln beständig den Nährstoff Glukose. Deren Hauptproduzent ist die Leber. Sie lagert die Energiereserven als »Glykogene«. Deren Herstellungsprozess, die »Glykolyse«, ist einer der frühesten Glanzpunkte der Schöpfung. Denn von Anbeginn des Lebens lief ohne sie nichts. Forscher vermuten, dass die Natur – oder wer immer uns erschuf – diesen Stoffwechselprozess schon vor etwa 3,5 Milliarden Jahren erfand.

Glukose entsteht zum Beispiel aus der Verarbeitung von Kohlenhydraten, wie Nudeln oder Reis. Darum futtern Marathonläufer oder Fußballer tellerweise Spaghetti, um so ihre Nährstoffbatterie voll aufzuladen. Auch Fett wird in Glukose umgewandelt. Bei uns bekommt die Leber ihr Fett aber erst später weg (S. 38) – seien Sie schon mal gespannt!

Wenn es eng wird, greift die Leber in die Trickkiste

Während wir mit einem kohlenhydratreichen Frühstück im Magen dem Mammut hinterherhetzen, zehren unsere Organe von der Batterie. Aufgeladen durch die Leber, die wie ein Generator Nährstoffe in Glukose umwandelt. Der Bedarf ist nicht zu knapp: Allein das Gehirn benötigt in 24 Stunden rund 200 Gramm und damit den Löwenanteil an Glukose.

In fester Form sieht Glukose aus wie Puderzucker. Machen Sie mal den Test und wiegen Sie diese Menge ab. Eine hübsche Portion! Apropos Zucker: Der Name »Glukose« hat seine Wurzeln im altgriechischen »glykós« – übersetzt: »süß«.

Der Abend kommt – und wir rennen immer noch dem Mammut hinterher. Aber langsam laufen wir auf Reserve. Was jetzt geschieht, ist phantastisch – und beweist die Genialität des Schöpfungsplans: Die Leber greift in ihre Trickkiste. Wenn Nahrung ausbleibt und kein Nachschub an Kohlenhydraten kommt, wird über ein physiologisches Nachrichtensystem in der Leber Alarm ausgelöst. Es laufen sofort zwei parallele Prozesse an, die Treibstoff liefern, obwohl der Jäger keine neue Nahrung zu sich nimmt.

Erstens: Die Leber beginnt, aus anderen Lagerbeständen, z. B. aus Eiweißen, ganz neu Glukose zu produzieren. In der Fachsprache heißt dieser faszinierende Prozess »Glukoneogenese« – übersetzt »Glukose-Neuherstellung«.

Zweitens – und dieser Trick ist noch frappierender – stellt die Leber quasi »Biodiesel« her, Glukoseersatz für den Notfall. Sie benutzt hierfür Rückstände aus der Fettverbrennung. Mit ihnen baut die Leber jetzt »Ketonkörper«, Ketten von Kohlenwasserstoffmolekülen, die so ähnlich aussehen wie Glukose. Diesen Biodiesel schickt die Leber dann vor allem zu Muskeln und in das Gehirn, wo er als Ersatztreibstoff genutzt wird. So kann unser Körper auf Betriebstemperatur gehalten werden, auch wenn Mund und Magen keinen Nachschub mehr liefern.

Nicht nur diese Reaktion ist genial durchdacht, sondern auch die Logistik: Die Ketonkörper sind wasserlöslich und damit perfekt für den schnellen Transport in der Blutbahn. Wenn es eng wird, können sie also blitzartig wirksam werden. Kein anderes Organ hat solch pfiffige Tricks in petto. Wirklich: keines!

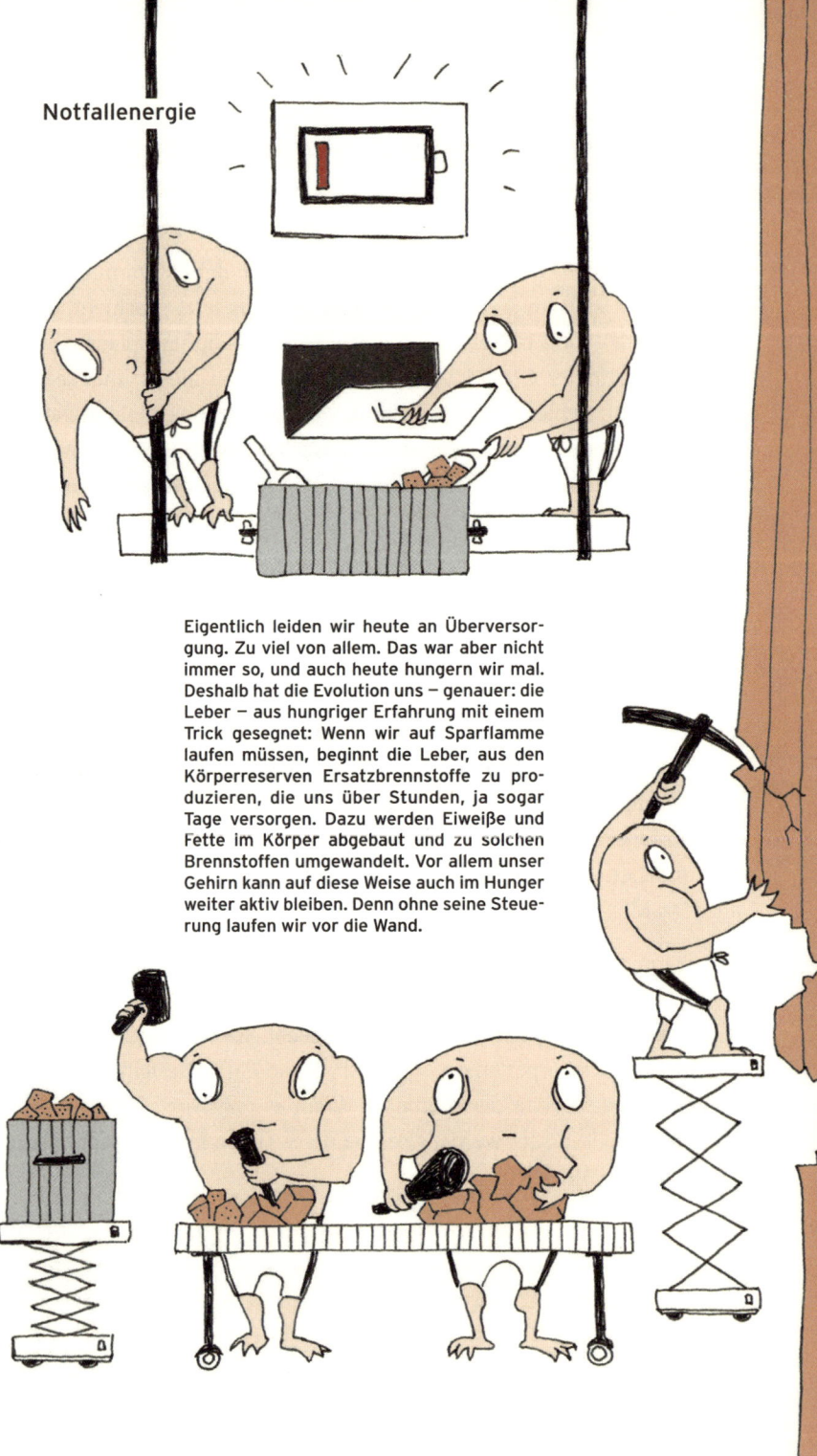

Notfallenergie

Eigentlich leiden wir heute an Überversorgung. Zu viel von allem. Das war aber nicht immer so, und auch heute hungern wir mal. Deshalb hat die Evolution uns – genauer: die Leber – aus hungriger Erfahrung mit einem Trick gesegnet: Wenn wir auf Sparflamme laufen müssen, beginnt die Leber, aus den Körperreserven Ersatzbrennstoffe zu produzieren, die uns über Stunden, ja sogar Tage versorgen. Dazu werden Eiweiße und Fette im Körper abgebaut und zu solchen Brennstoffen umgewandelt. Vor allem unser Gehirn kann auf diese Weise auch im Hunger weiter aktiv bleiben. Denn ohne seine Steuerung laufen wir vor die Wand.

Ein Meisterstück der Evolution

Wie schafft die Leber das alles? Ist sie womöglich das verborgene Denk- und Lenkzentrum unseres Körpers, durchzogen von neuronalen Schaltkreisen, die geheime Signale senden?

Nein. Die Evolution hat mit der Schaffung der Leber ihr Meisterstück hingelegt – und dafür den vermutlich genialsten Bauplan der Welt geschaffen. Verfeinert über 3,5 Millionen Jahre, doch schon in den Grundzügen grandios durchdacht.

Schauen wir ihn uns einmal gemeinsam an: Die Leber ist weich, dunkelrot, mit glatter Haut. Ihr Gewicht liegt zwischen 1,5 und zwei Kilogramm. Sie sieht aus wie ein sanfter breiter Keil und liegt unter dem Zwerchfell im rechten Oberbauch. Auffällig ist die Aufteilung in zwei Teile, einen großen und einen kleinen – die Leberlappen. Um die Leber herum legt sich schützend hauchdünnes Bindegewebe, die Leberkapsel. So zart ist diese Außenhülle natürlich ein Sensibelchen. Bei bestimmten Erkrankungen schwillt die Leber an und dehnt dabei ihre Kapsel. Und anders als die Leber selbst kann dieses Häutchen Schmerzsignale senden. Das tut es prompt, wenn es der Leber zu eng wird. Die Folge ist ein unangenehmer Druck oder auch stechender Schmerz unter den Rippen auf der rechten Körperseite – ein wichtiges Alarmsignal für eine Lebererkrankung.

An der Unterseite der Leber liegt die sogenannte Leberpforte mit dem Gallengang und der »Pfortader«. Ersterer, der Name »Gallengang« verrät es, transportiert die in der Leber gebildete Gallenflüssigkeit in die Gallenblase und weiter in den Darm, wo sie zur (Fett-)Verdauung gebraucht wird.

Die Pfortader ist die verbindende Leitung zu Dünn- und Dickdarm. Von dort transportiert sie mit dem Blut Nährstoffe in die Leber. Auch aus der Bauchspeicheldrüse und der Milz fließt Blut über diese Ader in die Leber. Dieses zentrale »Nährstoffförderband« werden wir im Kapitel »Wenn die Leber schweigend leidet« (S. 71) noch wesentlich genauer erklären und dort auch schildern, was passiert, wenn es blockiert wird.

Doch zur Beruhigung hier vorab nochmals das tröstliche Mantra unseres Buches: Es gibt kein Organ, das eine solch einzigartige Leidensfähigkeit hat wie die Leber. Sie braucht zum Beispiel höchstens 24 Stunden, um nach Silvesterpartys, Karneval oder Junggesellenabschieden wieder fit zu sein. Doch auch diese Leidensfähigkeit hat natürliche Grenzen. Wenn Sie jedoch das Wissen aus diesem Buch klug anwenden, werden Sie solche Krisen vermutlich nie erleben.

Was Schiffe und die Leber gemeinsam haben

Und nun enthüllen wir ein weiteres Geheimnis des Bauplans der Leber: die acht Segmente.

Um ihre Funktion besser verständlich zu machen, unternehmen wir einen kurzen Exkurs in eine völlig andere Welt: Schiffswerften. Schon seit Jahrhunderten wenden Schiffsbauer eine aus bitterer seemännischer Erfahrung entstandene Konstruktionstechnik an. Anstatt einen durchgehenden Schiffskörper zu bauen, unterteilen sie ihn in Segmente. Schlägt einer der Abschnitte durch eine Havarie leck, werden die übrigen abgeschottet. So verhindern sie, dass sofort der gesamte Rumpf voll Wasser läuft und das Boot somit unweigerlich samt Mann und Maus verloren ist.

Genau dieses Konstruktionsprinzip wandte die Evolution bei der Leber an. Sie ist in acht Segmente unterteilt, die, auf die Leberlappen verteilt, alle weitgehend unabhängig voneinander arbeiten. Jeder dieser Abschnitte besteht aus winzigen, sechseckigen »Leberläppchen«. Wenn es beispielsweise aufgrund eines Tumors notwendig ist, Teile der Segmente operativ zu entfernen, übernehmen die übrigen deren Aufgabe – die Leber bleibt arbeitsfähig. Und – wir erwähnten es bereits – wunderbarerweise wachsen die entfernten Segmente in nur drei Monaten nach; die Leber ist dann wieder genauso groß wie zuvor.

Kein anderes Organ hat derartige Fähigkeiten. Auch nicht die Sympathieträger in unserem Körper, wie das Herz, das Gehirn oder die Nieren.

Ohne die Leber gäbe es unsere menschliche Zivilisation nicht

Zurück zum Beginn unseres Kapitels, denn nun beweisen wir: Die Leber war für unsere Entwicklung zum zivilisierten Menschen wichtiger als das Gehirn.

Unsere virtuelle Mammutjagd könnte vor rund 1,3 Millionen Jahren stattgefunden haben. Zu dieser Zeit hatte die Leber – wie bewiesen – bereits seit zwei Millionen Jahren geniale Fähigkeiten. Damit war sie ihrer Chefin, dem Gehirn, um einiges voraus. Denn dem fehlte noch die wichtigste Fähigkeit, ohne die es vermutlich nie eine Zivilisation gegeben hätte: die Erzeugung und Strukturierung von Sprache. Forscher gehen davon aus, dass unsere Urahnen erst zu dieser Zeit begannen, miteinander über die Sprache zu kommunizieren, d. h. zu reden.[1] Und zwar, um sich gegenseitig bei der Herstellung von Faustkeilen Tipps zu geben.

Wer liefert dem Gehirn für diese Leistung den nötigen Treibstoff, nämlich die bereits beschriebene Glukose, oder – wenn Nahrung ausbleibt – auch den Notbetriebsstoff in Form der Ketonkörper?

Die Leber. Sie rettet die Welt – wieder einmal.

---

1 Siehe unter https://www.spiegel.de/wissenschaft/mensch/steinwerkzeuge-halfen-bei-entstehung-von-sprache-a-1013093.html (Stand: 09.10.2020)

Leberfunktionen

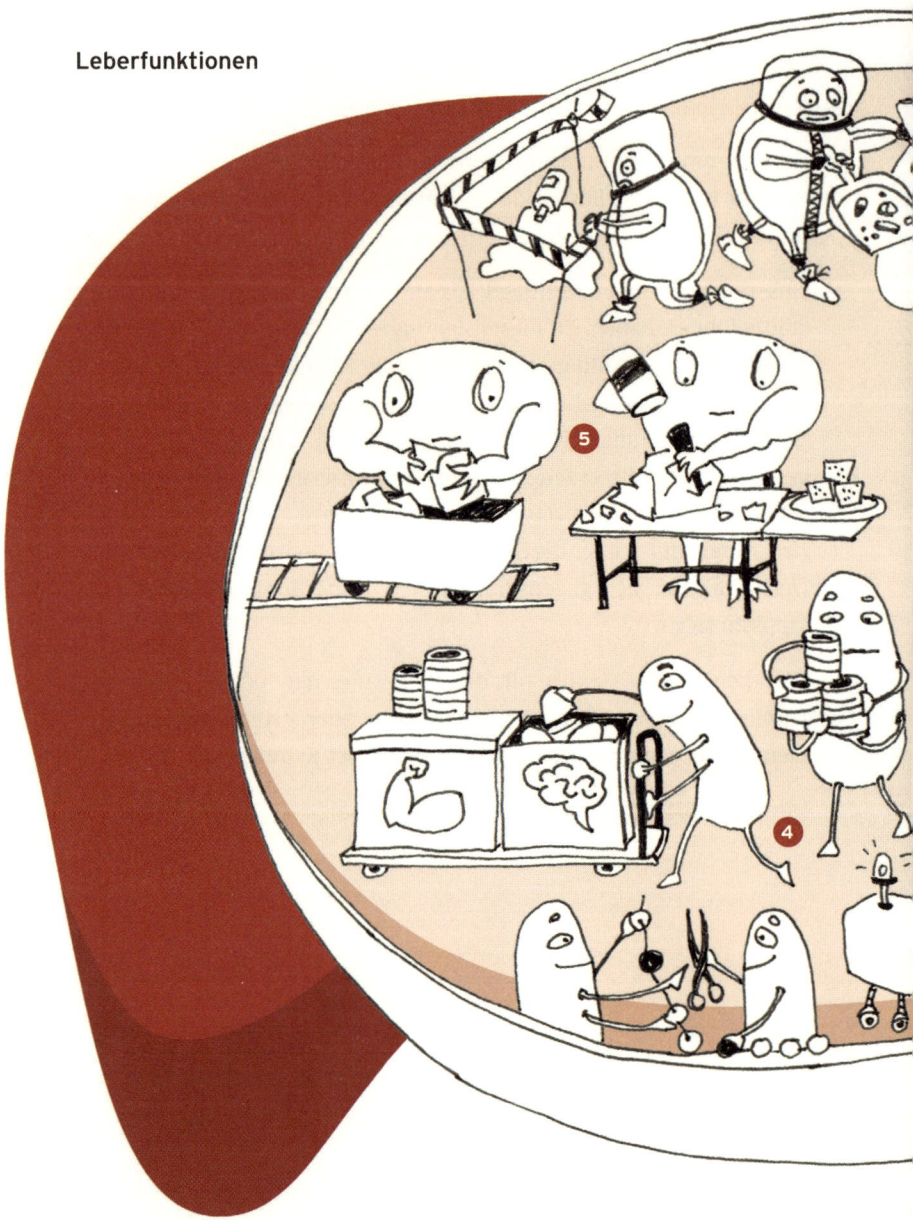

Wir stehen morgens auf, der Tag beginnt. Doch in unserem Körper – vor allem aber in der Leber – arbeiten längst viele dienstbare Helfer, die dafür sorgen, dass der Tag gut verläuft. Hier stellen wir Ihnen einige dieser dienstbaren Gesellen – manche sind auch schon Meister – vor.

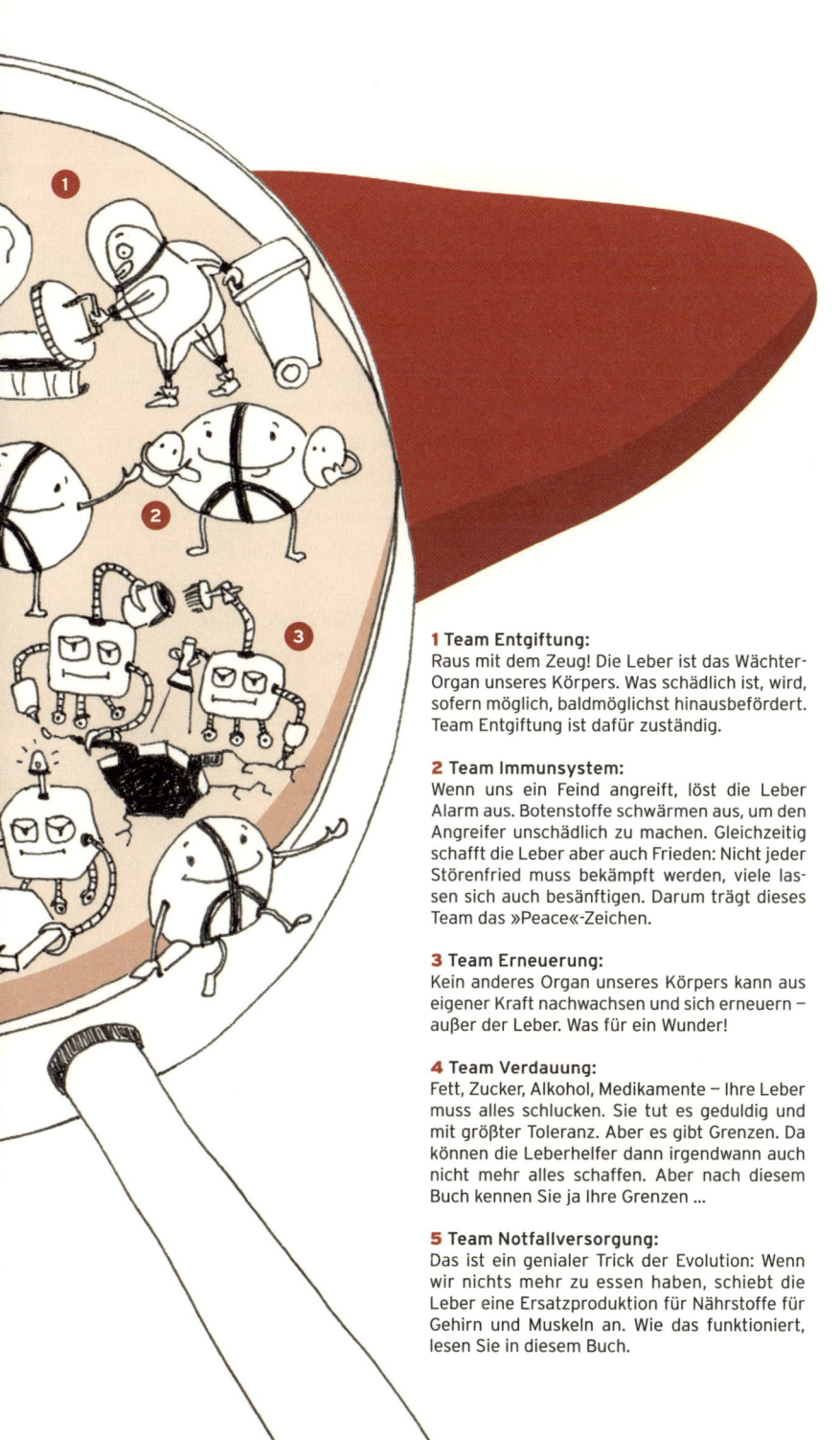

1 Team Entgiftung:
Raus mit dem Zeug! Die Leber ist das Wächter-Organ unseres Körpers. Was schädlich ist, wird, sofern möglich, baldmöglichst hinausbefördert. Team Entgiftung ist dafür zuständig.

2 Team Immunsystem:
Wenn uns ein Feind angreift, löst die Leber Alarm aus. Botenstoffe schwärmen aus, um den Angreifer unschädlich zu machen. Gleichzeitig schafft die Leber aber auch Frieden: Nicht jeder Störenfried muss bekämpft werden, viele lassen sich auch besänftigen. Darum trägt dieses Team das »Peace«-Zeichen.

3 Team Erneuerung:
Kein anderes Organ unseres Körpers kann aus eigener Kraft nachwachsen und sich erneuern – außer der Leber. Was für ein Wunder!

4 Team Verdauung:
Fett, Zucker, Alkohol, Medikamente – Ihre Leber muss alles schlucken. Sie tut es geduldig und mit größter Toleranz. Aber es gibt Grenzen. Da können die Leberhelfer dann irgendwann auch nicht mehr alles schaffen. Aber nach diesem Buch kennen Sie ja Ihre Grenzen ...

5 Team Notfallversorgung:
Das ist ein genialer Trick der Evolution: Wenn wir nichts mehr zu essen haben, schiebt die Leber eine Ersatzproduktion für Nährstoffe für Gehirn und Muskeln an. Wie das funktioniert, lesen Sie in diesem Buch.

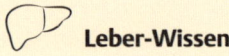 **Leber-Wissen**

Der geniale Bauplan ...

- Die Leber ist in der Lage, Nahrung zu erzeugen, auch wenn wir nichts zu essen haben. Diese Fähigkeit ist einer der frühesten Clous der Schöpfung.
- Die Leber kann keine Schmerzsignale senden – wohl aber das sie umgebende, hauchdünne Bindegewebe, die Leberkapsel. Warnsignal: Schmerzen unter den Rippen auf der rechten Körperseite.
- Kein anderes Organ ist so leidensfähig wie die Leber.
- Die Leber ist in acht Segmente unterteilt. Jedes von ihnen kann ohne das andere funktionieren. Darum können Teile der Leber entfernt werden (zum Beispiel bei Krebsoperationen), ohne die Leber als Ganzes zu zerstören.
- Die Leber versorgt vor allem das Gehirn mit Nahrung. Nur so konnten wir uns über Millionen Jahre zum Homo sapiens, zum vernunftbegabten Menschen, entwickeln.

Toleranz kann Leben retten

Die Leber erduldet viel mehr als andere Organe –
eine Chance für revolutionäre neue Heilungsmethoden.

Wenn Patienten auf ihrem Klinikbett liegend in den zentralen OP-Saal des Addenbrooke's Hospital der Universität Cambridge geschoben werden, sehen sie zu ihrer Rechten an der Wand eine seltsame Bronzeplastik unter Glas: das Relief eines verschmitzt lächelnden Mannes, gestützt auf seine rechte Hand. Darunter die linke Hand – die einen seltsam geformten Gegenstand hält. Vermutlich befinden sich die Patienten bereits im präoperativen Dämmerschlaf und erkennen deshalb nicht, dass dieser Gegenstand eine menschliche Leber ist.

Mit diesem kleinen Denkmal wird Professor Sir Roy Yorke Calne geehrt. Er ist ein Pionier der Transplantationschirurgie. Seine Forschungen und Experimente haben wesentlich dazu beigetragen, dass Patienten, die eine neue Niere oder Leber benötigen, diesen Eingriff langfristig überleben.

Hält seine Linke deshalb die Leber in Händen? Wohl auch. Aber vor allem auch deshalb, weil Sir Roy Calne eine weitere unglaubliche Fähigkeit der Leber entdeckte und sehr geschickt nutzte: die Toleranz.

Nirgendwo sonst im Körper ist das Immunsystem so tolerant wie in der Leber. Calne hat das in einem aufsehenerregenden Experiment bereits vor mehreren Jahrzehnten eindrucksvoll bewiesen: Er transplantierte Ratten die Lebern oder die Haut von Tieren eines anderen Rattenstammes. Die Haut wurde binnen weniger Tage als Fremdkörper abgestoßen. Die Lebern hingegen arbeiteten, ohne abgestoßen zu werden, viele Wochen, teilweise sogar dauerhaft. Und zwar, ohne dass er den Ratten Medikamente verabreichte, die eine Abstoßungsreaktion unterdrückten. Er selbst war mit seinen Forschungen und Tests maßgeblich an der Entwicklung dieser »Immunsuppressiva« beteiligt und revolutionierte so die Erfolgsaussichten bei Organtransplantationen. Calnes Versuche bewiesen also, dass die Leber viel duldungsfähiger ist als unsere anderen Organe.

Bekämpfen oder tolerieren?

Doch Calne machte noch eine weitere faszinierende Entdeckung: Wenn die Ratte gleichzeitig Leber und Haut eines anderen Stammes transplantiert bekam, bewirkte die tolerante Leber auch, dass diese Haut nicht wie zuvor abgestoßen wurde. Sehr vereinfacht gesagt: Die fremde Leber schützte die transplantierte Haut, weil diese von ihr als zugehörig erkannt und toleriert wurde. Haut fremder Rattenstämme hingegen wurde schnell wieder abgestoßen.

Calne zog daraus einen logischen Schluss: Wenn einem Patienten nicht nur beispielsweise eine fremde Niere, sondern auch zugleich die Leber des Spenders transplantiert wird, senkt dies die Gefahr einer Abstoßungsreaktion erheblich und erhöht so die Überlebenschancen der transplantierten Niere. Die Leber ist also nicht nur das Organ der Toleranz, sie ist auch die Lehrmeisterin der Toleranz.

Diese Toleranz (lat. »tolerare«: erdulden) der Leber ist überlebenswichtig. Denn alles, was wir unserem Körper über den Magen, die Haut oder das Blut zuführen, geht durch die Leber. Dabei muss sie mit einer hochbrisanten Melange fertigwerden, in der ihr so ziemlich alles zugemutet wird – von wertvollen Nährstoffen bis zu »Giftmüll«. Ohne die Toleranz der Leber wäre unser Immunsystem lahmgelegt.

Die Aufgabe des Immunsystems

Unser Immunsystem ist ständig und überall damit beschäftigt, Frieden zu erhalten. Wie eine wachsame Polizei muss es Gefahren frühzeitig erkennen und, je nach Einschätzung der Lage, über kleinere Verfehlungen auch mal hinwegsehen, aber bei echter Gefahr auch schnell entschlossen reagieren.

Bakterien, die normalerweise auf unserer Haut, in unserem Mund, in unserem Darm leben, sind freundlich zu behandeln. Bakterien, die in Gewebe eindringen, müssen hingegen schnell und entschlossen bekämpft werden. Diese Aufgabe ist unendlich schwer, denn gefährliche Bakterien sind von harmlosen kaum zu unterscheiden. Was die Aufgabe noch schwieriger macht: An einem Ort sind sie harmlos, an einem anderen hingegen gefährlich.

Auch sehen Bakterien den körpereigenen Zellen durchaus ähnlich, weil sie zum Teil aus ähnlichen Bausteinen aufgebaut sind – denn was sich in der Evolution als ein nützliches Enzym oder als ein flexibler Bestandteil einer Zellmembran bewährt hat, wird kopiert und in anderen Zellen baugleich angewandt. Weil die Aufgabe, Bakterien von körpereigenen Zellen zu unterscheiden, so unendlich schwierig ist, gibt es keinen kompletten Schutz vor Infektionen. Angesichts der Komplexität der Herausforderungen verwundert es nicht, dass es in unserem Immunsystem manchmal zu Überreaktionen kommt. Harmlose Dinge (wie zum Beispiel Pollen) und körpereigene Strukturen werden angegriffen. So entstehen Allergien und Autoimmunerkrankungen.

Die Leber stellt selbst Chemikalien her

Für die Leber ist die Immunabwehr noch ein gutes Stück schwieriger, denn nirgendwo sonst im Körper hat das Immunsystem es mit so vielen unbekannten Molekülen zu tun, bei denen es tagtäglich entscheiden muss, ob diese zu bekämpfen oder zu tolerieren sind. Und wie im wirklichen Leben ist es besser, die meisten zu tolerieren, um ein friedliches Leben führen zu können.

Das hat drei wesentliche Gründe:

1. Alles Blut aus unseren Verdauungsorganen sammelt sich in dem bereits erwähnten großen Blutgefäß, der Pfortader. Von dort strömt es in die Leber, wo es verarbeitet wird. Mit diesem Blut werden aus dem Darm unendlich viele Nahrungsbestandteile aufgenommen, die für das Immunsystem eigentlich erst einmal fremd sind. Vieles ist zwar durch die Verdauung so zerkleinert worden, dass es den körpereigenen Substanzen weitgehend gleicht. Vieles aber ist auch von unendlicher Vielfalt und dem Körper eigentlich fremd – hierzu gehören genauso Vitamine (die ja so heißen, weil wir sie zwingend zum Überleben brauchen und nicht selber her-

stellen können, sondern in den Körper aufnehmen müssen) wie die unendliche Vielfalt chemischer Substanzen.

2. Und keine chemische Industrie kann so viele chemische Substanzen herstellen wie die Natur. Ob Menthol aus Pfefferminz, ob Ascorbinsäure aus Zitrusfrüchten, Bitterstoffe im Fencheltee oder die Asparagusinsäure des Spargels. Wer je nach einem guten Spargelessen beim Gang zur Toilette einen ungewohnt strengen Geruch wahrgenommen hat, wurde live Zeuge eines Verarbeitungsprozesses der Leber. Denn die Asparagusinsäure wird dort in den stark riechenden Stoff umgewandelt, der mit dem Urin ausgeschieden wird. All dies sind neue Chemikalien für unser Immunsystem, auf die wir nicht allergisch reagieren wollen.

3. Das Blut aus dem Darm bringt aber auch Bestandteile von Bakterien und anderen Mikroben mit, denn der Darm ist mit einer unendlichen Anzahl dieser kleinsten Lebewesen besiedelt. Durch die Darmwand dringen immer mal wieder Teile davon durch. Diese müssen einerseits effektiv abgefangen werden, sofern es sich noch um lebensfähige Mikroben handelt, damit sie keine Blutvergiftung verursachen. Andererseits soll nicht jedes mikrobielle Partikel gleich aggressiv bekämpft werden, sonst hätten wir dauernd unnötige Entzündungen im Körper. Wenn ein Partikel nicht mehr lebensfähig ist, kann es ja eigentlich keinen Schaden mehr anrichten. Hier wären Überreaktionen besonders schädlich.

4. Die Leber hat uns ja bereits mit zahlreichen einmaligen Fähigkeiten überrascht. Jetzt kommt noch eine hinzu: Sie kann nicht nur mit fremden Chemikalien fertigwerden – sie stellt sogar selbst Chemikalien her!

5. Als das zentrale Organ des Stoffwechsels, aber auch der Entgiftung hat die Leber die Aufgabe, die Tausende von Chemikalien, die der Körper aufnimmt, in Einzelbestandteile zu zerlegen, die dann über die Galle oder über den Urin (zum Beispiel die umgewandelte Asparagusinsäure nach dem Spargelessen) ausgeschieden werden können. Oder aber sie wandelt einzelne Teile so um, dass daraus etwas Neues, Nützliches gebaut werden kann. Dass die Leber diese Aufgabe exzellent bewältigt, erläutern wir andernorts am Beispiel von Medikamenten, die wir als sogenannte »Vorformen« zu uns

nehmen und die erst in der Leber in wirksame Medikamente um-gewandelt werden (S. 136). All diese neu hergestellten Chemikalien und auch die Zwischenstufen sollen möglichst vom Immunsystem toleriert werden, damit es nicht dauernd Aufruhr in der Leber gibt.

Wir sehen also, dass die Leber mit diesen großen Herausforderungen tolerant umgeht. Wie wichtig und hilfreich diese Toleranz sein kann, bewies Sir Roy Calne mit seinen zu Beginn dieses Kapitels beschriebenen Transplantationen.

Unser Immunsystem ist ständig und überall
damit beschäftigt, Frieden zu erhalten.

Doch wir wissen alle: Nur tolerant zu sein kann auf Dauer nicht gut gehen. Oder, wie der kantige und für seine messerscharfen Kommentare im Bundestag legendär gewordene Politiker und langjährige SPD-Fraktionschef Herbert Wehner (1906–1990) einst sagte: »Wer nach allen Seiten offen ist, kann nicht ganz dicht sein.«

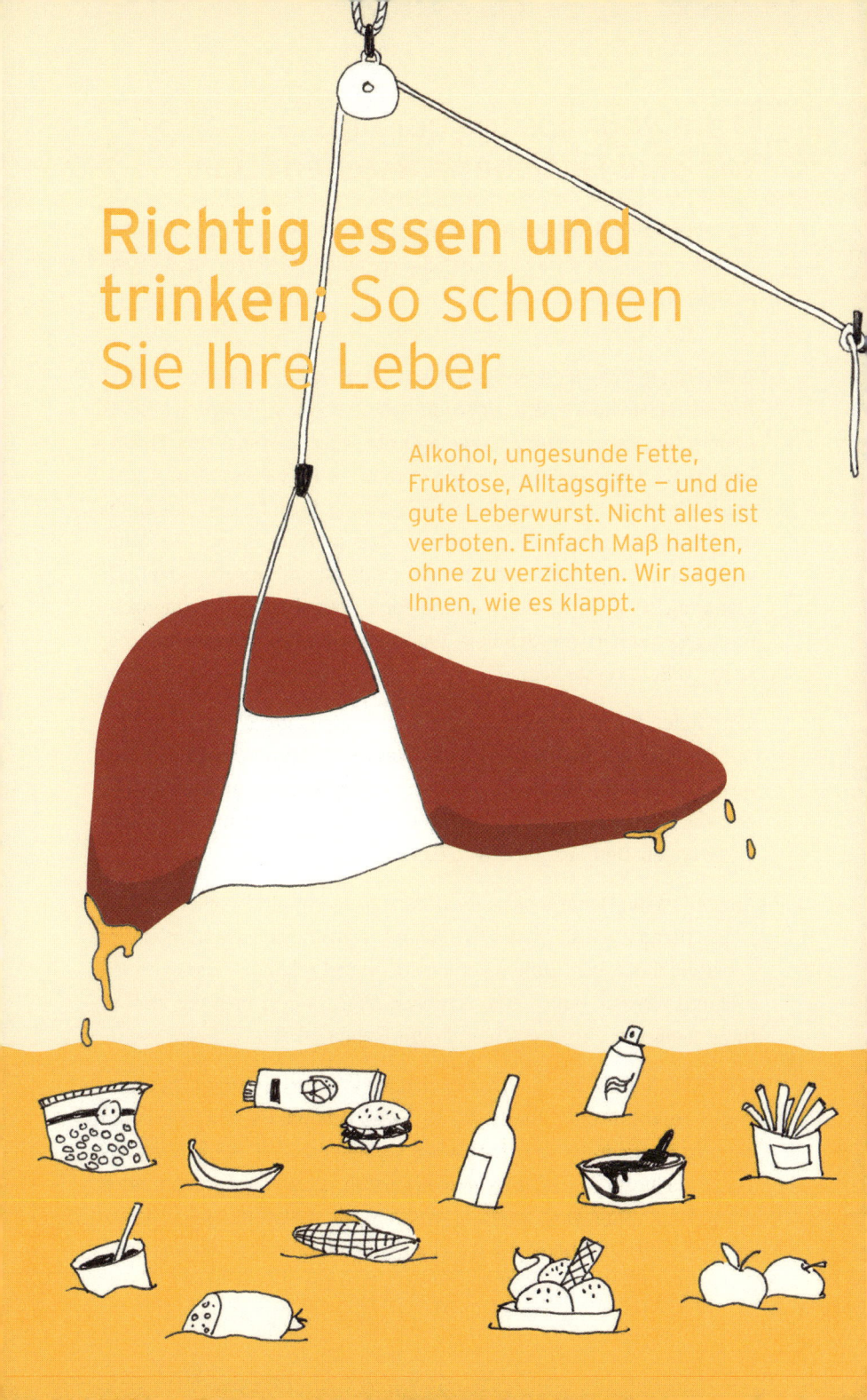

Richtig essen und trinken: So schonen Sie Ihre Leber

Alkohol, ungesunde Fette, Fruktose, Alltagsgifte – und die gute Leberwurst. Nicht alles ist verboten. Einfach Maß halten, ohne zu verzichten. Wir sagen Ihnen, wie es klappt.

From your lips to your hips –
wie eine Fettleber entstehen kann

Ein lange namenloses Leberleiden wurde zur weltweiten Volkskrankheit Nummer eins. Doch wenn Sie auf die Fettbalance achten, muss es gar nicht so weit kommen.

Erinnern Sie sich an das jüngste Essen, zu dem Sie eingeladen waren? Die Gastgeber ließen sich nicht lumpen: Datteln im Speckmantel als Appetithäppchen, gefüllte Cannelloni mit Ricotta, Spinat und Pinienkernen als Vorspeise, Rinderschmorbraten in Rotweinsauce mit Rosmarinkartoffeln und Gemüse zum Hauptgang. Zum Dessert ein Buffet mit Tiramisu und Mousse au Chocolat. Das perfekte Dinner. Am Mittwoch dann Doppelkopfrunde, bei der Hilde alle mit ihrer unglaublich schaumigen Zitronen-Sahnecreme-Torte begeisterte. Freitagnachmittag Gartenparty bei Schillers. Wo kriegen die nur diese wahnsinnig leckeren Bratwürste her …?

Wir wollen Ihnen dieses kulinarische Vergnügen weiß Gott nicht vermiesen. Im Gegenteil, uns läuft das Wasser im Mund zusammen. Genuss ist das halbe Leben. Doch wenn wir der Mission unseres Buches gerecht werden wollen, haben Sie ein Recht auf Informationen und Erklärungen. Denn es gibt etwas, das Sie wissen müssen …

Alkohol ist die Hauptursache für Leberschäden und tragischerweise in Deutschland auch der häufigste Grund, warum Menschen an einem Leberleiden sterben. Zudem verursacht zu viel Alkohol – wie wir noch erklären werden – auch eine Fettleber. Warum beginnen wir also an dieser Stelle des Buches nicht mit dem Thema Alkohol?

Weil sich inzwischen ein grundlegender Wandel vollzogen hat, ausgelöst durch unsere Lebensführung. Denn Alkohol ist zwar weiterhin ein sehr häufiger Auslöser für tödlich verlaufende Fettlebererkrankungen. Aber unsere Ernährungsgewohnheiten haben die Fettleber auch ohne den Beitrag von Alkohol inzwischen zur weltweiten Volkskrankheit Nummer eins gemacht, welche die alkoholbedingten Leberschäden in vielen Ländern bereits überholt hat. Und darum müssen wir mit diesem Phänomen beginnen. Also – widmen wir uns unseren Essgewohnheiten, um besser zu verstehen, wie es dazu kam.

Die Fettleber – Volkskrankheit Nummer eins

Fangen wir mit einer einfachen Rechnung an: Um Geist und Körper im Standby-Modus zu betreiben, verbrennt ein Mensch innerhalb einer Stunde eine Kilokalorie pro Kilogramm Körpergewicht. Eine Frau mit »überwiegend sitzender Tätigkeit und eher passiver Freizeitgestaltung«, so kalkulieren Krankenkassen, benötigt 1 900 Kilokalorien am Tag (Männer 2 400).

Wer sich also sonntags mit seiner Familie in einem Steakhouse einen leckeren Cheeseburger mit Pommes gönnt, hat laut Nährwerttabelle der Restaurantkette damit bereits circa 1 500 Kilokalorien und 88 Gramm Fett vom Tageskonto abgebucht. Das sind bei Männern 62,5 Prozent der Tagesration – so schnell kann's gehen. Und damit ist ja über Tag und in der Woche längst nicht Schluss. Wir überziehen also unser Fettkonto permanent.

Infolgedessen hat sich ein Leberleiden weltweit zur Volkskrankheit Nummer eins entwickelt. 25 Prozent der Weltbevölkerung leiden inzwischen darunter … In der Medizinerfachsprache heißt diese Krankheit abgekürzt »**NAFL**«, das bedeutet »nichtalkoholische Fettleber«.

Es ist erst 40 Jahre her, dass NAFL überhaupt entdeckt wurde. Denn: 1980 (nicht 1890!) veröffentlichte der renommierte Hepatologe Professor Jürgen Ludwig einen Aufsatz, in dem er feststellte, dass mit sehr hoher Wahrscheinlichkeit eine zu reichhaltige Ernährung zu einer »Fettleber« führen kann. Eine zu dem Zeitpunkt so neue Erkenntnis, dass selbst die Koryphäe Ludwig eingestehen musste: »Nichtalkoholische Fettleber ist eine nur unzureichend verstandene und bisher namenlose Krankheit … Zurzeit ist uns keine effektive Therapie bekannt«. Bis dahin waren Hepatologen felsenfest davon überzeugt, dass allein zu reichlicher Alkoholgenuss für die Verfettung der Leber verantwortlich ist (S. 56).

Heute hat die Krankheit einen Namen: »NAFL«, die »nichtalkoholische Fettleber«. Sie ist nicht wünschenswert – aber versetzt den behandelnden Hepatologen nicht in Aufregung. Eine Fettleber macht keine Beschwerden und führt nicht zu langfristigen Schäden.

Völlig anders bei der Diagnose einer »nichtalkoholischen Steatohepatitis«, kurz NASH. Diese Art der Leberentzündung (Hepatitis) kann, vor allem durch Fett bedingt, das Risiko einer Zirrhose, eines Lebertumors und von Herz-Kreislauf-Erkrankungen erhöhen. Sie kann entstehen, wenn eine nichtalkoholische Fettleber nicht behandelt wird.

Unsere Zuckerspeicher quellen über

NAFL wird inzwischen so häufig diagnostiziert, dass ein Fachartikel des *Deutschen Ärzteblatts* konstatiert: »… die NAFL ist mittlerweile sowohl in Europa als auch in den USA die häufigste chronische Lebererkrankung, mit der Ärztinnen und Ärzte in Klinik und Praxis zunehmend konfrontiert werden dürften.« Die Deutsche Leberstiftung schlägt Alarm: »Schätzungen gehen davon aus, dass im Jahr 2025 etwa 55 Millionen US-Amerikaner und Europäer an einer nicht alkoholischen Leberentzündung leiden …«[2]

Wir futtern Fett, Zucker und Kohlenhydrate, die in Zucker umgewandelt werden, im Übermaß. Damit verfügen wir über viel mehr Energiereserven, als unser Körper verbrennen kann. Wenn die Zuckerspeicher der Leber überquellen, wandelt die Leber den überschüssigen Zucker in Fett um und lagert es zwischen. Wohin dann mit diesem Fettvorrat? In ihrer Not präsentiert uns die Leber eine fette Rechnung: »From your lips to your hips«, lautet die schlichte Wirkungsformel. Also aus dem Leber-Zwischenlager auf die Hüften. Na prima.

---

2 Siehe unter https://www.deutsche-leberstiftung.de/presse/pressemappe/lebererkrankungen/leberentzuendung-hepatitis/ (Stand: 09.10.2020)

Fett wird zuerst in der Leber gespeichert

Fett ist die effektivste Lagerform von Energie, weil 1 Gramm Fett sehr viel mehr Energie enthält als 1 Gramm Eiweiß oder Zucker. Darum lagert die Leber zwar einen Teil der Energie als Glykogen, also Zucker-komplexe, um schnell verfügbare Glukosespeicher zu haben. Aber alles, was über die nötige Reserve hinaus gespeichert werden muss, wird platzsparender (auch wenn »platzsparend« angesichts der unge-liebten Pölsterchen über der Bade- oder Bikinihose komisch klingt) als Fett gespeichert – und das erst einmal in der Leber, weil es dort schnell verfügbar und bei unmittelbarem Bedarf schnell abbaubar ist.

Das Fett wird zunächst in Form kleiner Tröpfchen gelagert. Diese ver-schmelzen zu größeren Tropfen, die das umgebende Gewebe reizen und dadurch nach und nach das Gewebe um die Leberzellen verkle-ben. Das Fettpolster der Leber wächst – und macht ihr das Arbeiten immer schwerer.

Eine Fettleber schadet nicht nur der Leberfunktion, sondern erhöht auch das Risiko von Herz-Kreislauf-Erkrankungen (zum Beispiel Schlaganfälle). Ohne die Fettleber wird dieses Risiko deutlich redu-ziert.

Eine Fettleber kann auch schlanke Menschen treffen

Wer in der Sauna sitzend missmutig auf sein Bäuchlein guckt und heimlich die schlanken Nachbarn bewundert, irrt, wenn sie – oder er – glaubt, jene Nachbarn seien komplett gegen die Fettleber gefeit. Denn auch schlanke Menschen können bei entsprechender gene-tischer Veranlagung, gepaart mit wenig Bewegung und ungünstiger Ernährung, eine Fettleber entwickeln. Lebermediziner nennen dieses Phänomen abgekürzt »TOFI« (Thin outside, fat inside). Übersetzt heißt das: außen dünn, innen fett.

Bei den schlanken TOFIs lagert sich das Fett innen im Bauchraum zwi-schen den Organen ab anstatt auf den Hüften. Sie haben oft wenig Muskeln, schmale Gelenke und nur angedeutete Speckröllchen. Diese äußerlich unsichtbare Fettablagerung ist nicht minder gefährlich für die Leber als eine ausladende Taille oder ein Bäuchlein.

Was können wir tun?

Die gute Nachricht für alle NAFLs und TOFIs: Eine Umstellung der Ernährung (weniger Fett, weniger Zucker, keine Pralinen mehr als Betthupferl), kombiniert mit mehr Bewegung, kann das Problem lösen. Wie könnte eine Veränderung des Lebensstils nun konkret aussehen?

Treten wir mal für einen Moment aus der Hepatologenpraxis hinaus ins Freie. Die Sonne scheint, die Vögel singen und wir atmen tief durch. Spüren Sie diese positive Energie? Egal, ob die überflüssigen Pfunde angefuttert oder von der Natur mit auf den Lebensweg gegeben wurden – wir sind nicht »dem Schicksal« ausgeliefert. Wir können die feiste Leber am Schlafittchen packen und sie – genauso wie uns – mittels simpler Regeln wieder fit machen. Gehen wir wieder rein – denn dort gibt es die Tipps, wie's geht.

Ein Medikament gegen Fettleber gibt es noch nicht. Aber die alles verzeihende, langmütige Leber lässt sich heilen, egal ob die Diagnose NAFL oder TOFI lautet. Wenngleich die notwendigen Gegenmaßnahmen wie Binsenweisheiten klingen, sind sie doch für die Betroffenen oft zunächst eine harte Charakterprobe:

Erste Grundregel: Essen Sie mehr Gemüse, weniger Fett, aber bitte nicht mehr Obst! (Warum? Weil Obst sehr viel Fruktose, d. h. Fruchtzucker, enthält, der für die Leber sogar deutlich problematischer ist als ganz normaler Zucker. Das erklären wir im Folgenden (S. 47) noch ausführlicher.)

Zweite Grundregel: Abends besser Finger weg von Burgern, Bratkartoffeln und Bouletten, genauso von den leckeren Süßigkeiten im Küchenschrank ... Was wir vor dem Schlafengehen futtern, kann, bedingt durch die Bettruhe, vom Körper nicht mehr sinnvoll verwendet werden – und landet deswegen als Fettpolster auf den Hüften oder im Bauchraum, denn nachts im Schlaf braucht der Körper nur sehr wenig

Kalorien. Das meiste Abendessen ist dann überflüssig und muss irgendwie gelagert werden. Das ist so, wie wenn Sie am Tag vor dem Abflug in den Urlaub Ihren Kühlschrank mit Köstlichkeiten füllen – obwohl Sie in den kommenden zwei Wochen all inclusive am Pool relaxen. Der Kühlschrank steht sinnbildlich für Ihre Leber: mit Nahrung überfüllt, obwohl gar kein Energiebedarf herrscht.

Unregelmäßiges Essen – auch eine Quelle des Übels

Leider haben wir uns auch häufig angewöhnt, unregelmäßig zu essen. Ernährungsforscher des Salk-Instituts für Biologische Studien in La Jolla bei San Diego haben die Ernährungsgewohnheiten der »Generation Y« studiert.

Teilnehmer der Studie wurden gebeten, ihr Essen und Trinken zu fotografieren, bevor sie es vertilgten. Die Bilder zeigten ein oft chaotisches Essverhalten: Sandwich an der Tankstelle, Joghurt am Computer, Eiscreme im Bett, Bratkartoffeln vor dem Fernseher ... Mehr als die Hälfte aller Probanden aß den ganzen Tag über, oft bis spät in die Nacht, zu wechselnden, unregelmäßigen Zeiten. Die meisten Kalorien gab es nach 18 Uhr. Ein Szenario, das Ernährungswissenschaftlern die Haare zu Berge stehen lässt. Denn dieses unstrukturierte Essverhalten, vor allem das späte Essen, ist einer der Gründe dafür, dass 1,5 Milliarden Menschen weltweit übergewichtig sind. Und die Fettlebererkrankung so stark zunimmt. Also: Abends nur kleine Mahlzeiten, mindestens zwei Stunden vor dem Schlafengehen nichts mehr essen, und wenn Sie mal abends mehr gegessen haben, unbedingt noch einen Verdauungsspaziergang machen, bevor es ins Bett geht.

Dritte Grundregel: Wer an Fettleber leidet, muss sich mehr bewegen, um abzunehmen. Studien zeigen: Mindestens 200 Minuten bewusste körperliche Anstrengung pro Woche, etwa durch regelmäßigen Sport, kann das Körpergewicht schon um bis zu neun Prozent verringern. Suchen Sie sich eine Sportart aus, die Ihnen Spaß macht, ob Fahrradfahren, Laufen mit der besten Freundin oder Schwimmen. Wichtig ist, dass Sie sich ausdauernd bewegen. Es muss kein Powerprogramm im Fitnessstudio sein. Auch dreimal pro Woche 30 Minuten zügig spazieren gehen kann schon die Stoffwechselsituation deutlich verbessern und sogar zu einer Gewichtsabnahme führen, erfreut auf jeden Fall die Leber und lässt neben der Lunge auch die Seele durchatmen.

Hundebesitzer sind hier klar im Vorteil: Sie müssen auch im Dunkeln noch mal eine Runde mit Nelly oder Pelle gehen.

»Schlankheit gefällt wegen des bessern Anschlusses im Beischlaf ...«

Allen anderen wird dringend empfohlen, auch ohne Hunde eine Abendrunde zu drehen, denn das hilft der Leber genauso wie dem gesamten Organismus. Also runter vom Sofa, selbst wenn »Tatort« oder »Wer wird Millionär« im TV läuft. Tipp: In den Mediatheken können Sie den Film am nächsten Tag genießen.

Übrigens: Eine nachhaltige Gewichtsreduktion von drei bis fünf Prozent reicht bereits, um das störende Fettpolster der Leber langsam abschmelzen zu lassen. Dies wäre etwa bei einem Körpergewicht von 80 kg eine Gewichtsabnahme von 2,5 bis 4 kg. Aber bitte langsam – die Leber mag nichts Radikales, auch keine radikale Diät!

Dabei hätten wir einen sehr praktischen Vorschlag: Wenn Sie das nächste Mal Appetit auf einen Burger mit Pommes haben, lassen Sie das Auto stehen und gehen Sie einfach zu Fuß zum Steakhouse. Und danach: Sofa, ich komme! Aber auch zu Fuß ...

Oder lassen Sie sich von einem Sinnspruch des so klugen wie scharfzüngigen Philosophen Georg Christoph Lichtenberg (1742–1799) motivieren: »Schlankheit gefällt wegen des bessern Anschlusses im Beischlaf ...«

Ein Apfel ist gesund – zwei machen die Leber fett

Obst ist leider nicht der beste Weg, um sich gesund zu ernähren.

Unser Freund Alexander, von Beruf Lehrer für Religion und Gesellschaftskunde, liebte als Ausgleich zu seinem stressigen Schulalltag morgens in der großen Pause sein »Baustellenfrühstück«: Brötchen mit »Maurermarmelade« (Mett) und Zwiebeln, Leberwurstbrötchen, Käsestulle. Hmm! Bis ihm beim jährlichen Check-up unheilvoll verkündet wurde: »Sie müssen abnehmen, denn Sie entwickeln eine Fettleber. Essen Sie viel Gemüse, machen Sie Sport oder gehen Sie, so oft Sie können, spazieren.«

Am Stammtisch ließ er seinem Frust freien Lauf: »Jetzt hocke ich da, schnipple mir Äpfel, pelle mir Bananen, mümmle Karotten wie ein Karnickel und schreddere morgens alle möglichen Obstsorten, damit ich meinen Smoothie mit ins Lehrerzimmer nehmen kann. Das halte ich nur durch, weil ich mir sage: Obst ist gesund ... Und Vitamine hat's obendrein.«

Lieber Alexander – du musst jetzt ganz stark sein, denn du sitzt in der Falle: Dein geliebtes Baustellenfrühstück und die Maurermarmelade führen dich irgendwann zum Kardiologen, dem Facharzt für Herzerkrankungen. Doch deine Obstorgie ist keineswegs gesünder. Denn sie bringt dich zum Leber-Doc. Die Maurermarmelade übrigens auch, denn sie ist einer der verbreitetsten Auslöser für die Hepatitis E. Und, um noch einen draufzusetzen: Dass du dich mit dem Vitamingehalt deiner Obstdiät tröstest, ist auch ein Holzweg. Denn so viele davon brauchst du gar nicht, um deinen Bedarf zu decken.

Alexander war perplex, als er das hörte. Konnte es sein, dass er sich immer noch falsch ernährte?

Warum zu viele Vitamine ungesund sein können

Fangen wir mit den Vitaminen an. Vitaminmangel ist in Europa aufgrund unserer reichhaltigen Nahrung so gut wie nicht mehr existent, egal, was uns die Werbung für die zahlreichen (und oft teuren) Vitaminpillen glauben machen will. 20 Millionen Deutsche kaufen jährlich Vitaminpräparate – das Geld kann man sich getrost sparen. Die Vitamindröhnungen können sogar gefährlich sein: Zu viel Vitamin E beispielsweise erhöht das Krebsrisiko bei Rauchern. Überdosierungen der Vitamine A und D können Sehstörungen und Übelkeit hervorrufen. Natürlich ist es wünschenswert, dass wir uns ausgewogen ernähren, mit möglichst vollwertigem Getreide, viel Gemüse und auch etwas Obst. Aber genügend Vitamine nehmen in unserer modernen Gesellschaft auch diejenigen zu sich, die sich scheinbar ungesund ernähren, da durch Kühlketten, Konservierungstechniken und die Reichhaltigkeit selbst nicht ganz so gesund erscheinender Nahrungsmittel das Angebot an Vitaminen reichlich ist.

Noch bis zum Anfang des 19. Jahrhunderts war die Ernährungssituation eine ganz andere. Da raffte der Skorbut, eine Krankheit, ausgelöst durch akuten Mangel an Vitamin C, ganze Schiffsbesatzungen dahin. Es gab keine Kühlschränke, die einzigen Konservierungsmethoden waren Pökeln (in Salzlake einlegen) und Räuchern. Haben Sie sich mal gefragt, warum der Seemannsklassiker Labskaus mit Kartoffeln und Roter Bete gegessen wird? Die Kartoffeln milderten den salzigen Geschmack des Fleisches und die Rote Bete lieferte Vitamine. Übrigens: Echten Labskaus bitte niemals mit Hering servieren. Denn die Seeleute waren glücklich, dass es endlich mal Fleisch und nicht schon wieder Fisch gab.

Damals, 1866, um genau zu sein, kam der Ratschlag »An apple a day keeps the doctor away« in Mode. Wobei dies die Kurzform des ursprünglichen Reims war, der in besagtem Jahr erstmals in einer walisischen Zeitung gedruckt wurde: »Eat an apple on going to bed, and you'll keep the doctor from earning his bread.« Heute sagen Ernährungswissenschaftler und Hepatologen stattdessen kurz und bündig:

Ein Apfel ist gesund. Zwei machen die Leber fett.

Aber stimmt das wirklich? Obstteller – meist auch mit Äpfeln – sollen am Ende so wenig gesund sein für die Leber wie ein Baustellenfrühstück?

Ja. Sie werden staunen.

Unser Körper braucht keine Fruktose

Obst oder Obstsäfte – zum Beispiel die inzwischen so beliebten »Smoothies« – enthalten einen hohen Anteil von Fruktose – Fruchtzucker. Der Körper braucht Fruktose eigentlich gar nicht. In kleinen Mengen werden Magen, Darm und Leber trotzdem problemlos damit fertig. Doch für die sinnvolle Verarbeitung größerer Mengen sind sie von der Evolution nicht ausgelegt.

Dennoch konsumieren wir alle zunehmend Fruktose, vor allem als vermeintlich gesunden Ersatz für den in jüngster Zeit immer heftiger geschmähten raffinierten Zucker. Wie viele Nahrungsmittel Fruktose enthalten, ohne dass wir es womöglich ahnen, enthüllt eine Liste, die für Menschen zusammengestellt wurde, die Fruktose wegen Unverträglichkeit meiden müssen. Hier ein Auszug:

- Fertigmüsli
- Wurst
- Mais
- Mayonnaise
- Brot, auch Vollkornbrot
- praktisch alle Diabetikerprodukte
- Wein
- alles, was Sorbit enthält

Achten Sie bei der Zutatenliste eines Fertigprodukts mal auf die Kennzeichnung E 420. Das ist Sorbit. Es wird aus verschiedenen Zuckerbestandteilen hergestellt, darunter auch Fruktose, und versteckt sich in Kaugummi, Pralinen, Lebkuchen – und in beinahe allen Zahnpastamarken. Und zwar nicht unbedingt als »Süßungs-, sondern als »Feuchthaltemittel«. Wissenschaftlich ausgedrückt: Es verhält sich hydrostatisch. Das heißt, es absorbiert Feuchtigkeit aus der Luft und schützt so die Produkte vor dem Austrocknen.

Gelangt Fruktose in die Leber, kann sie dort nicht in Brennstoff umgewandelt werden. Denn – wie gesagt: Die Evolution hat nicht vorhergesehen, dass wir dereinst Fruktose in rauen Mengen tanken würden. Um sie dennoch loszuwerden, verarbeitet sie die Leber, verkürzt gesagt, zu Fett.

Was bei der Verarbeitung von Fruktose geschieht, war lange Zeit nicht völlig klar. Zunehmend mehr Forscher hatten aber einen Verdacht und stritten darüber mit ihren Kollegen: Kann es sein, dass Fruktose wesentlich für die rapide Entwicklung der Volkskrankheit Nummer eins, der nichtalkoholischen Fettleber, mitverantwortlich ist? Erst im Jahr 2009 lieferte die amerikanische Molekularbiologin und Ernährungsforscherin Dr. Kimber L. Stanhope von der US-amerikanischen University of California at Davis dafür mit einem Versuch den schlagenden Beweis.

Fruktose ist also beileibe nicht so gesund, wie wir gemeinhin vermuten. Fans von Weingummis, Gummibären oder Fruchtbonbons werden das nicht gerne hören. Denn Gummibären gehören in den Käfig und nicht in die Tüte. »Fruchtiger Genuss ohne Zucker«, verheißt die Aufschrift auf Gummibärenpackungen. Oder nehmen wir zum Beispiel einen viel beworbenen »Kinderbonbon«: »Viel Fruchtsaft« und »viele Vitamine« verheißt die Werbung. Tja – aber wie werden die Gummibärchen und Bonbons ohne Zucker süß? Indem stattdessen Fruchtzucker, also Fruktose, eingesetzt wird. Der Hersteller wirbt ausdrücklich mit »Fruchtsaft«. Ein Blick in die online einzusehenden Nährwertangaben enthüllt: Eines dieser Kinderbonbons allein enthält bei einem Gewicht von 6,1 Gramm schon 4,2 Gramm »Zucker« – und hält damit den höchsten Anteil unter den Nährwerten. Aber welche Form des Zuckers ist gemeint? Das verrät der Hersteller dann lieber nicht. Denn die Lebensmittelchemiker wissen ganz genau: Fruchtzucker ist – wie beschrieben – noch schädlicher als Raffinadezucker.

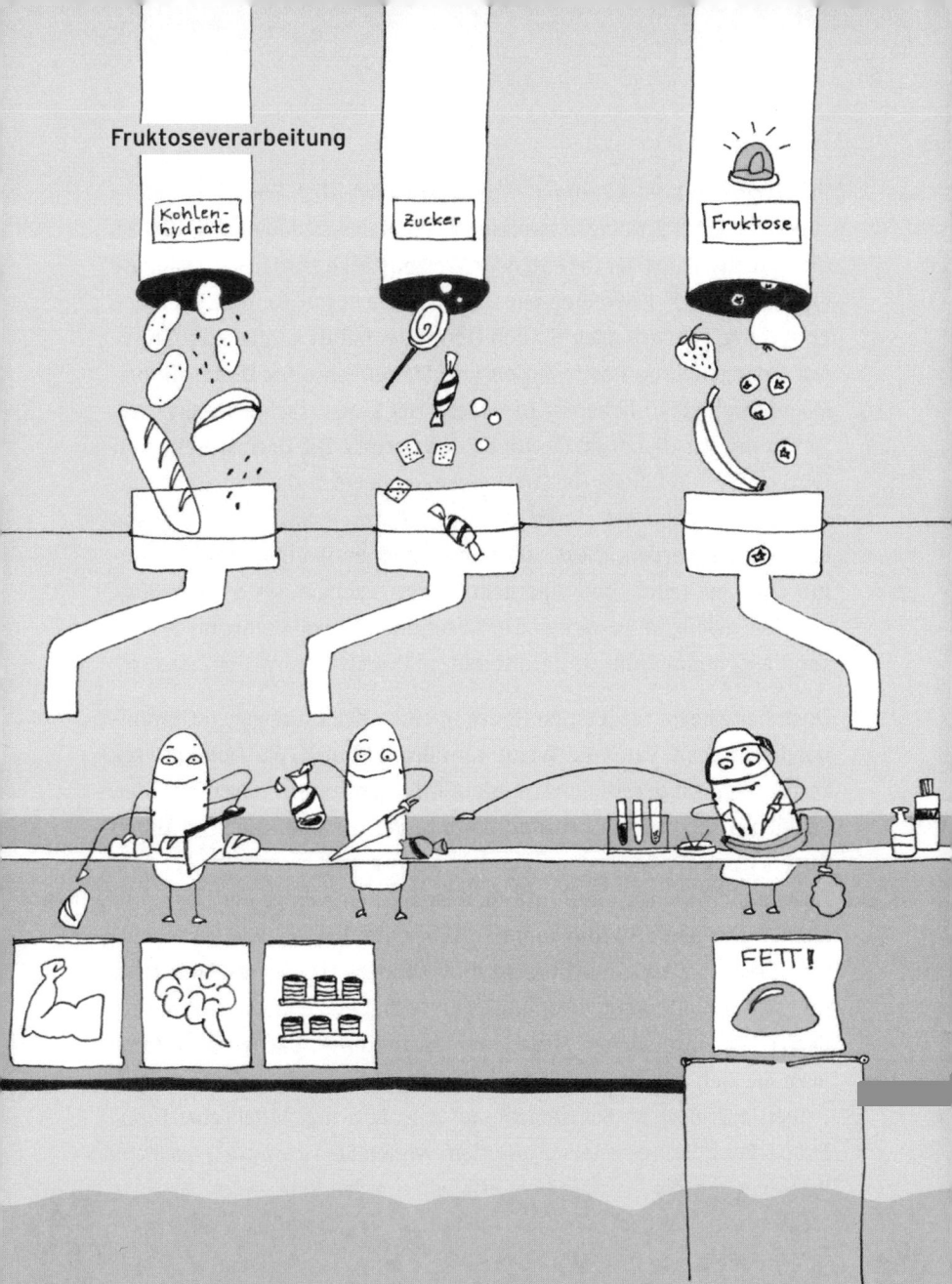

Fruktose ist ein Nährstoff, der von der Evolution nur in ganz geringen Mengen für uns vorgesehen ist. Wenn wir mehr davon essen, wie heute allgemein üblich, muss die Leber daraus einen Ersatzstoff machen: Fett. Normaler Zucker wird doppelt so schnell in Energie umgewandelt wie Fruktose.

Fruktose in Pizza

In Fertigprodukten wie zum Beispiel Pizza wird »High Fructose Corn Syrup« (HFCS) zur Süßung verwendet. Es handelt sich dabei um Fruktose, die industriell aus der in Mais oder Weizenstärke enthaltenen Glukose (Traubenzucker) gewonnen wird. HFCS ist nicht nur für die Leber eine Zumutung, sondern auch für den Darm. Denn dort kann die Fruktoseflut unangenehme Beschwerden wie Blähungen oder Durchfall auslösen. Noch gefährlicher ist das durch HFCS verursachte »Leaky-Gut-Syndrom«, das »Syndrom des undichten Darms«. Die Darmschleimhaut wird dabei durchlässig für Substanzen, die jetzt in die Blutbahn wandern, statt – wie bei einem gesunden Darm – mit dem Stuhlgang entsorgt zu werden. Diese Substanzen können wahrscheinlich Autoimmunkrankheiten und Allergien fördern, sobald sie in den Blutkreislauf gelangen. Das Schweizer Gesundheitsportal »Zentrum der Gesundheit« nennt Fruktose darum »die gefährlichste Form des Zuckers«.

Doch halt! Bevor Sie jetzt zu Hause in einen Kreuzzug gegen Gummibärchen ziehen, Vater die Wurst vom Brot nehmen, die Tiefkühlpizza zerbröseln, Kinderbonbons in den Müll entsorgen, Obst aus den Schulbrotdosen verbannen und dann tapfer die mit Tränen gefüllten Augen Ihrer Kinder (oder Ihres Partners) ertragen, halten Sie inne. Denn erstens: Wie immer im Leben ist alles eine Frage der Dosis. Mit kleinen Mengen Fruktose kommen Leber und Magen, wie gesagt, zurecht. Und ein Apfel macht nicht dick, sondern ist gesund. Zudem, so sagt es ein Kinderarzt: »Irrationales Essverhalten gehört zum Kindsein dazu.« Und in manchen Situationen auch zum Erwachsensein. Erinnern Sie sich nur an die klassische Szene in Liebesfilmen: Sie sitzt in Tränen aufgelöst im Schlafanzug auf dem Bett und löffelt eine Familienpackung Eiscreme leer. Außerdem wissen Sie vermutlich noch aus Ihrer eigenen Kindheit: Verbote erhöhen nur den Reiz.

Alexander hat übrigens inzwischen acht Kilogramm abgenommen. Statt Baustellenfrühstück gibt es jetzt eine »Gärtner-Vesper«. Ohne Obst, versteht sich. Und beim Stammtisch nervt er alle mit seinem Limerick: »Es sprach der Probst zum Küster: Ein wenig pummelig ist er. Der Küster sprach zum Probst: Dann Finger weg vom Obst!«

Achterbahnfahrt für die Leber: Warum Fasten ungesund ist

Sie können sich auch ohne Fasten und andere Diät-Modetrends gesund und fit fühlen.

Er nannte sich »O. Wanderer«, hieß aber mit bürgerlichem Namen Otto Hermann Ferdinand Buchinger. Um die Folgen einer nicht ausgeheilten Mandelentzündung zu mildern, entschloss sich der Mediziner im Jahr 1919 zu einer Fastenkur. Mit Erfolg – so wird berichtet. Danach wurde er zum Propheten des Heilfastens – bis heute.

Fasten – also der Verzicht auf Nahrung und Genussmittel (Alkohol, Nikotin, Kaffee etc.) – gilt in vielen Kulturen als Weg zu Seligkeit, Askese als Beweis der Willensstärke. Zurzeit ist Fasten ein Modetrend. Die Anfrage »Fasten« bringt auf der Internet-Suchmaschine 39 Millionen Einträge.

Kann ich durch eine Diät die Leber entgiften?

Wir sind in unserem Buch bewusst sehr zurückhaltend mit Meinungen oder Ratschlägen. In diesem Fall jedoch haben wir uns zu Klarheit entschlossen. Denn: Der Nutzen beim Fasten ist rein psychologisch. Sich selbst erfolgreich zu disziplinieren gibt einem ein gutes Gefühl, die Zufriedenheit, den eigenen Bedürfnissen nicht willenlos ausgeliefert zu sein und den Körper bewusst wahrzunehmen – das kann für die Seele sehr wertvoll sein, für die Leber ist es purer Stress.

Ob man sich den zumuten will, muss jeder für sich entscheiden – aber bitte lassen Sie vorher beim Arzt checken, ob Ihre Leber wirklich fit genug ist für diesen Stresstest.

Auch einen Marathon laufen Sie nicht plötzlich ohne Training und vorherigen medizinischen Check-up. Das Gleiche gilt für radikale Diäten, die für den Körper sehr gefährlich sein können.

Zu einer solchen Diät zählt auch das inzwischen in Mode gekommene »Leberfasten«. Es wird in Gesundheitssendungen diskutiert, wenn nicht gar angepriesen. Im Internet finden sich Dutzende Seiten zu diesem Thema. Dieses »Leberfasten« sei gar keine Diät, verkünden die Apostel dieses Trends (obwohl es mit einer erheblichen Kalorienreduktion einhergeht), sondern ein sinnvoller Weg, die Leber durch eine Kalorienreduktion zu entschlacken und zu entgiften.

Doch wir können nicht allein von Leitungswasser leben. Um den Körper in Gang zu halten, ist die Zufuhr von Nährstoffen zwingend nötig. Und siehe da: Die Leberfasten-Experten (so nennen sie sich gern selbst) haben zufällig genau die richtigen Produkte entwickelt – oder entwickeln lassen –, mit denen die gewohnte Nahrung ersetzt werden soll: Eiweiß-Shakes. Wer diese Eiweiß-Shakes zu sich nehme, erreiche einen raschen Abbau des Leberfetts, eine Senkung der Blutfettwerte und eine bessere Kontrolle des Blutzuckers, verspricht die Werbung.

Diese Produkte bieten sie auf »Informationsveranstaltungen« und im Internet an, jeweils im aufdringlichen Stil der Werbeshow bei einer Butterfahrt. Schaut man sich die Jahresabschlüsse der eigens für die Vermarktung gegründeten GmbHs an (unter *www.bundesanzeiger.de*), wird schnell klar, dass sich das Geschäft mit den Shakes im Millionenbereich abspielt.

»Studien« und »Erfolgsgeschichten«

Ganz abgesehen davon, dass ein solcher Werbeauftritt aus Sicht vieler Ärzte nicht standesgemäß ist, sehen Leberspezialisten das »Leberfasten« äußerst kritisch. Dieser Einschätzung schließen wir uns an.

Die Heilsversprechen werden im Netz mit »Erfolgsgeschichten« von Patienten untermauert. Deren Wahrheitsgehalt ist jedoch nicht nachprüfbar. Darüber hinaus werden Studien ins Feld geführt, die angeblich die heilsame Wirkung der Eiweißpulver untermauern. Bei näherem Hinsehen entpuppen sich diese Studien aber oft als völlig unzureichend, weil sie den wissenschaftlichen Anforderungen nicht genügen. Das beginnt schon bei der zu geringen Zahl der für die Studie untersuchten Probanden, womit die erforderliche Repräsentativität einer klinischen Studie nicht gegeben ist.

Allerdings wollen wir an dieser Stelle nicht unerwähnt lassen, dass die Idee des Leberfastens von Ernährungswissenschaftlern nicht in Bausch und Bogen abgelehnt wird. Denn es ist zumindest ein guter psychologischer Trick, um einmal die Ernährung ernsthaft zu hinterfragen und ein Bewusstsein für gesündere Ernährung zu wecken. Dazu braucht man aber nicht das Zusatzzeug teuer zu kaufen, und vor allem sollte man zusehen, dass keine Diät, welche auch immer, zu radikal ist. Denn die Leber mag es sanft, so wie sie selber ist!

Warum stehen wir dem Leberfasten so kritisch gegenüber?

Die gesunde oder nur leicht erkrankte Leber kann es sehr stressig finden, plötzlich keine Nahrung mehr zu bekommen und deshalb den ganzen Körper durch ihre aufwendige Reservemaschinerie versorgen zu müssen. Das kann die Leber nur, indem sie eigenes Gewebe abbaut, also fallen bei der angeblichen »Entschlackung« oder »Entgiftung« in Wirklichkeit vor allem jede Menge neue Schlacken an – also so oder so keine gute Idee.

Hungern oder radikale Diäten (»Entschlackung«) können sehr gefährlich sein, weil die Leber dann oft überfordert wird. Ohne die regelmäßige Zufuhr von Kalorien, insbesondere auch Kohlenhydraten als Quelle von Glukose, muss die Leber plötzlich aus körpereigenem Gewebe Kalorien und Glukose herausholen, wodurch sie dann leicht überlastet sein kann. Das kann zu Unterzuckerungen bis hin zum Tode führen – also: Bitte unterziehen Sie sich auf keinen Fall einer Radikaldiät und Entschlackungskur bei Zirrhose (S. 72).

Die Leber ist, mit und ohne Diät, das zentrale Organ der »Entgiftung« – fast jeder Stoff, und damit auch fast jedes Gift, wird in der Leber irgendwie verarbeitet; meist im Sinne einer »Entgiftung«, d. h. durch eine Umwandlung in eine harmlose weitere Substanz, die dann möglichst leicht aus dem Körper ausgeschieden werden kann.

Ausgeschieden werden kann eine Substanz dann, wenn sie entweder von der Leberzelle in die Galle transportiert und anschließend mit dem Gallensaft über den Gallengang in den Darm weitertransportiert wird, um dann mit dem Stuhlgang den Körper endgültig zu verlassen, oder indem sie in der Leber so umgewandelt wird, dass sie gut wasserlöslich ist und dadurch über den Urin problemlos ausgeschieden werden kann.

Belastet das die Leber? Eigentlich nie, denn das ist ihre eigentliche Aufgabe, und diese nimmt sie gerne wahr. Sicher, es gibt, wie das bei der Müllentsorgung so ist, auch Stoffe, welche die Leber nicht mag – zum Beispiel Alkohol – und bei deren Abbau die Leber auch leidet. Darauf müssen wir Rücksicht nehmen und dürfen der Leber daher nicht zu viel davon zumuten. Extremes Fasten aber, selbst einen Tag nichts essen, das ist für jede Leber Stress – dann befindet sich die Leber sozusagen wieder auf Mammutjagd und muss kräftig arbeiten, um den Körper und vor allem auch das Gehirn mit den zum Überleben notwendigen Nährstoffen zu versehen.

Die Leber hat aber noch mit anderen Giften zu tun, nämlich Bestandteilen von Bakterien und anderen Mikroben aus dem Darm, die über das Blut vom Darm in die Leber weitertransportiert werden. Dafür ist das phantastische Organ ebenfalls bestens ausgerüstet: Es hat jede Menge sogenannte Fresszellen (Makrophagen), die in der Leber einen eigenen Namen haben: Kupffer-Zellen (nach dem Erstbeschreiber,

Dr. Karl-Wilhelm von Kupffer). Sie fressen diese Bakterienbestandteile einfach auf, still und effizient, wie es sich für ein Organ der Toleranz gehört.

Besonders wenn Sie an einer schweren Leberfunktionsstörung (einer fortgeschrittenen Zirrhose, leiden, ist es sinnvoll, auf eine regelmäßige, ausgewogene Ernährung (S. 78) zu achten, um große Belastungen der Leber zu vermeiden.

Buchinger empfahl übrigens seinen Patienten, geistige statt körperlicher Nahrung zu sich zu nehmen: Goethe, Rilke oder Psalmen aus der Bibel. Dazu können wir guten Gewissens sagen: keine Gefahr für die Leber.

Reizthema Alkohol: Ab wann hört der Spaß auf?

Die Leber ist duldsam. Aber ihre Geduld hat Grenzen,
die Sie kennen sollten.

Jahrzehntelang galt Alkohol als der alleinige Verursacher einer Fettleber. Doch – wie beschrieben – wir wissen es heute besser. Dennoch spielen zu viel Bier, Wein und andere geistige Getränke eine wichtige Rolle für die Leber. Und das nicht nur, weil sie eine Fettleber verursachen können. Fragen Sie mal Butler James aus dem berühmten Silvesterfilm »Dinner for One«:

Sherry zur Suppe; Weißwein zum Fisch; Champagner zum Hühnchen; Portwein zu den Früchten. Kommt Ihnen das bekannt vor? Richtig! Dann gehören Sie zu den 18 Millionen Deutschen, für die »Dinner for One« jährlich an Silvester unverzichtbar ist. »Just to please me…«, näselt die liebenswert vornehme Miss Sophie und der Butler leert ergeben reihum vier Mal die Becher der imaginären Gäste Sir Toby, Admiral von Schneider, Mr. Pommeroy und Mr. Winterbottom.

Bekanntermaßen ist der arme James am Ende des Dinners stockbetrunken. Aber wie blau ist er eigentlich wirklich? Wir haben das – vermutlich zum ersten Mal seit der TV-Premiere von »Dinner for One« im Jahr 1961 – ausgerechnet:

James kippt 16 Gläser. Ausgehend vom sogenannten »Standardglas«, entsprechend 0,1 Liter, und einem durchschnittlichen Alkoholgehalt der Getränke von 12 Volumenprozent, hat James am Ende sagenhafte 192 Gramm reinen Alkohol intus. Geriete er damit in eine Verkehrskontrolle und müsste pusten, würde es die Polizisten sprachlos machen: 3,92 Promille!

192 Gramm Alkohol – das entspricht dem Zehnfachen der Tagesration an Alkoholika, die Männern von der Medizin ohne jede Bedenken zugestanden werden (20 g). Bei Frauen wäre es gar die zwanzigfache Ration, denn ihnen werden nur bis 10 g empfohlen.

Warum vertragen Frauen eigentlich weniger Alkohol als Männer? Erstens, weil sie, genetisch bedingt, im Gegensatz zu Männern weniger von dem zum Alkoholabbau notwendigen Enzym, der »Alkoholdehydrogenase«, in sich tragen und deswegen den Alkohol nur langsamer abbauen können als Männer. Dieser relative Mangel an Alkoholdehydrogenase ist übrigens in Asien sowohl bei Männern als auch bei Frauen typisch. Wer je auf einer Geschäftsreise dorthin von seinen lokalen Geschäftspartnern zu einem Drink an der Bar eingeladen wurde, wird erlebt haben, dass der Abend schnell vorbei sein kann, wenn die Gastgeber aus Höflichkeit mit dem europäischen Besucher mithalten wollen.

Eine weitere wichtige Rolle für die Alkoholverträglichkeit spielt das Körpergewicht. Ein Mann, 1,85 Meter groß und 105 Kilogramm schwer, verträgt einfach mehr als eine 1,67 Meter große, schlanke Frau.

Dass es James in diesem Zustand noch die Treppe hoch schafft und schelmisch augenzwinkernd (»… the same procedure as every year, James …«) dem amourösen Dessert des Dinners entgegentorkelt, ist nur der dichterischen Freiheit geschuldet, denn tatsächlich drohen ab diesem Promillewert Lähmungen, Atemstillstand und sogar der Tod.

Schon Shakespeare wusste um die Wirkung von Alkohol
Ein weltberühmter Landsmann von Butler James, William Shakespeare, hat die Wirkung von Alkohol auf das Liebesleben bereits im Jahr 1611 sehr treffend beschrieben. Wir zitieren »Macbeth«, zweiter Aufzug, dritte Szene:

»MACDUFF:
What three things does drink especially provoke?
(Was sind denn das für drei Dinge, die der Trunk vorzüglich befördert?)

PORTER:
Marry, sir, nose-painting, sleep, and urine. Lechery, sir, it provokes, and unprovokes; it provokes the desire, but it takes away the performance.
(Ei, Herr, rote Nasen, Schlaf und Urin. Geilheit befördert und dämpft er zugleich; er befördert das Verlangen und mindert die Leistung.)«

Alkoholische Lebererkrankungen gibt es quer durch die Gesellschaft

Der dauerhafte und übermäßige Alkoholkonsum zum Schaden der Leber wird oft als Charakteristikum der sozial benachteiligten Gesellschaftsschichten gesehen. Doch das ist falsch.

Kein Geringerer als die britische Professorin Dame Sheila Sherlock (S. 209), Begründerin der Hepatologie, schreibt uns ins Stammbuch des Lebens: »In den oberen Gesellschaftsschichten sind alkoholbedingte Leberkrankheiten viel häufiger als unter Arbeitern.«

Eine Hochzeit hier, ein Dinner da, Whisky beim Herrenabend im Club, Sherry zu den Damen-Bridge-Runden, Prosecco auf der Terrasse des Tennisvereins, Weißwein in der VIP-Lounge eines Fußballvereins … Die Upperclass schafft sich beinahe täglich Anlässe zum Trinken. Resultat ist der »Dinner-for-One-Effekt«, wie wir ihn getauft haben: Leberschäden, ausgelöst durch dauerhaft fortgesetztes Genusstrinken im gesellschaftlichen Rahmen.

Was macht das mit der Leber?

Alkohol gehört seit Tausenden von Jahren im Guten wie im Bösen zur Menschheitsgeschichte. Schon die Sumerer und Ägypter tranken vor 4 000 Jahren selbst gebrautes Bier – allerdings ohne zu wissen, warum und wie überhaupt Alkohol entsteht.

Geschätzte Winzer im Rheingau, liebe Bierbrauer … Wir wollen euch und den Liebhabern eurer Köstlichkeiten nicht das Geschäft beziehungsweise die Laune vermiesen. Wer mag, der stoße an. Wir sind keine Abstinenzapostel. Wir wollen nicht mahnen und belehren, sondern Sie auch in diesem Fall nur klüger machen.

Trinken wir Alkohol, werden kleine Anteile davon über Nieren, Lunge und Haut ausgeschieden, aber die restlichen mindestens 90 Prozent sind aus der Perspektive der Leber schlicht Gift – egal ob es sich um Billigwein aus dem Supermarkt oder einen 1986er »Château Pétrus« für 2 500 Euro pro Flasche handelt. Also möchte sie uns davor beschützen und versucht, ihrer Bestimmung folgend, das Gift aus unserem Körper zu entfernen. Dabei gerät sie in ein tragisches Dilemma: Statt zu entgiften, bleibt ihr nichts anderes übrig, als uns zu vergiften.

Denn sie kann nicht anders, als den Alkohol in sehr unappetitliche chemische Substanzen umzuwandeln. Wenn Sie nach einer Partynacht mit Kopfschmerzen und Übelkeit aufwachen, haben Sie es auch diesen Substanzen zu verdanken. Am Ende dieser ersten »Umwandlungsrunde« kommt Essigsäure heraus. Essig fußt auf dem lateinischen »acer«, was »scharf, beißend, sauer« bedeutet. Das sagt schon alles, oder?

Im zweiten Schritt wird die Essigsäure in einen Stoff namens »Acetyl-Coenzym A« umgewandelt, der die Produktion von Fettsäuren ankurbelt. Dafür benötigt der Körper mehr Sauerstoff, als er bekommen kann. Es herrscht also Sauerstoffmangel. Dieser wiederum bewirkt, dass die Leber die neu produzierten Fettsäuren nicht wie geplant abbauen und über die Blutbahn entsorgen kann. Das Fett bleibt im wahrsten Sinn des Wortes in der Leber kleben. Erst kleine Fetttröpfchen. Diese verschmelzen mit anderen zu immer größer werdenden Tropfen und verstopfen schließlich die Leberzellen. Ein Effekt, den Sie schon aus der Beschreibung der NAFL kennen.

Zu viel Alkohol kann also zu einer Fettleber führen, obwohl ein Blick in die Nährwerttabelle zeigt: 0,2 Liter Weißwein haben 0 Prozent Fettgehalt, 0,3 Liter Bier ebenso. Wenn Sie nun Ihre beste Freundin fragt, woher das Fett denn kommt, wissen Sie die einfache Antwort: weil nicht Wein oder Bier Fett enthalten, sondern der Abbauprozess das Fett erzeugt.

Warum Alkoholpausen gefährlich sein können

Puuuh – sagen Sie. Also wäre es nun dringend Zeit für eine Alkohol-pause. Besonders beliebt sind solche Vorsätze zu Beginn des Jahres, um vermeintlich für die Sünden der Feiertage zu büßen. Die wochen-lange Alkoholaskese gilt nicht nur als Beweis von Charakterstärke, sondern auch als »gesund für die Leber«. Und weil die sich in dieser Zeit ja genügend erholt hat, wird danach guten Gewissens wieder an-gestoßen. Bis zur nächsten Pause. Denn das tut der Leber ja gut.

Damenkränzchen, Karnevalsvereine, Grillfreunde: Wir haben eine gute und eine schlechte Nachricht für euch. Die gute: Spart euch die Trinkpausen. Denn – und nun die schlechte: Unregelmäßiger Alkohol-genuss ist noch gefährlicher als regelmäßiger. Warum? Weil bei un-regelmäßigem Trinken die durch Alkohol und vor allem seine Abbau-produkte (Essigsäure) veränderten Eiweiße nach der Pause eventuell vom Immunsystem als fremd angesehen werden und zu einer Art Allergie oder Abstoßungsreaktion führen können. Die Folge davon kann eine Leberentzündung sein.

Zum Schluss möchten wir noch mit einem Irrtum aufräumen, dem auch Ärzte aufsitzen. Bei einer Lebererkrankung herrsche absolutes Alkoholverbot, heißt es allenthalben. Ja, aber nur, wenn der Patient alkoholkrank ist. Und das nicht, weil die Leber gefährdet wäre, son-dern nur, weil die Suchterkrankung sonst wieder geweckt werden könnte.

Kleine Mengen Alkohol schaden der Leber überhaupt nicht, auch wenn sie krank ist.

Wiederum mit Ausnahme der alkoholischen Zirrhose, wo das Verbot absolut und strikt gilt. Aber ansonsten kann der transplantierte Patient genauso wie der Patient mit einer immunologischen Leber-entzündung durchaus ein bis zwei Glas Wein pro Woche ohne den geringsten Leberschaden trinken.

Auf die Gesundheit!

Leber-Wissen: NAFL und Alkohol

- 25 Prozent der Weltbevölkerung leiden an der nichtalkoholischen Fettleber (NAFL).
- Ursachen hierfür sind zu üppige Ernährung, unregelmäßiges und spätes Essen.
- Zur Verhinderung oder Therapie von NAFL helfen bewusste Ernährung, regelmäßiger Sport oder täglich mehr Bewegung (Spazierengehen).
- Auch zu viel Alkohol kann eine Fettleber verursachen.
- Leberkrankheiten, ausgelöst durch dauerhaft fortgesetztes Genusstrinken im gesellschaftlichen Rahmen, sind sogar häufiger als die durch Kneipenbesuche am Wochenende verursachten Alkoholschäden.
- Wochenlange Trinkpausen bei ansonsten hohem Alkoholkonsum sind noch gefährlicher, wenn danach wieder vermehrt getrunken wird.

Mögen Sie »Leber Berliner Art«?

In vielen Haushalten gehört Rinder- oder Kalbsleber zu den Favoriten auf dem Speisezettel. Doch was sagt Ihre eigene Leber dazu?

Dieser Satz verursacht selbst hart gesottenen Kinogängern Gänsehaut: »Einer dieser Meinungsforscher wollte mich testen. Ich genoss seine Leber mit ein paar Favabohnen und einem ausgezeichneten Chianti …«

Gesprochen von Hannibal Lecter (Anthony Hopkins), dem Protagonisten in »Das Schweigen der Lämmer«. Es ist wohl kaum zu leugnen, dass Sie den Titel unseres Buches, »Das Schweigen der Leber«, sofort mit dem Titel des Lecter-Films assoziiert haben. Wir sind ganz ehrlich: Ja, das war – allerdings mit einem Augenzwinkern – Absicht.

Und wenn wir uns schon so nah an Hannibal Lecter wagen – warum sollen wir uns nicht auch an ein heikles Leberthema trauen: Leber essen? Ganz zivilisiert, versprochen, ohne jede Gruselei.

Umfragen zeigen, dass Innereien bei jüngeren Menschen heute nicht hoch im Kurs stehen. Für viele Ältere jedoch gehören sie auf den Speiseplan. Denn sie haben die Nachkriegszeit – und vielleicht sogar noch den Zweiten Weltkrieg – selbst erlebt. Fleisch war damals begehrt und deshalb teuer. Innereien, wie Nieren oder Leber, gab es günstiger.

Übrigens: Die Schlachter in der damaligen Zeit verwendeten und verkauften wirklich beinahe alles. Nur die Rippenstücke der geschlachteten Schweine warfen sie weg. Aber nur, bis ein paar US-Soldaten vorbeikamen und genau danach fragten. Sie grillten die Schweinerippen, kippten würzige Saucen darüber und schwärmten davon. Denn das Gericht kannten sie von zu Hause, aus dem Süden der USA: Spare Ribs.

Leberspezialitäten: Es gibt mehr, als Sie denken

Zurück zur Rinderleber. Sie war beliebt, denn das Fleisch ist zart und hat im Gegensatz zu Nieren keinen penetranten Eigengeschmack. Das Rezept für »Leber Berliner Art« wurde schnell populär, weil es einfach und schmackhaft war: Die Leber in Mehl wenden, dann in Fett (am besten Butterschmalz) braten. Zwiebelringe glasieren. Einen Apfel in Ringe schneiden, in der Pfanne mit Zucker karamellisieren. Die Leber mit Zwiebeln und Apfel anrichten, dazu gibt es Kartoffelbrei. Wer es besonders delikat mag, kann dazu eine Cognac-Sauce machen oder die Leber mit Cognac flambieren.

Köche raten übrigens dazu, besonders Rinderleber vor dem Braten in Milch einzulegen, weil sie dann beim Braten einen milden Geschmack entwickelt und sich infolge der Hitze weniger stark zusammenzieht. Rinderleber ist übrigens nicht ganz so zart wie Kalbsleber und hat einen kräftigeren Geschmack. Zudem ist sie billiger.

Aber Leber im Stück gebraten ist ja nicht die einzige Form, in der wir sie essen. Haben Sie mal eine österreichische Leberknödelsuppe probiert? Oder Pfälzer Leberknödel mit Sauerkraut? Die Herstellung ähnelt sehr der Herstellung von Frikadellen: Leber durch den Fleischwolf drehen. Die Fleischfarce mit Ei und eingeweichten Brötchen verkneten, in Brühe garen. Wenn sie so vom Herd kommen, müssen sie sofort gegessen werden, denn nur dann sind sie warm und locker.

Oder Leberwurst. Sie gehört zu den beliebtesten Wurstsorten Deutschlands. Das »Deutsche Lebensmittelbuch« zählt allein 14 verschiedene »Leberwurstgruppen«. Von der Aachener Leberwurst bis zur Pommerschen. Dazwischen ist so ziemlich jeder deutsche Landstrich mit einer eigenen Sorte vertreten.

Die große Beliebtheit der Leberwurst wurde übrigens vom Bundesamt für Statistik offiziell gewürdigt, als es 2006 den von der Zeitung *Die Welt* so getauften »Leberwurst-Index« erfand. Vor der Anhebung der Mehrwertsteuer im Jahr 2007 auf 19 Prozent ermittelte das Bundesamt die Kosten für einen durchschnittlichen, typischen Familien-Warenkorb. Natürlich ganz obenauf: Leberwurst.

Leberwurst enthält übrigens nicht nur Leber, wie der Name suggeriert, sondern zu 60 Prozent auch Muskelfleisch und Schweinespeck. Oft werden auch Apfel- und Zwiebelstücke zur Verfeinerung der Fleischfarce zugefügt. Ebenso Kräuter oder, in der Luxusvariante, Trüffel.

Und weil gerade Trüffel im Spiel sind: Die elsässische »Foie gras« (fette Leber) wird ebenfalls gern damit verfeinert. Der französische Name wirkt fein – die Herstellung ist es nicht. Denn Foie gras ist bekanntlich die Gänsestopfleber. Und der weniger feine deutsche Name trifft es leider genau: Die armen Gänse und Enten werden mit Trichtern zwangsgefüttert, damit ihre (Fett-)Leber wächst.

Das ist doch Tierquälerei, oder? »Non«, sagen die Franzosen. Denn die französische Nationalversammlung hat die Foie gras zum »nationalen und gastronomischen Kulturerbe« erklärt. Dieser Zusatz zum Landwirtschaftsgesetz setzt die Tierschutzbestimmungen schlicht außer Kraft. Finis. Damit sich das als »Delikatesse« angepriesene Produkt in Deutschland ohne Scham verkaufen lässt, wurde aus der »Gänsestopfleber« die »Gänseleberpastete«. Das wirkt. Im sonst so tierschützerisch gesinnten Deutschland erfreut sie sich nach wie vor großer Beliebtheit.

Halt – haben wir nicht den »Leberkäse« vergessen? Ein klares: Jein! Denn eigentlich gehört er gar nicht hierher. Trotz seines Namens hat er nämlich absolut nichts mit der Leber zu tun. Die »Leber« im Namen bezieht sich nicht auf unsere Mutter des Lebens, sondern leitet sich vom mittelhochdeutschen »Laiba« her, was übersetzt so viel wie »Rest(e)« bedeutet. Und »Käse« hat nichts mit dem Milchprodukt zu tun, sondern steht für »Kasten«. Der angebliche Leber-Käse müsste also korrekterweise »Reste im Kasten« heißen.

Leber lieber vom Biobauern

Zurück zur echten Leber. Sie ist, so haben wir gelernt, doch das zentrale Entgiftungsorgan unseres Körpers. Besteht dann nicht die Gefahr, dass wir mit der Leber auch Giftstoffe essen?

Nein, sagen Ernährungswissenschaftler, wahrscheinlich nicht, wenn es sich um die Leber eines Jungtieres handelt. Darum bieten Schlachter vorwiegend Kalbsleber an. Doch eine Gewähr gibt es natürlich nicht, denn gerade Jungtieren werden Antibiotika verabreicht, um sie rechtzeitig vor Krankheiten zu schützen. Die landen dann beim Verzehr in unserem Körper – mit den bekannten Folgen: Wenn wir im Krankheitsfall mal dringend für uns selbst Antibiotika brauchen, wirken sie nicht mehr, weil unsere Bakterien durch die versehentlich mit verzehrten Antibiotika resistent geworden sind. Auch andere Gifte, die das Tier vor dem Schlachten zu sich genommen hat, können noch in der Leber versteckt liegen. Denn die Tierleber baut zwar auch Gifte effizient ab – aber auf genau diesem Wege liegen die Gifte natürlich vorübergehend in der Leber, bevor sie ausgeschieden werden. Alles, was das Tier kurz vor der Schlachtung noch zu sich nehmen musste, könnte in der Leber noch auf dem Wege hängen geblieben sein. Es lohnt sich dann doch, die Leber der Tiere vom Biobauern zu bevorzugen!

Also ist die Bioleber dann unbedenklich und gesund?

Warnung vor »Hypervitaminose«

Leber enthält Eisen (aufgrund der sehr guten Durchblutung), andere Mineralien und viel Vitamin A. Das Bundesamt für Verbraucherschutz und Lebensmittelsicherheit (BVL) warnt vor zu häufigem Verzehr von Leber und Leberwurst – vor allem eben aufgrund des hohen Vitamin-A-Gehalts. Weil kein anderes Organ so große Mengen davon enthält, so das BVL, bestehe die Gefahr einer »Hypervitaminose«, also einer gesundheitsschädlichen Überdosierung des fettlöslichen Vitamins: Sie kann zu Leberschäden führen. Schwangeren wird generell vom Verzehr abgeraten, weil zu viel Vitamin A Missbildungen bei Kindern auslösen könne.

Es gibt Geschichten über Polarexpeditionen, in denen berichtet wird, dass Forscher ernsthaft an einer solchen Hypervitaminose erkrankten, mit Symptomen wie Kopfschmerzen, Übelkeit und Erbrechen bis hin zu Muskelkoordinationsstörungen. Sie hatten sich, so die Berichte, von Eisbärenfleisch ernährt und dabei auch deren Leber gebraten. Kein anderes Tier hat einen so hohen Vitamin-A-Gehalt in der Leber wie Eisbären und das bekamen die Forscher offenbar zu spüren. Jedoch – die Geschichten aus dem ewigen Eis sind oft im sprichwörtlichen Sinn sagenhaft.

Die Leber ist übrigens auch im Reich der Tiere eine beliebte Delikatesse. Beobachtungen in der afrikanischen Savanne haben gezeigt, dass Raubkatzen bevorzugt erst mal die Leber des erlegten Beutetieres verspeisen.

Hundefreunde verwenden übrigens gern Leberwurst als Belohnungshappen. Darum trägt ein kleines Büchlein über Hundeernährung wohl den philosophischen Titel »Das Leben ist Leberwurst«.

Umweltgifte und die Leber

Wie groß ist die Gefahr am Arbeitsplatz und zu Hause?

Ein Berliner machte bundesweit Schlagzeilen und sorgte sogar in Europa für Furore, weil er Kaufhäuser wie das Berliner »KaDeWe« mit Bombendrohungen erpresste. Ein ums andere Mal entwischte er der Polizei mit ausgeklügelten Tricks, was ihm trotz seiner zweifellos kriminellen Gesinnung heimliche Bewunderung einbrachte. Er wurde als »Dagobert« bekannt.

Als er schließlich doch geschnappt wurde und vor Gericht stand, bescheinigte ihm ein Gutachter »verminderte Schuldfähigkeit«. Denn vor seiner kriminellen Karriere hatte er bis zu 16 Stunden am Tag als Lackierer in seiner nur sechs Quadratmeter großen, schlecht belüfteten Werkstatt gearbeitet und die Lösungsmitteldämpfe eingeatmet.

Die schädigen nachweislich das Gehirn. Aber, inzwischen wissen Sie es ja genau: Alles, was in den Körper gelangt – also auch die Lack- und Lösungsmitteldämpfe –, landet in der Leber. Nun werden Sie sich vielleicht fragen: Wird meine Leber nicht auch durch berufliche Risiken, Dämpfe bei der Arbeit oder Gifte im Essen vergiftet? Das ist zum Glück heutzutage alles sehr unwahrscheinlich. Weil durch zunehmend strenge Arbeitsschutzvorschriften das Risiko einer Vergiftung durch Umwelteinflüsse am Arbeitsplatz wirklich minimal geworden ist. Dennoch lohnt es sich, einmal darüber nachzudenken: Welche Umweltgifte können am ehesten der Leber schaden?

Früher waren Umweltgifte häufig ein Problem in der chemischen Industrie und bei der Anwendung von Chemikalien, insbesondere bei Lacken und Farben. Jeder, der einmal eine Wand gestrichen oder einen Gartentisch lackiert hat, weiß, wie intensiv Farbe oder Lack riechen, und riechen können wir diese Chemikalien nur, wenn kleinste Anteile eben auch in die Nase kommen. Das ist der Einstieg in den Körper, folglich auch in die Leber. Daher sind gerade Farben, Lacke und vor allem auch Lösungsmittel ein potenzielles Risiko für die Leber –

grundsätzlich auch heute noch, obwohl allerdings durch mittlerweile sehr strenge Umweltauflagen, bessere Auswahl von Farben und Lacken sowie arbeitsmedizinische Kontrollen solche Schädigungen eine absolute Seltenheit geworden sind.

Wie Umweltgifte die Leber schädigen können

Es gibt im Prinzip zwei Arten, wie diese Stoffe Ihre Leber schädigen können (dasselbe gilt übrigens auch für Medikamentenschäden): Zum einen können Stoffe direkt und dosisabhängig die Leber schädigen. Das kann man vermeiden, indem man die Menge, die in den Körper dringt, begrenzt: ein klassisches Arbeitsschutzthema.

Zum anderen kann es eine individuelle Überempfindlichkeit, zum Beispiel eine Allergie, geben. Sie ist nicht vorhersehbar wie bei Medikamenten, aber es gibt natürlich wie bei Medikamenten Stoffe, die solche allergischen Reaktionen häufiger auslösen als andere. Auch hier kann Arbeitsschutz helfen, indem man versucht, nur solche Stoffe einzusetzen, die bekanntermaßen nie oder fast nie Allergien auslösen.

Allerdings: Bei seit Langem verwendeten Stoffen sind die Gefahren längst zuverlässig bekannt. Für alle neuen Stoffe, wie auch bei neuen Medikamenten, weiß man das naturgemäß erst einmal nicht, weil einfach noch nicht genügend Menschen mit den Substanzen etwas zu tun hatten und eine Allergie hätten bekommen können.

Durch strengen, inzwischen in Deutschland wirklich sehr strengen Arbeitsschutz werden eindeutig gesundheitsschädliche Stoffe kaum noch eingesetzt oder wenn doch, dann streng überwacht.

Was Sie bei einem Verdacht tun können

Was machen Sie jetzt als Patientin oder Patient, wenn Sie dennoch die Sorge haben, die erhöhten Leberwerte könnten durch Arbeits- oder Umweltgifte verursacht worden sein?

1. Besprechen Sie Ihre Sorgen mit dem Betriebsarzt oder einem Arbeitsmediziner – das ist sein Fachgebiet und seine Zuständigkeit.
2. Wenn Sie immer noch skeptisch sind, können Sie mit dem Hausarzt Folgendes vereinbaren: Lassen Sie Ihre Leberwerte direkt vor und direkt nach Ihrem Urlaub messen. Wenn Arbeitsgifte eine Rolle spielen sollten, müssten sich die Werte im Urlaub verbessern.

Heutzutage ist aber die Gefahr von Giften nicht bei der Arbeit, sondern zu Hause besonders groß. Denn dort gibt es keinen strengen Arbeitsschutz. Frisch lackierte Möbel, der mit Holzschutzmittel neu bearbeitete Holzfußboden, ganz selten auch mal der frisch verlegte Teppichboden können auch dazu führen, dass Sie zu viele Stoffe einatmen, die Ihre Leber nicht so mag. Dann hilft der Trick mit dem Urlaub nur, wenn Sie auch eine längere Urlaubsreise machen – dafür ist er dann aber durchaus wirksam:

Lassen Sie Ihre Leberwerte direkt vor der Reise testen (das geht sehr schnell und unkompliziert), dann noch einmal direkt nach der Reise. Warten Sie ein paar Wochen, wenn Sie wieder zu Hause sind – und machen Sie dann den Test zum dritten Mal. Sind die Werte bei der ersten Messung hoch und gehen während der Reise runter, um danach wieder anzusteigen, ist das verdächtig. Allerdings: Nur, wenn Sie sich nicht radikal anders ernähren, zum Beispiel während der Urlaubszeit mehr Alkohol als sonst trinken.

Viel wahrscheinlicher ist bei solchen Messergebnissen, dass die weit verbreitete Fettlebererkrankung der Auslöser der höheren Leberwerte ist. Wenn Sie im Urlaub gesundes mediterranes Essen zu sich nehmen und endlich mal wieder Sport treiben, geht es Ihrer Leber gleich besser. Zu Hause im alten Trott werden die Werte dann wieder schlechter. »Alter Trott« heißt ja auch, dass Sie wieder zur Arbeit gehen. Und das Ungesündeste dort sind nicht eingeatmete Dämpfe oder der neue

Teppichboden im Büro – sondern am ehesten das oft reichliche Kantinenessen oder das Feierabendbier.

Wenn die Ursache für die Schwankungen der Messwerte weiterhin unklar bleibt, kann auch hier eine Gewebeprobe aus der Leber, die Leberbiopsie (S. 251), helfen. Sie zeigt dann das Bild einer durch Gift verursachten (»toxischen«) Leberschädigung, wenn Umweltgifte dafür verantwortlich sind.

Vor allem aber kann eine solche Gewebeprobe andere Lebererkrankungen ausschließen und zugleich zuverlässig darüber Aufschluss geben, ob ein bleibender Schaden vorhanden ist und wie stark die Leber geschädigt wurde.

Was die Leberbiopsie allerdings nicht sagen kann, ist, ob der toxische Schaden in der Leber an einem Medikament liegt, an einer Unverträglichkeit gegenüber irgendwelchen Kräutertees, ein Schaden durch häusliche Stoffe oder Stoffe bei der Arbeit ist. Da hilft nur eine sorgfältige Befragung nach möglichen Gefahren, privat und im Beruf, bei Hobbyarbeiten, bei der Ernährung und vor allem bei Medikamenten, auch naturheilkundlichen!

Die frisch lackierte Vintage-Kommode ist wahrscheinlich viel eher mal schuld als der Job. Aber auch diese Gefahr ist inzwischen durch Regulierungen der Lacke und Farben, die auf den Markt gebracht werden dürfen, so gering, dass Sie beruhigt werkeln dürfen. Und lieber noch mal unser Kapitel über gesunde Ernährung ein zweites Mal lesen …

Wenn die Leber schweigend leidet: Häufige Leber- erkrankungen

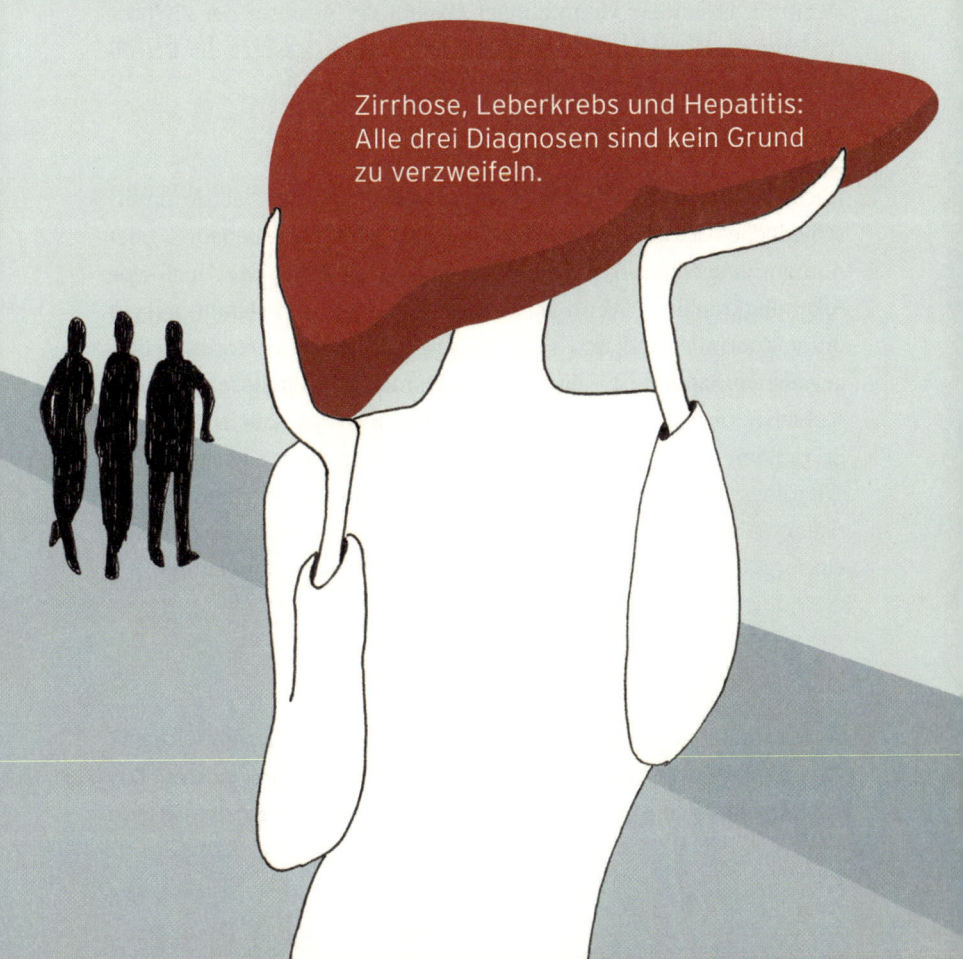

Zirrhose, Leberkrebs und Hepatitis:
Alle drei Diagnosen sind kein Grund
zu verzweifeln.

Auch mit einer Zirrhose ist ein gutes Leben möglich

Aber so weit muss es in vielen Fällen gar nicht kommen, wenn Sie gut auf sich und Ihre Leber achten.

In vielen Kapiteln unseres Buches taucht der Begriff »Zirrhose« (im Volksmund »Schrumpfleber« genannt) auf, meist nur kurz als eine zunehmende Vernarbung des Lebergewebes erklärt, die am Ende zum völligen Versagen der Leber führen kann, wenn sie nicht konsequent behandelt wird. Bei dieser Erkrankung ist jedoch nicht nur der Arzt herausgefordert; auch der Patient kann zu einer Heilung beitragen: Denn oft, besonders wenn zu viel Alkohol der Auslöser der Zirrhose ist, kann die Krankheit aufgehalten werden, vorausgesetzt, der Betroffene stellt seine Lebensgewohnheiten grundlegend um.

Das klingt jetzt alles so, als gäbe es »die Zirrhose«.

Doch die Zirrhose hat viele Facetten, vor allem aber hat sie unterschiedliche Ursachen. Dies können etwa eine Virushepatitis oder Autoimmune Hepatitis (S. 203) sein, eine NASH (S. 40) oder auch eine Alkoholerkrankung. Wenn die auslösenden Ursachen bekannt und gut unter Kontrolle sind und noch ausreichend gut arbeitendes Lebergewebe vorhanden ist, können Sie auch mit einer Zirrhose ganz normal leben und eine ganz normale Lebenserwartung haben. Wenn die Erkrankung nicht fortschreitet, ist die Prognose meist sogar sehr gut. Allerdings sind bei einer Leberzirrhose wegen des erhöhten Krebsrisikos in der Leber regelmäßige Verlaufsuntersuchungen, vor allem ein sorgfältiger Ultraschall der Leber jedes halbe Jahr, notwendig.

Eine Leberzirrhose birgt Risiken

Warum kann sich bei einer Leberzirrhose Krebs leichter entwickeln? Weil die Leber die einzigartige Fähigkeit besitzt, nachzuwachsen. Das ist erst einmal ein Riesenvorteil, gleichzeitig aber auch ein Risiko:

Zerstörtes Gewebe wird durch nachwachsendes ersetzt, aber gleichzeitig entstehen auch immer mehr Narben im Rahmen der zu Grunde liegenden Lebererkrankung. Denn Narbenbildung, das ist nicht nur in der Leber so, ist die Art, wie der Körper einen Schaden erst mal begrenzt. Und solange noch Schaden stattfindet, bilden sich auch immer weiter neue Narben. Darum fängt die Leber an, statt weich und glatt unregelmäßig und knotig auszusehen: Die nachwachsenden Zellen in den Lücken zwischen den Narben bilden nachwachsende Knoten, die Narben aber bleiben Narben und wachsen nicht mit, sondern ziehen sich, wie Narben so sind, eher zusammen.

Der Reiz zum Nachwachsen kann dann irgendwann und an irgendeiner Stelle auch mal so stark sein, dass die Zellen gar nicht mehr aufhören zu wachsen – so kann nach und nach aus den nachwachsenden Knoten an einer Stelle, und selten sogar an mehreren, eine Krebsgeschwulst entstehen. Die Übergänge sind, wie bei anderen Krebsarten auch, schrittweise. Es gibt Zwischenstufen zwischen einer ganz normalen, gesunden nachwachsenden Leberzelle, einer etwas zu stark nachwachsenden Leberzelle und einer richtig ungebremst wachsenden Krebszelle. Und auch bei den Krebszellen gibt es langsamer und schneller wachsende, sodass jeder Tumor und jeder Patient individuell betrachtet werden muss. Leberkrebs (in der Fachsprache HCC: hepatozelluläres Karzinom) ist die wahrscheinlich ernsteste Komplikation der Leberzirrhose – aber auch Leberkrebs ist ja eine behandelbare Erkrankung und, wenn sie früh genug erkannt wird, eine heilbare.

Da Leberkrebs wirksam behandelt werden kann, ist es wichtig, ihn frühzeitig zu entdecken. Hier empfiehlt sich eine sorgfältige Ultraschalluntersuchung alle sechs Monate. Da es durchaus schwierig sein kann, gesunde nachwachsende Knoten in einer knotigen Leberzirrhose von nicht mehr gesunden Krebsknoten zu unterscheiden, ist diese Untersuchung anspruchsvoll und sollte von erfahrenen Kollegen sorgfältig durchgeführt werden. Um im Zweifelsfalle bei Verdacht eine sichere Diagnose stellen zu können, muss der Befund darum zusätzlich mit einer Computertomographie (CT) und einer Kernspintomographie (MRT) weiter abgeklärt werden. Manchmal ist auch eine gezielte Biopsie des verdächtigen Knotens, d. h. die Entnahme einer Gewebeprobe aus der Leber, sinnvoll. Wie das gemacht wird, beschreiben wir im Kapitel »Sex and the liver« genauer (S. 122).

Pfortaderhochdruck: Stau im »Förderband«

Bevor wir die nächste Komplikation bei einer Leberzirrhose erklären, müssen wir kurz in das Seminar »Was ist die Pfortader?« einsteigen, damit Sie verstehen, warum sie so wichtig ist.

Eine circa sechs Zentimeter lange Vene verbindet den Bauchraum mit der Leber: die Pfortader. Sie arbeitet quasi als zentrales Förderband, das über das Blut aus dem Darm, dem Magen, der Milz und der Gallenblase Nährstoffe, aber auch Medikamente und mögliche Giftstoffe in die Leber transportiert. Dort werden sie je nachdem weiterverwendet, verstoffwechselt, neutralisiert oder auch gleich wieder entsorgt.

Bei einer Zirrhose kann dieses wichtige Förderband in Mitleidenschaft gezogen werden – es entsteht Pfortaderhochdruck. Durch die Zirrhose wird es immer enger in der Leber, die Pfortader hat nicht mehr genug Platz und die Verästelungen in der Leber im weiteren Verlauf werden so zusammengedrückt, dass das Blut nicht mehr abfließen kann. Der Druck in der Pfortader steigt – vergleichbar etwa einer Einfallstraße zu einer Stadt, in der sich die Autos stauen.

Dieser Blutstau führt dazu, dass sich auf dem Weg zum Herzen »Umgehungswege« bilden, wie beim Verkehrsstau auch, bei dem die Leute dann durch Wohnstraßen und über Feldwege versuchen, ans Ziel zu kommen. Es bilden sich um die Leber herum erweiterte Umgehungsgefäße, insbesondere in der Speiseröhre, denn das ist der kürzeste Weg um die Leber herum zum Herzen. Dabei bilden sich Krampfadern in der Speiseröhre, sogenannte »Ösophagusvarizen«.

Diese können irgendwann schlimmstenfalls unter dem steigenden Druck auch platzen und es kommt zu heftigen Blutungen. Angehörige von Zirrhosepatienten, die einen solchen Vorfall erlebt haben, werden ihn nicht vergessen: Der Kranke erbricht plötzlich Blut, wird kreidebleich und erleidet vielleicht sogar einen Schock.

In dieser Schrecksituation sollten Sie als Angehörige jetzt keine Sekunde zögern: Rufen Sie 112 an und alarmieren Sie den Rettungsdienst, denn durch den Blutverlust besteht Lebensgefahr. Mit schneller medizinischer Hilfe lässt sich dieser Notfall meist gut in den Griff bekommen: Durch Medikamente und gezielte Verödung der blutenden Stellen können die Blutungen effektiv gestoppt werden. Aber: Je schneller dies geschieht, desto besser.

Welche Therapie hilft?

Doch so weit muss es gar nicht kommen: Um solch eine Blutung bereits im Vorfeld zu verhindern, gibt es einen simplen, aber effektiven Trick: Die Krampfadern an der Speiseröhre werden schlicht mit Gummibändern abgeschnürt, sodass das Blut nicht mehr dorthin gelangt (man nennt dieses Verfahren Ligaturtherapie). Eine Technik übrigens, die ursprünglich für Krampfadern am anderen Ende des Verdauungstraktes eingeführt wurde, nämlich Hämorrhoiden. Auch diese können übrigens als Ausdruck eines Pfortaderhochdrucks vermehrt entstehen, und auch diese kann man mit dieser Gummibandligatur behandeln. Das Prinzip ist relativ einfach: Man saugt die Krampfader mit einem Endoskop an, stülpt dann einen engen Gummiring mit einer speziellen Ausrüstung darüber und schon ist dieser Teil einfach abgeschnürt. Das Krampfadergewebe bekommt kein Blut mehr, schrumpft zusammen und fällt nach 7 bis 10 Tagen einfach ab. Es bleibt nur eine kleine Narbe an der Abtragungsstelle – simpel und elegant. Da sich in der Speiseröhre viel längere Varizenstränge ausbilden, muss man diese Prozedur mehrmals wiederholen, um die Gefahr komplett zu bannen, aber die Technik ist ausgereift und sicher – und mit einer Schlafspritze während der Untersuchung für den Patienten auch sehr gut zu ertragen.

Achten Sie auf die Symptome

Appetitlosigkeit   Pfortaderhochdruck kann aber auch noch andere Probleme machen: Der Blutstau bläht alle kleinen und kleinsten Gefäße in Magen und Darm auf – eben weil der Abfluss fehlt. Erinnern wir uns wieder an den Verkehrsstau, nur dass diesmal die Autos gar nicht erst bis zur Einfallstraße kommen, weil der Verkehr sich bis in die Vororte zurückstaut. Die Folge: Man fühlt sich schneller satt, isst zu wenig. So kann es zur Unterernährung kommen – ohnehin eine Gefahr für Patienten mit Zirrhose.

Müdigkeit und ein ungewöhnlich dunkler Stuhl   Und damit noch nicht genug: Diese gestauten kleinen Gefäße können unter dem Druck auch undicht werden und Blut verlieren – dann aber, anders als bei den Krampfadern, immer nur tröpfchenweise hier und da, häufig vom Patienten gar nicht richtig bemerkt. Wenn der Stuhlgang bei einer Zirrhose ungewöhnlich schwarz ist, kann dies auf eine Färbung durch das austretende Blut hindeuten. Durch die tröpfelnde Dauerblutung entwickeln sich zudem allmählich eine zunehmende Blutarmut und Eisenmangel. Beides Dinge, die den Patienten müde machen können. Zirrhose kann müde machen, aber manchmal sind es eher solche behandelbaren Komplikationen, die müde machen. Also Wachsamkeit, denn es kann geholfen werden.

Ein vergrößerter Bauchumfang   Der Blutstau, zusammen mit Eiweißmangel (S. 77) führt auch dazu, dass Flüssigkeit durch die Wände der gestauten Gefäße gedrückt wird. Sie sammelt sich im Bauchraum, der Bauch schwillt an, obwohl man – aus den oben beschriebenen Gründen – so gut wie gar nichts isst. Dieses Bauchwasser (Aszites) ist für viele Patienten mit Leberzirrhose im Alltag das größte und unangenehmste Problem.

Da auch Salz durch die Gefäßwände gedrückt wird, müssen die betroffenen Patienten ihren Flüssigkeits- und Salzkonsum einschränken, um das Bauchwasser im Griff zu behalten. Denn Salz ist hygroskopisch, das heißt, es zieht weiteres Wasser aus den Gefäßen an.

Diuretika (umgangssprachlich »Wassertabletten«, aber eigentlich »Salz-Ausscheide-Tabletten«) können zwar auch helfen und müssen bei vielen Patienten zusätzlich mit eingesetzt werden, aber es besteht durch sie die Gefahr, dass die Nieren Schaden nehmen. Sie sind also nur als Ergänzung zum sparsamen Umgang mit Wasser und Salz anzusehen.

Wenn der Pfortaderhochdruck zu problematisch wird und dadurch zum Beispiel die Krampfadern zu ausgeprägt sind, stark oder wiederholt bluten oder das Bauchwasser nicht mehr in den Griff zu bekommen ist, gibt es eine elegante Methode, den Pfortaderdruck zu senken, nämlich den TIPS, den »transjugulären intrahepatischen portosystemischen Shunt«. Dabei durchsticht ein Röhrchen die Leber und fungiert wie der Gotthard-Tunnel: Statt über die engen Passstraßen fließt der Verkehr nun direkt mitten durch die Berge hindurch – also einerseits direkt durch die Leber, aber eben ohne die engen Straßen der Leber benutzen zu müssen, und so den Stau in der Leber umgehend. Das TIPS-Röhrchen verbindet also direkt die Pfortader, die das Blut normalerweise aus dem Darm zur Leber führt, mit den Lebervenen, die das Blut aus der Leber Richtung Herz ableiten, und behebt damit den (Blut-)Stau.

Wenn die Eiweißsynthese gestört ist

Da die Leber durch die Zirrhose nur eingeschränkt arbeiten kann, können auch viele anderen Körperfunktionen leiden.

Die Leber stellt fast alle Eiweißstoffe im Blut her. Wenn die Fabrik nicht mehr richtig arbeitet, mangelt es an Eiweißproduktion. Eiweiße sind zum Beispiel wichtige Gerinnungsfaktoren – wenn diese fehlen, kann die Blutgerinnung gestört sein, Patienten bluten leichter.

Des Weiteren bestehen unsere Muskeln fast nur aus Eiweiß – weniger Muskeleiweiß kann zu einem zunehmenden Muskelabbau führen.

Was wir dagegen tun können

Als Zirrhosepatient sollten Sie, gerade wegen der gestörten Eiweiß-synthese, Ihre Muskeln, trotz Müdigkeit, unbedingt regelmäßig trainieren. Bewegen Sie sich möglichst viel, wählen Sie eine Sportart, die Ihnen Spaß macht. Ausdauer und Muskelaufbau müssen trainiert werden. Spazierengehen, Laufen, Fahrradfahren und Schwimmen sind ideale Sportarten auch für den Zirrhosepatienten. Und ein paar Muskelübungen dazu – Sit-ups, Liegestütze oder auch Training mit kleinen Hanteln – können das perfekt noch ergänzen.

Außerdem ist es wichtig, genügend Eiweiß zu essen, um die nötigen Bausteine in der Fabrik verfügbar zu haben. Vorsicht: Manche veralteten Ratgeber empfehlen noch eine eiweißarme Kost bei Zirrhose – das ist falsch. Ernähren Sie sich eiweißreich. Am besten sind Milch und Milchprodukte, aber auch Fisch, mageres Fleisch, Hülsenfrüchte und Nüsse sind exzellente Eiweißquellen. Nur sehr große Mengen von Eiweiß sollten nicht auf einmal gegessen werden.

Da die Leber des Zirrhosepatienten ohnehin keine großen Mahlzeiten auf einmal gut verarbeiten kann, ist es sehr viel besser, das Essen auf fünf bis sechs kleinere Mahlzeiten über den gesamten Tag zu verteilen.

Auch weil das Hungergefühl bei einer Zirrhoseerkrankung eingeschränkt ist, sollte ein Patient möglichst mehrere kleine Mahlzeiten am Tag zu sich nehmen, und vor allem auch eine am späten Abend (anders als der Fettleberpatient!). Warum? Weil die »Leberfabrik« nur noch sehr langsam arbeitet, darf es ihr auch nachts nicht an Baumaterial fehlen; es muss also immer etwas nachgeliefert werden.

Die Entgiftung funktioniert nicht mehr richtig

Die Leber ist ja unsere Entgiftungszentrale – wenn sie nicht mehr richtig funktioniert, können verschiedene Gifte, die unser Körper aufnimmt, nicht mehr effektiv abgebaut und ausgeschieden werden. Über das Blut gelangen diese Gifte so ins Gehirn. Die gravierendste Folge: Das Gehirn kann nicht mehr so konzentriert arbeiten, man fühlt sich wie benebelt, so ähnlich, als hätte man etwas Alkohol getrunken. Wenn diese in Gehirn gelangten Gifte ein gewisses Maß überschreiten, kann man wie im Alkoholrausch irgendwann das Bewusstsein verlieren und ins Koma fallen.

Wichtig hierbei ist zu wissen: Das Gehirn ist eigentlich völlig gesund, es kann nur deswegen nicht richtig arbeiten, weil das Blut Giftstoffe enthält. Sobald die Leber wieder richtig funktioniert, arbeitet auch das Gehirn wieder normal – genau wie beim Alkoholrausch. Medizinisch nennt man dies »Enzephalopathie« (wörtlich: das Gehirn leidet), und weil die Leber daran schuld ist, »hepatische Enzephalopathie«. Die kann das Leben des Patienten und seiner Angehörigen richtig schwer machen und, falls es bis zum Koma kommt, bei allen Beteiligten zu Recht Ängste auslösen.

Welche Maßnahmen helfen

Um zu verhindern, dass zu viele toxische Stoffe ins Gehirn gelangen, muss der Strom der möglichen Gifte aus Darmbakterien unbedingt reduziert werden. Dabei hilft vor allem ein bestimmtes Abführmittel: Lactulose.

Lactulose ist ein aus umgewandeltem Milchzucker (Laktose) synthetisch hergestellter spezieller Zucker (Disaccharid). Er hält den Stuhlgang weich und sorgt idealerweise für zwei bis drei Stuhlgänge pro Tag, bei denen Giftstoffe ausgeschieden werden. Die Patientin oder der Patient muss selber darauf achten, dass sie oder er genau so viel nimmt, dass diese zwei bis drei weichen Stuhlgänge am Tag erreicht werden. Das geht nicht wie bei anderen Medikamenten einfach mit einer genau festgelegten Menge – soundso viel Gramm am Tag haben so viel Wirkung –, denn jeder Darm ist anders und die Ernährungsgewohnheiten der Patienten auch. Dies sollte individuell mit dem behandelnden Arzt abgesprochen werden, denn nur zusammen sind Arzt und Patient stark – auch hier.

Lactulose hat noch einen anderen Effekt im Darm (weshalb auch andere Abführmittel für die Entgiftung bei Zirrhose nicht so gut wirken wie Lactulose): Sie wird im Darm von Bakterien zu Milchsäure umgebaut und senkt dadurch den ph-Wert, das heißt, der Darminhalt wird saurer. Dadurch wird Ammoniak, der Hauptgiftstoff aus dem Darm bei Leberzirrhose, gebunden und gelangt in geringerer Konzentration in das Blut.

Wenn die Einnahme von Lactulose noch nicht den gewünschten Erfolg bringt, gibt es eine zusätzliche Möglichkeit, nämlich die Gabe von Antibiotika. Antibiotika, fragen Sie jetzt vielleicht, die soll man doch eigentlich so wenig wie möglich nehmen, oder? Auch dafür gibt es einen Trick: Es gibt Antibiotika, die gar nicht in den Körper aufgenommen werden können, sondern ausschließlich im Darm verbleiben und nur im Darminhalt ihre Wirkung entfalten. Eines davon, Rifaximin, das ursprünglich für Reisediarrhoe entwickelt und hierfür auch zugelassen wurde, hat sich als wirkungsvoll bei Patienten mit Leberzirrhose erwiesen. Das Wirkprinzip ist wieder relativ einfach: Das Antibiotikum reduziert die Keimzahl im Darm, weniger Keime produzieren weniger Ammoniak und andere Giftstoffe, dadurch wird die Leberentgiftung entlastet. Manche Patienten brauchen beide Präparate, um im Gleichgewicht zu sein – Lactulose und das nur im Darm wirkende Antibiotikum.

Wie das Wahrnehmungsvermögen getestet wird

Um herauszufinden, inwieweit Gifte das Wahrnehmungsvermögen des Patienten beeinflussen, werden in Krankenhäusern simple Tests durchgeführt: Die Betroffenen sollen zum Beispiel auf einem vorgedruckten Blatt Papier durcheinandergewürfelte Zahlen von 1 bis 25 in der richtigen Reihenfolge mit einer Linie verbinden. Dabei wird die Zeit gestoppt. Logisch: Je länger es dauert, desto eingeschränkter ist die Gehirnfunktion.

Es gibt auch andere Tests, die man ohne Zettel und Stift machen kann. Beliebt ist der 100-minus-7-Test: Rechnen Sie 100 minus 7 und ziehen Sie vom jeweiligen Ergebnis wieder 7 ab, bis Sie bei null ankommen (Achtung: Wenn Sie genau bei null ankommen, haben Sie sich verrechnet!). Der Untersucher misst, wie lange der Patient für die Rechnung braucht und wie häufig dabei ein Fehler entstanden ist – er sollte möglichst besser kopfrechnen können als der Patient. Und natürlich erwartet der Untersucher beim Mathelehrer oder bei der Bankkauffrau ein schnelleres Ergebnis als bei anderen. Für den Alltag ist dies ein sehr einfacher tauglicher Test. (Und wenn der Patient die Zahlen irgendwann auswendig kann, kann man immer wieder variieren, zum Beispiel 104 minus 13 etc.)

Die Folgen für die Galle und den Hormonstoffwechsel

Galleausscheidung. Zu wenig Gallenfluss kann dazu führen, dass fette Mahlzeiten nicht mehr gut genug verdaut und schlechter vertragen werden. Vor allem aber: Wenn nicht mehr genug Galle produziert werden kann, wird der gelbe Farbstoff aus dem Blut nicht mehr gut genug ausgeschieden und dringt dann zuerst in die Augäpfel und schließlich in die Haut. Beide färben sich infolgedessen gelb: Es entsteht die berühmte Gelbsucht.

Hormonstoffwechsel (siehe Kapitel »Sex and the liver«, S. 116). Männer werden fraulicher (Feminisierung): Verlust der Behaarung an Brust und Bauch (»Bauchglatze«), weiches Haupthaar, Entwicklung von Brustgewebe beim Mann, kleinere Hoden. Bei Frauen führt die unzureichende Hormonsteuerung zum Verlust der Regelblutung.

Eine Zirrhose kann auch Menschen treffen, die gesund leben

Um es ganz deutlich zu sagen: Eine Leberzirrhose ist – anders, als oft angenommen, längst nicht nur die Folge einer ungesunden, »ausschweifenden« Lebensführung. Also quasi die verdiente Quittung für Menschen, die es nicht nur an Karneval krachen lassen. Auch Menschen, die alkoholfrei und gesund leben, kann eine Zirrhose treffen, weil sie zum Beispiel an einer genetisch bedingten Krankheit leiden oder weil sie durch eine Bluttransfusion eine Virushepatitis bekommen haben, oder, oder, oder. Unser Buch erzählt viele verschiedene Beispiele – und dabei haben wir nur einen Teil der vielen Erkrankungen abgehandelt, welche die Leber schädigen können. Die Annahme, dass Zirrhosepatienten selbst schuld sind an ihrer Erkrankung, ist völlig falsch. Und »selbst schuld« in der Medizin ist ohnehin ein falscher, herzloser Ansatz. Alle verdienen Hilfe. Auch die seelisch Kranken, auch die an einer Sucht Erkrankten.

Wichtig für die Zirrhose, wie auch für die anderen Leberprobleme: Wird sie frühzeitig entdeckt und bekämpft, ist auch mit einer Leberzirrhose ein normales Leben möglich und längst nicht – wie zu oft kolportiert – Ende Gelände.

Die Fortschritte im Kampf gegen Leberkrebs sind rasant

Darum ist die Diagnose kein Grund aufzugeben.

Das »Bekehrungszelt« eines Predigers im US-Bundesstaat Indiana. Menschen treten vor und berichten der Gemeinde von ihrem Schicksal. Als Nächstes ist eine Service-Mitarbeiterin der Indiana University an der Reihe. Unter Tränen bekennt sie: »Ich habe Krebs.« Der Prediger erhebt die Bibel, stellt sich neben sie, schwenkt die Heilige Schrift über ihrem Kopf und ruft mit dröhnender Stimme: »Bekenne deine Sünden. Kehre dich ab von Alkohol und Ehebruch. So wird dir diese Strafe erlassen!«

Vielleicht kennen auch Sie Menschen, die Krankheit als Strafe sehen. In der Tat gibt es ein psychologisches Phänomen, das Ärzte im Patientengespräch erleben: Manche Patienten begreifen ihre Krankheit tatsächlich als Bestrafung (wofür auch immer), fühlen sich schuldig und ertragen die notwendige Therapie als Sühne. Aus diesem Phänomen heraus entstehen Mythen, denn Menschen haben seit Urzeiten versucht, sich und anderen Unerklärliches durch Mythisches zu erklären. Besuchen Sie mal die Website des Deutschen Krebsforschungszentrums (DKFZ). Dort finden Sie einen Artikel über »Krebsmythen«:

»Selbst ernannte Experten warnen vor vermeintlichen Krebsrisiken oder erklären Krebs zur ›Strafe‹. Verschwörungstheorien behaupten, ein Heilmittel gegen Krebs sei längst bekannt. Es werde aber systematisch geheim gehalten.«[3]

Zu den dort aufgezählten Mythen gehört zum Beispiel, dass zu enge Büstenhalter Brustkrebs verursachen: »Krebs wird als Strafe für ›Eitelkeit‹, für ›Völlerei‹, für offen ausgelebte Sexualität oder anderweitig ›sündhaftes Verhalten‹ verstanden. Typische Beispiele sind etwa War-

---

3 Siehe unter https://www.krebsinformationsdienst.de/vorbeugung/risiken/mythen.php (Stand: 09.10.2020)

nungen vor Büstenhaltern, vor Abtreibungen oder vor der Sterilisation bei Männern als Krebsrisiko.«

Besonders Krebs ist unter den Krankheiten ein tabuisiertes Thema. Und deshalb wagen wir an dieser Stelle mal ein Manifest:

- Niemand ist schuld an seiner Krankheit. Vor allem nicht an Krebs.
- Krankheiten sind keine Bestrafung, sondern ein Hinweis der Schöpfung darauf, dass etwas in unserem Körper nicht so funktioniert, wie sie es geplant hat. In den allermeisten Fällen haben wir die Chance, eine Krankheit durch verändertes Verhalten und entschiedene ärztliche Hilfe zu lindern oder sogar zu kurieren.
- Hoffnung und Wissen sind die beste Medizin. Darum nehmen wir uns jetzt ein Thema vor, das in der Disney-World keine Chance hätte … Leberkrebs.

Gibt es bestimmte Ursachen für Leberkrebs?

Leberkrebs ist weltweit eine der häufigsten Krebsformen, genauer: der sechsthäufigste Krebstyp. Und da er schlechter zu behandeln ist als die meisten anderen Krebsformen, sterben auch mehr Patienten daran: Leberkrebs ist (gleichauf mit Magenkrebs) die dritthäufigste Krebs-Todesursache. Schlimmer noch: Während die meisten Krebsformen eher seltener werden oder im Vergleich zu früher erst in späteren Lebensabschnitten auftreten, steigt die Leberkrebsrate in den meisten Ländern an – insbesondere auch bei uns. Was sind die Ursachen?

Krebs ist fast immer eine Folge von mehreren Faktoren: ererbten Risiken, durch das Leben erworbenen Risiken und einfach Pech.

Auch jemand, der ansonsten völlig gesund ist, auch Kinder und junge Erwachsene können, wenn auch sehr, sehr selten, an Leberkrebs erkranken, ohne dass die Leber vorher krank war und ohne dass Alkohol, zu fettes Essen oder andere Faktoren der Leber zugesetzt haben. Hier mischen sich Veranlagung mit Zufällen – denn jedes Mal, wenn sich eine Zelle teilt, kann es zu Konstruktionsfehlern kommen, und diese entstehen fast rein zufällig.

Wenn dann mal eine Zelle stärker wächst als andere Zellen, kann aus einer Ansammlung solcher mutierter Zellen irgendwann ein Tumor werden – allerdings nur, wenn es bei weiteren Zellteilungen noch weitere, neue Fehler gibt. Erst mehrere solche Fehler zusammen verursachen die Entstehung einer Krebszelle.

Daraus geht aber auch hervor: Je häufiger sich eine Zelle teilt, desto höher ist das Risiko, dass ein Fehler entsteht – rein statistisch. Die unglaubliche Fähigkeit der Leber nachzuwachsen birgt somit auch Risiken. Eine gesunde, gut gepflegte Leber muss kaum nachwachsen, sodass das Risiko, an Leberkrebs zu erkranken, für einen gesunden Menschen sehr gering ist. Wenn aber häufig Leberzellen zerstört werden, warum auch immer, dann müssen auch mehr nachwachsen und dann erhöht sich das Risiko entsprechend.

Damit lässt sich etwas vereinfachend sagen: Je kränker die Leber, desto höher das Risiko der Entwicklung von Leberkrebs. Deswegen haben vor allem Patienten mit Leberzirrhose ein erhöhtes Risiko – so hoch, dass man empfiehlt, diese Patienten alle sechs Monate mit Ultraschall sorgfältig zu untersuchen, um Frühformen des Krebses rechtzeitig zu erkennen, sodass man sie noch heilen kann.

Zusätzliche Risikofaktoren

Es gibt aber weitere Faktoren, die eine Rolle neben dem Zufall (oder Pech) spielen:

- Dies können Stoffe sein, die die Entwicklung von Leberkrebs begünstigen. Das sind vor allem bestimmte Gifte – die insbesondere in Afrika von großer Bedeutung sind, wo bestimmte Schimmelpilze Essen befallen und dort das Gift »Aflatoxin« produzieren, welches das Leberkrebsrisiko deutlich erhöht.
- Aber auch Viren können das Leberkrebsrisiko deutlich erhöhen – auf mehrerlei Weise. Einmal durch die einfache Zerstörung von Zellen, das notwendige Nachwachsen der Zellen und auch durch die von den Viren verursachte Entzündung, die Irrtümer bei der Zellteilung begünstigt. Ein weiteres Risiko ist das am weitesten verbreitete

Virus, das Hepatitis-B-Virus. Es besitzt die Fähigkeit, seine eigene DNA in die DNA der Zellen des menschlichen Organismus einzubauen. Wenn sie dies an einer Stelle tut, wo eigentlich das Zellwachstum in der DNA kontrolliert wird, kann dadurch eine Krebsentwicklung stark begünstigt werden.

- Aber auch zu viel Eisen kann eine Tumorentwicklung begünstigen, weil Eisen das Zellwachstum fördert – von gesunden Zellen, aber eben auch von entarteten Krebszellen. Deswegen haben Patienten mit der Eisenspeicherkrankheit (Hämochromatose) ein erhöhtes Krebsrisiko, wenn sie nicht rechtzeitig durch Aderlasstherapie behandelt werden (wir erklären dieses Krankheitsbild im Kapitel »Kupfer, Eisen und das Wikinger-Gen« (S. 186) genauer).
- Außerdem können Hormone Krebsentwicklung und -wachstum begünstigen. Insbesondere die Sexualhormone spielen hier eine Rolle, allen voran Testosteron.

Während man bis vor einigen Jahren in der Behandlung von Lebertumoren noch ziemlich hilflos war und Leberkrebs deswegen zu den Krebsformen mit einer der schlechtesten Überlebensaussichten gehörte, hat sich in den letzten Jahren ein enormer Fortschritt in der Therapie gezeigt. Inzwischen ist Leberkrebs auf vielfältige Weise behandelbar. Der Fortschritt ist inzwischen so rasant, dass sich vom Schreiben dieses Kapitels bis zum Erscheinen des Buches schon wieder Neues getan hat: Wir können gar nicht ganz up to date sein! Das bedeutet also Hoffnung, richtige Hoffnung!

Dennoch: Welche Behandlungsformen gibt es?

Der Weg wird kein leichter sein

- Frühe Formen des Krebses kann ein Chirurg operativ entfernen, jedenfalls wenn die Leber noch in einem so guten Zustand ist, dass man einen Teil von ihr herausoperieren kann, und nicht so vernarbt, dass sie nicht mehr nachwachsen kann. Das ist immer die beste Lösung. Dazu braucht es aber häufig einen hochspezialisierten Leberchirurgen, das ist nichts für ein kleines allgemeines Krankenhaus.

- Wenn Operieren nicht möglich ist, kann man kleine Tumoren manchmal auch einfach veröden. Dazu werden Mikrowellensonden unter Röntgen- oder Ultraschallkontrolle genau in den Tumor platziert, dann wird das erkrankte Gewebe in einer Umgebung von 2 bis 3 Zentimetern gezielt verbrannt.

- Die radikalste Form der Behandlung ist die Lebertransplantation: Dies hat den großen Vorteil, dass nicht nur der Tumor, sondern auch das restliche erkrankte Lebergewebe entfernt wird und damit das Risiko, dass sich nach dem Wegschneiden vielleicht wieder ein neuer Tumor entwickelt, verschwindet. Die Nachteile liegen aber auf der Hand: Neben dem Risiko der großen Operation ist es vor allem der Mangel an Spenderorganen, sodass diese Therapie nur für wenige Patienten, die davon am meisten profitieren, zur Verfügung steht.

- Die Lebensader entziehen: Wenn man ihn nicht beseitigen kann, ist es trotzdem häufig möglich, den Tumor zu veröden, indem man die Blutversorgung des Tumors gezielt zerstört. Und am besten zusätzlich noch über das Blutgefäß, welches den Tumor mit Blut versorgt, etwas Gift in den Tumor hineinspritzt. Jetzt wird's ein wenig gruselig – aber nur für Laien, denn für Spezialisten ist es erprobtes und wirkungsvolles chirurgisches Handwerk. Dieses Verfahren nennt sich »transarterielle Chemoembolisation« (TACE). Kann man sich merken, muss man aber nicht. Durch die Schlagader wird ein Gefäßkatheter (also eine Mini-Kunststoff-Röhre) unter Röntgenkontrolle bis zur Leber geschickt und, vom Spezialisten gesteuert, gezielt in jene Gefäße gepikst, die den Tumor mit Blut versorgen. In diese Gefäße spritzt er dann die Zytostatika, also die Medikamente, die als Zellgifte Tumorzellen gezielt zerstören. Damit ist der Übeltäter abgeschaltet. Dieses Verfahren kann manchmal den Tumor komplett zerstören, fast immer jedoch zumindest verkleinern und das weitere Wachstum verzögern.

- Medikamente: Während man früher auch Chemotherapie für Leberkrebs versucht hat, zum Teil mit frustrierenden Ergebnissen, gibt es inzwischen eine Reihe von Medikamenten, die über clevere Tricks die Wachstumssignale der Krebszellen stören und damit diesen in fortgeschrittenen Stadien zuvor kaum behandelbaren Tumor behandelbar gemacht haben. Hier gibt es inzwischen mehrere kombinierbare Medikamente. Und immer neue kommen hinzu, sodass man auch Alternativen hat, falls die eine Form nicht oder nicht mehr gut genug funktioniert. Dies ist vor allem das Therapiegebiet, auf dem sich sehr viel tut.

- Auch die sogenannte Immuntherapie, also Medikamente, welche die Immunabwehr gegen Krebs gezielt fördern, scheint bei Leberkrebs unter bestimmten Umständen gute Wirkungen zu haben. Nicht bei allen, aber bei einigen Patienten wurden und werden hier teils große Erfolge erzielt. Die Kombination der beiden zuletzt genannten Therapieformen zeigt nach den aktuellsten Studien die beste Wirksamkeit und ist heute für viele Patienten die Therapie der ersten Wahl.

- Auch in anderen Gebieten tut sich einiges. So gibt es Studien, die nachweisen, dass man Leberkrebs gezielt bestrahlen kann. Eventuell ist auch die Kombination von Strahlentherapie und Medikamenten sehr wirksam.

Das ABC der Hepatitis

Viren sind klein, fies und gefährlich. Impfungen können Leberentzündungen durch Viren verhindern. Aber nicht alle. Und eine davon kann durch Mettbrötchen verursacht werden.

Platz da für den »reitenden Urzwerg«! Nun ja – also Platz braucht er eigentlich nicht, denn das Bakterium ist nur 400 Millionstel Millimeter groß und damit das kleinste Lebewesen der Welt. Der reitende Urzwerg (so haben ihn seine Entdecker wirklich getauft) liebt kochendes Wasser und Schwefel. Er reitet stets auf dem etwas größeren Bakterium »Ignicoccus«, was übersetzt »Feuerkugel« bedeutet. In der Leber wird man den Urzwerg also nie finden. Im Gegensatz zu – Viren.

Denen hätte der Urzeit-Winzling um ein Haar ihren Rang als kleinste Lebewesen abgelaufen, denn sie bringen es höchstens auf 350 Millionstel Millimeter Größe.

Wobei man Viren eigentlich nicht als Lebewesen bezeichnen kann – denn sie sind alleine nicht lebensfähig. Viren können sich nur dann erhalten und vermehren, wenn sie sich in eine Zelle hineinsetzen, also die Zelle infizieren und dann dieses aus Sicht der Zelle unfreiwillige Zusammenleben, Symbiose genannt (griechisch »sym«: zusammen und »bios«: Leben), ausnutzen. Denn die Zellmaschinerie hilft ungewollt bei der Vermehrung der Viren mit. Manche von ihnen sind harmlos – aber manche auch klein, fies und gefährlich.

Im Lauf der phantasievollen Evolution hat sich eine unendliche Zahl von Viren entwickelt, die alle unterschiedlichste Tricks anwenden, um sich in bestimmten Zellen bestimmter Lebewesen anzusiedeln. Die Vielfalt der Viren und ihrer Biologie zu beschreiben, bräuchte ein eigenes Buch, so ideenreich ist die Natur. Als Beispiele seien die beängstigenden Infektionen mit Ebola-, Lassa- und die 2020 so heftig wütenden Coronaviren erwähnt.

Oder die harmlosen alltäglichen Erkältungsviren, die sich rasend in der Grippesaison ausbreitenden Influenzaviren, die Hautwarzen verursachenden Papillomaviren, aber auch so harmlose Vertreter wie die trickreichen Windpockenviren, die in den Nervenzellen des menschlichen Körpers überdauern und im Alter oder bei Abwehrschwäche als Gürtelrose wieder ausbrechen können.

Wir schauen uns Viren hier nur aus der Sicht der Leber an. Auch Leberzellen können von Viren befallen werden und dies vielleicht sogar leichter als andere Körperzellen, da die Leber, wie wir gelernt haben, eher immunologisch tolerant ist und deswegen nicht bei jedem Virus gleich ein großes Geschrei anfängt. Das können sich Viren zunutze machen.

Viren, die ausschließlich Leberzellen befallen, aber keine – oder so gut wie keine – anderen Zellen, haben einen gewissen Überlebensvorteil, weil sie sich in der gutmütigen, beschützenden Leber eher der körperlichen Immunabwehr entziehen können.

In der Medizin nennt man einen infizierten Organismus den »Wirt«, weil er wie ein guter Hotelier dem Virus (Gleiches gilt aber auch für Bakterien, Pilze und andere Infektionserreger) ein Quartier bietet. Nicht nur ein Schlaflager, sondern auch Verpflegung und Hilfe im Alltag.

Diesen Wirt wollen Viren – sofern man einem so kleinen Organismus so etwas wie Willen unterstellen kann; doch zumindest aus evolutionärer Sicht kann man das behaupten – eigentlich gar nicht krank machen oder gar töten, denn er bietet ja kostenlos alles, was sie brauchen.

Aber je nachdem, wie sich der Gast benimmt, kann der Wirt auch streng werden, sich zur Wehr setzen, wenn er sich ausgenutzt fühlt, und den Gast rausschmeißen. Der Gast, also das Virus, will aber nicht bekämpft und rausgeschmissen werden, sondern möchte eigentlich möglichst lange und ungestört wohnen, um sich so gut wie möglich zu vermehren und seine Kinder wiederum auch gut untergebracht zu wissen.

Viren, die sich auf die Leber spezialisiert haben

Wenn der Wirt erkrankt und gar verstirbt, ist das Hotel geschlossen und die obdachlosen Viren sterben meist mit. Auch ein schwer erkrankter Wirt, der sich ins Bett legt, ist für die Viren nicht hilfreich, denn damit sie sich verbreiten können, muss sich der Wirt, also der infizierte Mensch, möglichst viel bewegen und mit anderen in Kontakt kommen, die dann auch infiziert werden können.

Erkrankungssymptome können ihnen dabei helfen: Wenn ein Erkältungsvirus starken Husten und Schnupfen verursacht, können sich die Viren auf diesem Weg, zum Bespiel beim Niesen, wunderbar verbreiten und bald den nächsten Menschen infizieren. Allerdings zahlen die Viren dafür den Preis, dass das Immunsystem des Patienten sie auch schnell wieder rausschmeißt und das Virus, um zu überleben, unbedingt schnell wieder neue Wirte zum Weiterleben finden muss.

In der Evolution haben sich auch Viren herausgebildet, die sich ganz auf die Leber spezialisiert haben – die sogenannten Hepatitisviren. Hepatitis heißt nichts anderes als Leberentzündung (griechisch »hepar«: Leber, »itis«: Entzündung). Hepatitisviren sind also Viren, die Leberzellen infizieren und hierdurch eine Leberentzündung, eine Hepatitis, hervorrufen. Es gibt auch Formen der Hepatitis, die nicht von Viren verursacht werden. Wir haben sie in den vorangegangenen Kapiteln bereits erwähnt, zum Beispiel ausgelöst durch zu viel Essen und Alkohol.

Nicht jede Hepatitis ist eine Virusinfektion – anders als umgangssprachlich meist verstanden.

Während es viele Viren gar nicht auf die Leber abgesehen haben, visieren Hepatitisviren gezielt nur Leberzellen an. Vor allem aus historischen Gründen wurden diese Viren einfach nach dem Alphabet benannt, mehr oder weniger nach der Reihenfolge ihrer Entdeckung.

Viren sind übrigens nicht unbedingt zähe Burschen. Sie lieben kühle Temperaturen und hohe Luftfeuchtigkeit. In einer beheizten Wohnung rafft es Grippeviren darum oft bereits nach zwei Tagen dahin. Noroviren, die für höchst unangenehme Magen-Darm-Erkrankungen verantwortlich sind, halten circa eine Woche durch.

Das vermaledeite Coronavirus (… hoffentlich besiegt, wenn Sie unser Buch lesen) hält sich auf Oberflächen bis zu neun Tagen, fanden Forscher in Greifswald und Bochum heraus.

Apropos Forschung: Um in den Labors immer genügend Proben von Viren zu haben, um zu testen, wie man ihnen zu Leibe rücken kann, setzen die Forscher sehr coole Kühlschränke ein. Bei bis zu minus 80 Grad Celsius (Gefrierschränke im Haushalt schaffen höchstens minus 18 Grad) fühlen sich die kleinen fiesen Dinger pudelwohl. Bis eine Hand im Kälteschutzhandschuh ihr Gefrierfach öffnet …

Wir haben uns entschlossen, die verschiedenen Formen der Hepatitis nicht streng nach dem Alphabet von A bis F zu erklären, sondern sie nach ihrer Häufigkeit und Bedeutung in der Lebermedizin aufzureihen. Darum finden Sie »A« erst am Schluss dieses Kapitels.

Hier also das ABC der Hepatitis.

Die wohl häufigste Infektionskrankheit: Hepatitis B

Die Attacke des tückischen neuartigen Coronavirus löste größtes Entsetzen aus. Weltweit erkrankten Millionen von Menschen an Covid-19. Es brach ein Medien-Hype aus, Experten und Politiker überschlugen sich – das Leben stand still.

Was würde passieren, wenn sich 250 Millionen Menschen mit einem Virus infizieren würden? Wenn zwei Milliarden Menschen weltweit die Krankheit überstanden hätten?

Antwort: Gar nichts. Oder haben Sie je Horrorschlagzeilen über Hepatitis B gelesen? Denn darum geht es in diesem Kapitel: Hepatitis B. Und das sind die Infektionszahlen; jährlich sterben mehr als 600 000

Menschen an dieser Krankheit. Warum kein weltweiter Aufschrei? Weil die meisten Patienten mit Hepatitis B nichts oder fast nichts von ihrer Erkrankung merken (mal wieder: das Schweigen der Leber) und die Erkrankung meist schleichend verläuft. Aber mehr dazu später.

Die Hepatitis B ist wahrscheinlich die häufigste Infektionskrankheit weltweit. In Zeiten von Corona gab es ein striktes Kontaktverbot, scharf kontrolliert. Stellen Sie sich mal vor, das Bundeskabinett und die Länderchefs verhängen ein absolutes Sexverbot. Selbst mit Atemmaske darf im Bett nichts laufen. Und damit die Maßnahme wirkt, müssen Paare getrennt leben.

Hätte die Hepatitis B angesichts der oben genannten Zahlen Corona-Status, wären diese drastischen Schritte notwendig, denn Hepatitis B wird, und vor allem wurde, sehr häufig durch Sexualkontakte übertragen. Und weil Sex verboten wäre, kämen auch keine Babys mehr zur Welt. Klingt unschön – wäre aber eine wirksame Gegenmaßnahme gegen Hepatitis B: Denn ebenfalls sehr häufig wird die Hepatitis B von der Mutter auf das Neugeborene übertragen, meist direkt nach der Geburt, sehr selten auch schon während der Schwangerschaft. Und diese infizierten Kinder tragen dann das Virus weiter in die Welt. Dazu gleich mehr.

Doch zum Glück ist ein solches Unglücksszenario nicht Realität. Denn es gibt zwei wesentliche Unterschiede zwischen Corona und Hepatitis B: Eine Hepatitis B ist nur sehr selten akut tödlich, allerdings auf längere Sicht aber viel häufiger tödlich als Coronaviren; und, noch wichtiger, durch die Entwicklung sehr effektiver und sehr sicherer Impfstoffe kann eine Hepatitis B zuverlässig verhindert werden. Die sexuelle Übertragung zu praktisch 100 Prozent.

Jedoch ist die Krankheit trotz exzellenter Impfprogramme damit leider nicht besiegt. Denn die Mutter-Kind-Übertragung kann trotz Impfung nur zu ca. 90 Prozent verhindert werden. Mit der zusätzlichen Gabe von Aktiv- und Passiv-Impfstoff (Antikörpern) sogar in gut 95 Prozent der Fälle. Aber eben nicht endgültig. Und leider wird nicht überall konsequent jeder und jede geimpft. Auch bei 5 Prozent Übertragung von Mutter auf Kind sind angesichts der Häufigkeit der Infektion weltweit auch so schon sehr viel mehr Neugeborene wieder infiziert, als man sich das wünschen würde.

Hepatitis bei Kindern

Warum spielen Kinder bei der Hepatitis B eine so wichtige Rolle? Weil sich das Hepatitis-B-Virus vorzugsweise bei Babys in der Leber gemütlich und dauerhaft einnistet, ohne dass das Baby, oder die Eltern, irgendetwas merken. Für das Virus eine prächtige Situation. Denn die Leber ist ein sehr tolerantes Organ und versteckt das Virus vor dem Immunsystem. Bei Neugeborenen ist diese Bereitschaft zur Toleranz besonders groß, denn die Mutter des Lebens beschützt ihre Kinder. Das Virus macht diese Kinder zunächst gar nicht wirklich krank, sie fühlen sich prächtig und entwickeln sich ganz normal.

Also kann sich das Virus ungestört und meist unbemerkt vermehren – bis aus dem Kind ein Erwachsener wird. Erwachsene (oder Jugendliche) haben Sex. Das Virus sagt sich: Super, ein neuer Wirt – oder eine neue Wirtin! Und zieht ein. Irgendwann wird dann vielleicht ein Baby geboren – und trägt das Virus weiter … Ein Kreislauf, der – wie gesagt – durch konsequente Impfprogramme zwar nicht bei allen, aber doch den meisten komplett unterbrochen werden kann. Ein Segen des medizinischen Fortschritts!

Ein gutes Beispiel dafür ist Taiwan, wo es eine sehr hohe Hepatitis-B-Rate gab und dadurch schon bei Kindern häufig Leberkrebs auftrat. Vor 40 Jahren startete der Inselstaat eine umfassende und sehr konsequente Impfaktion. Woraufhin die Rate an Leberkrebs in Taiwan rasant fiel und inzwischen eine Seltenheit geworden ist. So ist die Impfung gegen Hepatitis B zugleich die erste Krebsimpfung der Medizin. Diese Geschichte zeigt aber auch, dass das Hepatitis-B-Virus, selbst wenn es bei den meisten Kindern friedlich in der Leber wohnt, doch auch Schlimmes dort anrichten kann – bis hin zur Entwicklung von Leberkrebs, und das schon im Kindes- oder Jugendalter!

Impfen kann wirklich Leben retten, auf vielfältige Weise.

Kinder werden in Ruhe gelassen – bei Jugendlichen gibt es Krawall

Vor allem ist die Hepatitis B in Asien und Afrika verbreitet: Fast 10 Prozent der chinesischen Bevölkerung tragen das Virus in sich. Das heißt, es gibt mehr Chinesen mit Hepatitis B, als es Deutsche gibt.

Während das Immunsystem der Kinder das Virus nahezu in Ruhe lässt, ist es bei infizierten Jugendlichen und Erwachsenen sozusagen auf Krawall gebürstet. Ihr Immunsystem ist nicht mehr tolerant, sondern will das Virus unbedingt loswerden.

Der Kampf zwischen dem Hepatitis-B-Virus und dem Immunsystem kann zu einer Entzündung in der Leber führen, die sehr selten akut und schwer ist, sondern meist chronisch und leicht. Die Beschwerden hängen sehr davon ab, wie heftig diese Auseinandersetzung erfolgt. Eine milde Leberentzündung bereitet kaum, meist sogar gar keine Beschwerden. Müdigkeit und leichte Abgeschlagenheit können die einzigen Symptome sein und die Infektion kann unerkannt weiterverlaufen. Aber über die Jahre besteht dann doch die Gefahr der Entwicklung einer Leberzirrhose. Außerdem wird die Leber empfindlicher für andere, zusätzliche Lebergifte. Nicht nur für Alkohol, sondern in Asien und vor allem auch Afrika vor allem für Nahrungsmittelgifte, insbesondere das Aflatoxin. Dabei handelt es sich um ein Pilzgift, das häufig Getreide oder Reis, die Hauptnahrungsmittel in diesen Regionen, befällt. Aflatoxin kann nicht nur die Leberentzündung verstärken, sondern erhöht vor allem das Risiko, dass die Entzündung zu einem Zellschaden führt, der aus einer infizierten Leberzelle eine Tumorzelle macht, und so kann dann Leberkrebs entstehen.

Der Streit zwischen Leber, Immunsystem und Virus kann bei Jugendlichen und jungen Erwachsenen, die in dieser Lebensphase ein besonders starkes Immunsystem haben und sich deswegen vehement gegen das neu infizierende Virus wehren, auch zu einer akuten Leberentzündung mit deutlichen Beschwerden führen: neben Müdigkeit und Abgeschlagenheit auch Fieber, und vor allem entsteht eine akute Gelbsucht, denn die entzündete Leber arbeitet nicht mehr richtig und kommt ihrer Aufgabe, den gelben Blutfarbstoff aus dem Körper in die Galle zu entsorgen, nicht mehr richtig nach. So erschreckend dies erscheint, eigentlich ist es ein gutes Zeichen: Das Immunsystem stößt das Virus wieder ab und die Leber erholt sich und ist dank ihrer Fähigkeit zu regenerieren nach wenigen Wochen wieder vollständig hergestellt.

Sehr selten ist der Streit zwischen Leber, Immunsystem und dem neu infizierenden Virus allerdings so heftig, dass es zum Leberversagen kommen kann; und auch wenn sich die Leber selbst davon fast immer wieder erholt, ist es in Einzelfällen notwendig, die Leber durch eine neue zu ersetzen, also eine Lebertransplantation durchzuführen.

Jetzt testen wir mal, ob Sie aufmerksam lesen: Was ist Ihnen bei der Lektüre des Taiwan-Beispiels aufgefallen? Gut, wir verraten es: Warum ist plötzlich von Leberkrebs die Rede?

Weil es beim Kampf zwischen Virus und Leber leider auch schlimmer kommen kann. Denn Hepatitis B ist der häufigste Grund für Leberkrebs. Und da Hepatitis B so häufig ist, kommt auch Leberkrebs so häufig vor. Jeder dritte Krebstod geht, wie bereits erwähnt, auf Leberkrebs zurück.

Zum Glück können wir aber nicht nur gegen Hepatitis B impfen, sondern wir können sie auch behandeln. Es gibt seit gut 20 Jahren sehr wirksame Medikamente, mit denen die Virusvermehrung sehr effektiv unterdrückt werden kann. So lassen sich die Schäden durch Hepatitis B minimieren, sowohl die Entzündung der Leber als auch das Krebsrisiko. Einziger Nachteil: Die Medikamente muss man meist dauerhaft, also lebenslänglich einnehmen, denn sie heilen nicht, sondern unterdrücken die Erkrankung nur. Die Forschung sucht intensiv nach Wegen, die Viren auch ganz aus dem Körper wieder herauszukriegen, aber das ist um ein Vielfaches schwieriger.

Das gilt insbesondere für den kleinen Bruder der Hepatitis B: das Hepatitis-D-Virus.

Das Hepatitis-D-Virus braucht seinen großen Bruder

Alleine vermag es gar nicht krank zu machen, vermag es noch nicht einmal zu infizieren: Hepatitis D braucht immer seinen großen Bruder bei sich, das Hepatitis-B-Virus. Nur mit Hilfe bestimmter Bestandteile des Hepatitis-B-Virus, des sogenannten Hüllproteins, kann das Hepatitis-D-Virus überleben – es ist also ein sogenanntes inkomplettes Virus, das erst mit Hilfe des Hepatitis-B-Virus komplett wird.

Hepatitis D kann man gleichzeitig mit Hepatitis B als Infektion erwerben, aber auch nachträglich als akute Infektion, wenn man schon das Hepatitis B, als chronisch Infizierter, in sich trägt. Wie bei der »reinen« Hepatitis B auch, kann eine (Zusatz-)Infektion mit Hepatitis D unscheinbar und unbemerkt verlaufen und als chronische Infektion erst nach vielen Jahren zu Problemen in der Leber führen. Sie kann auch, insbesondere wenn sie im jungen Erwachsenenalter erfolgt, zu einer Erkrankung führen, die alle Beschwerden einer akuten Leberentzündung hervorruft, aber dann meist auch komplett ausheilt.

Häufiger aber ist der chronische Verlauf bei einer Infektion mit diesen beiden Virus-Brüdern. Zum Glück ist Hepatitis D sehr viel seltener als Hepatitis B, und nur ein Bruchteil der Hepatitis-B-Patienten infiziert sich zusätzlich auch mit Hepatitis D: etwa 15 bis 20 Millionen der weltweit insgesamt 250 Millionen Hepatitis-B-Patienten. Insbesondere im südöstlichen Mittelmeerraum und in einzelnen Regionen Zentralasiens und Pakistans ist das Hepatitis-D-Virus verbreitet.

Während sich das Hepatitis-B-Virus durch Medikamente sehr gut unterdrücken lässt, gelingt dies bei Hepatitis D bis heute leider noch nicht. Selbst das Unterdrücken des Hepatitis-B-Virus, also des großen Bruders, bekämpft leider nicht den Schmarotzer Hepatitis D gleich mit. Neue Therapien sind zurzeit in der Entwicklung, aber noch sind diese Therapien sehr aufwendig und nur teilweise wirksam – doch auch hier gibt es Licht am Horizont: Ein in Deutschland entwickeltes neuartiges Medikament wurde erfolgreich getestet und deshalb im August 2020 für die Therapie der Hepatitis D zugelassen.

Und nun hoffen wir mal, dass kein Mitglied des Bundeskabinetts nach der Lektüre dieses Kapitels auf die Idee kommt, über ein bundesweites Sexverbot nachzudenken …

Die Jagd auf das Hepatitis-C-Virus

Die Gefahr war anfangs namenlos: »Non-A-Non-B-Hepatitis«. Ein Ausdruck der Ratlosigkeit, denn die Leberspezialisten wussten: Da gibt es etwas – aber wir wissen nicht, was.

Also gingen sie auf die Jagd: Wanted! Ein mysteriöses Virus, das sich, wie gelegentlich bei A und B, bei Bluttransfusionen einschlich und Patienten infizierte.

Das Unheimliche war: Die Viren der Hepatitis A und B konnten durch Tests einwandfrei in den Blutspenden nachgewiesen werden, sodass diese nicht für eine Transfusion freigegeben wurden. Das unbekannte, unsichtbare neue Virus jedoch ließ sich nicht aufspüren.

Die Erkrankung war gefürchtet, auch wenn die Verläufe meist nicht so dramatisch waren. Manche Patienten hatten leichte Beschwerden wie Müdigkeit und Abgeschlagenheit, aber ein Großteil von ihnen bemerkte eigentlich gar nichts von der Infektion und konnte diese deswegen dann auch weitergeben, zum Beispiel durch eine Blutspende. Unbemerkt und schweigend entwickelten viele aber nicht nur eine chronische Leberentzündung, sondern irgendwann auch eine Zirrhose als Folge, aus der wiederum gar nicht so selten dann auch Leberkrebs entstehen konnte.

Gefürchtet war diese Non-A-Non-B-Hepatitis auch, weil es keine Tests für die Erkrankung gab und man somit nicht ausschließen konnte, dass eine Blutspende vielleicht das gesuchte Virus X enthielt. Das bedeutete: Es konnte sich unentdeckt in einer Blutspende verbergen, bei einem Patienten in die Blutbahn und somit schließlich in die Leber gelangen und eine Leberentzündung auslösen.

Genau das passierte immer wieder. Die offenkundig durch das versteckte Virus verursachten Krankheiten verliefen zwar nicht dramatisch, aber kein Arzt will einen Patienten wissentlich infizieren. Also – was tun? Die alarmierten Mediziner wählten eine aus Sicht der Forscher wenig elegante Methode: Potenzielle Blutspender mit erhöhten Leberwerten durften einfach nicht spenden. Basta. Damit fielen natürlich auch viele Spender aus, die gar nichts Ansteckendes in sich trugen.

Die Jagd auf Virus X ging weiter. Ohne Erfolg. Das ließ dem Team um den Leberspezialisten Jay Hoofnagle am National Institute of Health in den USA keine Ruhe. Ihr Plan: Wir haben zwar keine Ahnung, wen genau wir da bekämpfen. Aber versuchen wir es mal mit einem Rundumschlag, in der Hoffnung, dass wir Virus X damit erwischen.

Also wagten sie 1986 einen mutigen Schritt: Sie versuchten, Patienten mit dieser »Geister-Erkrankung« zu behandeln, obwohl das vermutete auslösende Virus nicht nachgewiesen werden konnte und ein Phantom blieb. Ihre Therapieidee basierte auf den neuesten Erkenntnissen der Virologie und Molekularbiologie, die gezeigt hatten, dass die körpereigene Abwehr gegen Viren durch bestimmte Moleküle vermittelt wird, die Zellen vor Viren schützen können – sogenannte »Interferone« (aus dem Englischen: »interfere« heißt stören). Wenigstens ein Anfang.

Tatsächlich gelang es zwar, bei einzelnen Patienten hierdurch die Krankheit in den Griff zu bekommen. Jedoch provozierte das Medikament höchst unangenehme Erkältungssymptome. Da die Behandlung bis zu ein Jahr dauern konnte, mussten sich die Patienten so lange mit Fieber, Kopfschmerzen, und Abgeschlagenheit, also einer Art Dauererkältung, abquälen, nicht wenige wurden dadurch depressiv. Und geheilt wurden dadurch nur wenige Patienten: gerade mal 10 Prozent der Behandelten. Es wurden dann sogenannte Depotpräparate entwickelt, die nur einmal pro Woche eingenommen werden mussten, da ihr »Wirkstoffdepot« für sieben Tage ausreichte. Die Nebenwirkungen dieses Präparats waren etwas geringer, sodass die Dosis und damit auch die Wirksamkeit erhöht werden konnte – aber geheilt wurde dadurch höchstens ein Viertel der Patienten.

Kriminalistischer Spürsinn

Ein Medikament, das krank macht? Keine wirklich gute Idee. Die Jagd ging weiter.

Bis die Forschungsgruppe um Michael Houghton bei der auf Gentechnik spezialisierten US-Firma Chiron auf eine geniale Idee kam, die geradezu kriminalistischen Spürsinn bewies: Houghton suchte im Blut von Patienten, die an »Non-A-Non-B« erkrankt waren, nach DNA-Sequenzen, die dort nichts zu suchen hatten. Zum Vergleich analysierte er das Blut von gesunden Menschen. Dort fehlten diese ungebetenen Gäste. Also konnte es sich dabei nur um Virus X handeln. Bingo! Er hatte das mysteriöse Virus tatsächlich aufgespürt. Ein bis dahin einmaliger Fall in der Medizingeschichte: Das genetische Gesicht des Virus war enttarnt. Aber optisch identifiziert hatte es noch niemand.

Die zu den Versuchen nötigen Blutproben lieferte ihm der amerikanische Virologe und Transfusionsmediziner Harvey J. Alter. Er hatte als einer der Ersten den Verdacht, dass ein bis dahin unbekanntes Virus die Leberentzündung auslöst. Sein Kollege Charles M. Rice lieferte dafür schließlich den wissenschaftlichen Beweis.

Alle drei, Harvey, Houghton und Rice, wurden 2020 für ihre bahnbrechenden Arbeiten zur Entdeckung und Bekämpfung des Hepatitis-C-Virus mit dem Nobelpreis für Medizin geehrt.

Mit Bedauern wurde von der wissenschaftlichen Community öffentlich beklagt, dass ihr Kollege Ralf Bartenschlager nicht unter den Nobelpreisträgern ist. Denn leider hat Stifter Alfred Nobel die Zahl der Preisträger in einer Disziplin auf drei beschränkt. Wie wir gleich schildern werden (S. 101), gelang Bartenschlager der Durchbruch bei der schwierigen Anzüchtung des C-Virus. Damit schuf er eine sehr wichtige Voraussetzung für die Entwicklung einer wirksamen Therapie. Allerdings wurde seine Leistung 2015 mit dem Robert-Koch-Preis gewürdigt – übrigens gemeinsam mit Rice.

Schon bald erwischten Forscher das Phantom-Virus auch unter dem Elektronenmikroskop: Es erinnert verblüffend an das Coronavirus. Und endlich bekam »Non-A-Non-B« seinen Namen: Hepatitis C.

Um eine wirksame Therapie entwickeln zu können, muss man ein Virus im Labor anzüchten. Doch der fiese Winzling war zwar entdeckt worden – aber noch nicht eingefangen. Das Anzüchten ist bis heute nicht so einfach möglich – und noch einmal eine eigene Geschichte.

Viren, so haben wir ja schon gelernt, können nicht alleine leben, sondern brauchen hierfür eine Zelle, in der sich die Viren vermehren können. Jede Art Virus braucht hierfür andere Zellen und nur bestimmte Zellen taugen für bestimmte Viren. Im Falle des Hepatitis-C-Virus sind die Ansprüche besonders hoch: Das Virus infiziert nur menschliche Leberzellen und die von Menschenaffen. Da sich aber menschliche Leberzellen auch nicht einfach züchten lassen, war die Aufgabe, im Labor ein System zur Virusanzucht aufzubauen, zunächst unlösbar. Wie aber sollte man versuchen, effektive Medikamente gegen diese Viren zu entwickeln, ohne den Feind in der Hand zu haben und damit die Wirksamkeit gegen den Feind testen zu können?

Der entscheidende Durchbruch zur Lösung dieses Problems gelang 1999 der Gruppe von Ralf Bartenschlager, damals ein junger Arbeitsgruppenleiter im Institut für Virologie in Mainz, inzwischen Professor in Heidelberg. Die Forschenden konnten, ebenfalls mit modernen molekularbiologischen Methoden, Teile des Hepatitis-C-Virus in eine Leber-Tumorzelle einbringen und in dieser eine Vermehrung zumindest von Teilen des Virus erzwingen. Damit war ein System geschaffen, das jetzt von der forschenden Industrie zur Entwicklung und Austestung von neuen Medikamenten benutzt werden konnte.

Jetzt begann ein weltweites Wettrennen in kleinen und großen Firmen, die fieberhaft nach Hepatitis-C-Therapien suchten.

Wettlauf um das beste Medikament

Hepatitis C kann mittlerweile mithilfe von Medikamenten einfach geheilt werden. Doch was heißt einfach? Zwei Dinge machen es manchmal dann doch nicht so einfach: Erst mal muss die Diagnose Hepatitis C überhaupt gestellt werden und dann müssen die Medikamente noch zum Patienten kommen.

Die vielen Milliarden, die in die Entwicklung der Medikamente geflossen sind, möchten die Pharmafirmen auch wieder reinholen, und gerne auch mehr als das. So kostete die Therapie anfänglich um die 60 000 Euro – pro Patient! Ein Betrag, den sich kaum einer leisten kann und der auch für die Krankenkassen eine Herausforderung ist.

Andererseits: Viele Krebsmedikamente kosten auch so viel pro Jahr und heilen nicht, sondern verzögern den Verlauf der Krebserkrankung lediglich. Hepatitis C wird zu diesem Preis wirklich geheilt.

Schnell haben sich in Indien, wo die meisten Patente nicht gelten, Firmen darangemacht, die Substanzen »nachzukochen« – und diese Nachahmer sind anscheinend genau so effektiv wie das Original, sodass jetzt schon in einigen Ländern die Therapie nur noch 1 000 Euro oder noch weniger kostet – dennoch viel Geld in den meisten Ländern der Welt.

Zum Beispiel Ägypten. Welche dramatischen Folgen es hat, wenn nicht genug Geld für eine Behandlung zur Verfügung steht und welche Hauptrolle die Kosten spielen, zeigte sich dort.

Um den Nil herum gibt es Gebiete, in denen fast die Hälfte der Bevölkerung mit Hepatitis C infiziert ist. Wie konnte das passieren? Der Grund ist wieder eine andere Lebererkrankung, nämlich die Bilharziose, oder Schistosomiasis, eine Parasitenerkrankung. Diese Parasiten leben im Süßwasser sehr warmer Länder und besonders viele davon im Nil und in stehenden Gewässern der Region. Es reicht schon, nur die Füße ins Wasser zu stecken, um sich zu infizieren.

Seit den 1960er Jahren gab es dort eine Therapie, bei der der Impfstoff per Spritze verabreicht werden musste. In einem armen Land wie Ägypten wurden der Bezahlbarkeit und Machbarkeit halber dabei ein und dieselbe Spritze für viele Patienten benutzt, und mit dieser Spritze offensichtlich das C-Virus, das man zu dieser Zeit noch gar nicht kannte, gleich mitgespritzt.

Auch bei uns im entwickelten Westen war die Wiederverwendung von Glasspritzen noch bis in die 70er Jahre weit verbreitet, weil sie wiederverwendbar und damit kostengünstiger als Einwegspritzen waren. Erst die HIV-Angst hat dann zu Recht zu strengen Regeln geführt. Und so wurden auch bei uns bis dahin viele Personen bei medizinischen Eingriffen infiziert.

Ein Wunder der neuen Forschung

Ursprünglich hatte die deutsche Pharmafirma Boehringer Ingelheim den ersten Wirkstoff, der die Vermehrung des C-Virus hemmte und als Tablette verabreicht werden konnte, entwickelt. Leider hielt die Wirkung aber nur für wenige Tage an, denn das Hepatitis-C-Virus hat noch eine fiese Fähigkeit, die auch der Grund ist, warum unser Immunsystem alleine mit den Viren nicht fertigwird: Es kann sich rasend schnell verändern. Ähnlich wie übrigens das HIV auch, kann das Hepatitis-C-Virus sich so schnell verändern und ist im Körper in so unendlicher Vielfalt vorhanden, dass es extrem schwierig ist, einen Ansatzpunkt zu finden, der alle Viren abtöten kann.

Auch die jetzt verwendeten Substanzen schaffen das nicht alleine, sondern sind immer Kombinationen. Die Kombination ist das, was den entscheidenden Unterschied macht. Ebenso das Glück, eine so wirksame Substanz zu haben, die keine Nebenwirkungen auslöst, aber eine maximale Wirkung erzielt.

Auch Ingelheim verbesserte seine Hepatitis-C-Medikamente und hatte bald zwei gut wirksame Substanzen, die zusammen die Heilungschancen deutlich über 80 Prozent anhoben. Ein riesiger Fortschritt aus Sicht des Jahres 2000.

Aber ein hoffnungsloser Fall aus Sicht des Jahres 2010: Noch bevor die Medikamente auf den Markt gebracht werden konnten, waren andere Firmen mit noch wirksameren und noch besser verträglichen Medikamenten auf der Bühne: Nach immensen Entwicklungskosten, die offiziell nie benannt wurden, hatte Boehringer Ingelheim plötzlich gerade mal nichts in der Hand. Null.

Denn die Firma, die als erste das Rennen gemacht hat, war die relativ kleine Firma Gilead in Kalifornien. Und auch sie hat das entscheidende

Präparat nicht selbst entwickelt, sondern eine kleine Start-up-Firma, die 2011 von Gilead für einen Rekordpreis gekauft wurde, obwohl deren Medikament erst an wenigen Patienten getestet worden war. Ein extrem riskantes Investment, das sich aber extrem bezahlt gemacht hat.

Also endlich ein Erfolg. Sogar ein riesiger Erfolg, wie eigentlich keiner ihn sich hätte träumen lassen: Während noch vor zehn Jahren eine Therapie der Hepatitis C vielfältige Nebenwirkungen hervorrief, gespritzt werden musste, sechs bis zwölf Monate brauchte, bis sie wirkte, und nur bei einer Minderheit Erfolg hatte, ist seit 2016 diese Erkrankung durch die Einnahme von ein bis zwei Tabletten am Tag über acht bis höchstens zwölf Wochen komplett heilbar – bei praktisch 100 Prozent der Patienten! Ein Wunder der modernen Molekularbiologie und Pharmaforschung, wie es die Medizingeschichte nur selten zu bieten hat.

Hepatitis E: Die Gefahr in der Maurermarmelade

Am Uniklinikum UKE in Hamburg arbeitet ein Leberspezialist, der sich den liebevollen Spitznamen »Dr. mett« verdient hat. Verdient im wahrsten Sinn des Wortes, denn er gilt aufgrund seiner Forschungen als einer der besten Spezialisten für die Hepatitis E.

Warum »mett«? Weil Verzehr von nicht ausreichend gegartem Fleisch von Haus- oder Wildschweinen als einer der Hauptinfektionswege für dieses Virus gilt. Also zum Beispiel Thüringer Mett (»Maurermarmelade«) oder Wildschweinsalami. Auslöser können auch Muscheln, verunreinigtes Trinkwasser oder kontaminierte Lebensmittel sein.

In seinem Büro zeigt der Leberspezialist eine Weltkarte. Jene Regionen, in denen Hepatitis E besonders häufig auftritt, sind rot gefärbt. Interessant: Von Nordafrika über Ägypten, den Iran bis China sind diese südlichen Staaten tiefrot. Das heißt, hier tritt die Krankheit besonders häufig auf. Der Grund ist klar: verunreinigtes Trinkwasser, mangelnde Lebensmittelhygiene. Europa, Russland, die gesamten USA und weite Teile Südamerikas wurden orange eingefärbt. Das bedeutet, hier wird Hepatitis E weniger häufig diagnostiziert. In Deutschland sind es jährlich circa 2 000 Fälle, die meisten davon bei Männern im Alter von mehr als 40 Jahren. Seit 2001 ist diese Krankheit in Deutschland meldepflichtig.

Entdeckt wurde Hepatitis E erst im Jahr 1980, als in Indien eine heftige Hepatitis-A-Welle genauer untersucht wurde. Zu ihrem Erstaunen fanden die Virologen heraus, dass nicht der Typ A, sondern ein bis dahin unbekannter Virentyp die Leberentzündungen auslöste. Im Hepatitis-ABC bekam er den Buchstaben »E« zugeteilt.

Endlich Kontrollen bei Blutkonserven

In seiner Klinik erwarb sich »Dr. mett« viel Respekt dafür, dass er hartnäckig und entschlossen dafür kämpfte, dass Blutspenden dort konsequent auf Hepatitis E geprüft werden. Denn das war bis dahin nicht Teil des Prüfprotokolls.

»Ich erinnere mich an einen Fall, bei dem einem Patienten eine Niere transplaniert werden musste. Dabei erhielt er natürlich Bluttransfusionen. Sie waren mit Hepatitis E infiziert – und keiner bekam etwas davon mit. In sehr vielen Fällen verläuft die Entzündung harmlos oder wird erst gar nicht entdeckt. Doch in seinem Fall führte die Leberentzündung über Jahre zu einer schweren Zirrhose, an der er schließlich verstarb. Das ist tragisch. Denn der Erfolg der lebensrettenden Transplantation wurde dadurch zunichtegemacht, obwohl es leicht zu verhindern gewesen wäre. Ganz abgesehen davon, dass es sowieso zu wenig Spenderorgane gibt und deshalb besondere Umsicht und Vorsicht unabdingbar sind.«

Sein Einsatz hatte Erfolg.

Die Symptome einer Hepatitis E sind die bereits geschilderten, typischen Begleiterscheinungen einer Leberentzündung: Schlappheit, Übelkeit … Bei Patienten mit einer Lebervorerkrankung kann Hepatitis E im schlimmsten Fall sogar tödlich ausgehen. Auch für Schwangere besteht im Fall einer Infektion Gefahr. In den allermeisten Fällen jedoch ist der Spuk nach ein paar Wochen spurlos vorbei, und die Erkrankung heilt schnell von alleine aus. Nur diejenigen, die in ihrer Körperabwehr geschwächt sind, brauchen manchmal zusätzlich Medikamente, welche die Viren an der Vermehrung hindern. Und es sind nur einige wenige Patienten, vor allem nach einer Transplantation, wie oben erwähnt, bei denen die Hepatitis E gar nicht ausheilt, die auch wie bei Hepatitis B oder D eine chronische Infektion erleiden, die dann schrittweise zur Leberzirrhose mit ihren Komplikationen führen kann – zum Glück eine Seltenheit. Aber jeder Einzelfall ist einer zu viel, und so gelang es nun durchzusetzen, dass man seit 2020 alle Blutspenden in Deutschland auf Hepatitis E untersucht, um nicht aus Versehen das Virus einem Organempfänger oder einem anderen schwer erkrankten Patienten mit zu übertragen und dadurch ein Leberproblem zu schaffen.

Hepatitis A – und was es mit F und G auf sich hat

Hepatitis-A-Viren (HAV) sind sehr ansteckende Viren, die über den Darm von infizierten Personen ausgeschieden werden und hauptsächlich über die Nahrung oder verunreinigtes Wasser übertragen werden. Sie verursachen eine meist kurze Infektion, die schnell überwunden wird, aber dennoch unangenehm sein kann.

Hepatitis-A-Viren sind weltweit verbreitet, mit allerdings sehr unterschiedlichen Mustern. Übertragen werden sie fast ausschließlich über den Darm, von wo sie dann direkt zur Leber gelangen. Hepatitis-A-Viren werden von der sonst so toleranten Leber nicht toleriert, sondern sofort als Feinde erkannt und schnell wieder ausgeschieden.

Das gelingt besonders elegant und schnell im Kindesalter, sodass bei Kleinkindern, die sich mit Hepatitis A infizieren, die Infektion so schnell und meist mit so geringen Beschwerden verläuft, dass die Erkrankung gar nicht als solche erkannt wird. Wenn überhaupt, leiden die Kinder am ehesten vorübergehend unter leichtem Fieber und Abgeschlagenheit.

Sobald die Viren aus dem Körper herauskatapultiert worden sind, haben sich so effektive Antikörper gegen sie gebildet, dass eine neue Infektion gar nicht mehr möglich ist. Das bedeutet, wer einmal infiziert war, ist lebenslang geschützt.

Dieser Schutz kann aber auch mit Absicht hervorrufen werden, nämlich durch eine Hepatitis-A-Impfung. Sie ist seit einigen Jahrzehnten verfügbar und sehr effektiv. Besonders vor Reisen in sogenannte Endemiegebiete, also Regionen mit hoher Ansteckungsgefahr, wird sie dringend empfohlen – sofern man nicht schon durch eine unbemerkte Infektion ohnehin geschützt ist, was sich ganz einfach durch eine Blutuntersuchung feststellen lässt.

Das Tückische der Hepatitis A ist nämlich: Wenn man sich erst als Erwachsener infiziert, löst die Hepatitis A meist eine schwere Leberentzündung aus, mit Gelbsucht, Fieber und allem, was dazugehört. In seltenen Fällen kann bei einer Infektion die Leber sogar komplett zerstört werden.

Und jeder Erkrankte ist wiederum ansteckend, was das Gesundheitsamt auf den Plan ruft. Denn obwohl Hepatitis A eine vor allem in ärmeren Ländern weit verbreitete Erkrankung ist, kann man sich durchaus auch in Deutschland mit dem Virus infizieren. Entweder durch Übertragung von einem Reiserückkehrer oder aber, und das ist viel wahrscheinlicher, durch importierte, verunreinigte Nahrungsmittel. So gibt es zum Beispiel durch importierte Früchte wie Erdbeeren immer wieder Ausbrüche.

Etwa die Hälfte der in Deutschland auftretenden Hepatitis-A-Infektionen sind, anders als man es erwarten würde, auch in Deutschland erworben worden.

Hepatitis F

Mit viel wissenschaftlicher Aufregung wurden auch Hepatitis-F-Viren vor einigen Jahrzehnten beschrieben – um nach wenigen Jahren wieder ganz zu verschwinden. Es war schlicht eine Fehlinterpretation von Forschungsergebnissen. Passt ja: F – wie »Fehler«.

Hepatitis G

Bei der Entdeckung der Hepatitis-G-Viren glaubte man noch an die Existenz der Hepatitis F, also musste der nächste Buchstabe her. Allerdings gab es noch einen zweiten Grund für den Buchstaben, denn der erste Patient, von dem das Virus isoliert wurde, hatte die Initialen G. B., und so hieß das Virus zunächst GB-Virus – und da der Patient auch erhöhte Leberwerte hatte, glaubte man, dieses Virus führe zu einer Hepatitis. Ein Fehlschluss.

Auch hier wurde nämlich Wissenschaftsgeschichte anders als erwartet geschrieben: Diese Viren gibt es zwar, sie infizieren auch, aber sie machen nicht krank. Im Gegenteil, es gibt Hinweise dafür, dass es für bestimmte Personen sogar von Vorteil sein könnte, mit diesen Viren infiziert zu sein. So zeigte eine Studie, dass mit HIV infizierte Patienten länger leben, wenn sie auch mit dem GB-Virus infiziert sind – wahrscheinlich, weil das GB-Virus die HIV-Viren behindert. Aber der Effekt ist nicht so, dass man deswegen jemanden gezielt damit infizieren würde.

Doch es zeigt: Nicht jedes Virus ist automatisch schlecht oder krank machend. Über die G-Viren gibt es ansonsten wenig Relevantes zu berichten – das Hepatitis-Alphabet endet also weiterhin eigentlich bei E. Passt auch: E – wie Ende.

Macht Stress die Leber krank?

Wie ein uralter Schutzmechanismus noch heute in unserem Leben und in unserer Leber wirkt.

Kein Stress! Wir verwenden den Begriff inzwischen so inflationär, dass der Eindruck entsteht, es sei nur eine Modeerscheinung des 21. Jahrhunderts, unserem oft rastlosen Alltag geschuldet: »Nee, ich kann heute Abend nicht. Mein Mann macht Stress.« - »Nein, Leon! Es gibt kein Eis mehr, mach keinen Stress ...«

Aber das stimmt nicht. Stress ist ein uralter Schutzmechanismus. Um die Antwort auf die Frage »Macht Stress die Leber krank?« zu verstehen, müssen wir Sie zuerst auf einen kurzen Exkurs mitnehmen und erklären, was Stress überhaupt ist.

Wie reagiert unser Körper auf Stress?

Erfinderin – wenn man das so sagen darf – ist die geniale Evolution. Als wir noch Jäger und Sammler waren, konnten wir unverhofft von einer Sekunde auf die andere in eine Gefahrensituation geraten: wilde Tiere mit Hunger auf Homo sapiens in der Nähe. Feindliche Sippen auf Höhlenbesichtigung. Dann waren blitzschnelle Reaktionen gefordert.

Sofort schaltet unser Körper noch heute bei Bedrohungssituationen in den Alarmmodus und schüttet einen Cocktail von Stresshormonen aus, der uns hellwach und aufs Äußerte angespannt werden lässt – vor allem das allseits bekannte Adrenalin. Nein, die Stresshormone werden ausnahmsweise mal nicht in der Leber, sondern in der Nebenniere hergestellt. Aber, wir haben gelernt: Egal, welche Substanzen in unserem Körper herumgeistern – die Leber kriegt sie früher oder später alle ab. Davon gleich mehr.

Natürlich haben sich Forscher bemüht, dem Phänomen Stress auf die Spur zu kommen. Thomas H. Holmes und Richard H. Rahe, beide Psychiater an der Washington University, wählten den psychologischen

Ansatz: Was löst in uns heute die stärksten Stressreaktionen aus? Sie führten eine Studie durch und erstellten daraus eine bis heute verwendete Stress-Skala von 1 bis 100 Punkten, wobei 100 das höchste Stresslevel markiert. Diesen Wert erreicht das Erlebnis »Tod eines Ehegatten«. Interessant: »Heirat« (50 Punkte) rangiert vor »Arbeitslosigkeit« (47), »Änderung der Streitfrequenz mit dem Ehegatten« (35) vor »Zwangsvollstreckung« (30). Wenn bei der Befragung eines stressgebeutelten Patienten herauskommt, dass sich sein gesamtes Stresslevel auf 300 Punkte und mehr summiert, gilt er als schwer stresskrank.

Leidet dann auch die Leber?

Die Kampf-oder-Flucht-Reaktion

Uns interessiert mit Blick auf die Rolle der Leber zunächst besonders der physiologische Ansatz der Stressdefinition. Der amerikanische Physiologe Walter Cannon kam ihm gemeinsam mit seinem Schüler Philipp Bard 1915 auf die Spur. Cannon untersuchte damals die Ursache und die Auswirkungen des traumatischen Schocks, den viele Soldaten in den Schützengräben des Ersten Weltkriegs erlitten.

Trommelfeuer, stundenlanger Artilleriebeschuss, der schockierende Anblick zerfetzter Körper, Todesangst beim Angriff, Explosionslärm, der Tod von Kameraden, mit denen sie sich eben noch eine Zigarette geteilt hatten. Unfassbare Grausamkeiten (und damit stärkste Auslöser von Stresssymptomen), die unserer Erfahrungswelt heute so fremd sind, dass der Punkt »Kriegserlebnisse« nicht einmal in der Stressskala von Holmes und Rahe auftaucht.

Cannon wies mit Tierexperimenten nach, dass in solchen Extremsituationen die »Fight-or-flight«-Reaktion ausgelöst wird – die Kampf-oder-Flucht-Reaktion –, bis heute einer der Grundbegriffe der Stressforschung. Die Aktivierung dieses Fight-or-flight-Modus bewirkt, dass das vegetative Nervensystem in Nanosekunden in der Nebenniere die Produktion von Stresshormonen ankurbelt, vor allem, wie gesagt, Adrenalin. Die Wirkung: Herzrasen, kurzzeitig Muskelkraft über das eigene Limit hinaus, mehr Sauerstoffzufuhr durch schnelleres Atmen.

Jetzt ist auch die Leber voll gefragt, wie Sie gleich sehen werden. Wieder einmal können wir uns auf sie verlassen.

Wie die Leber bei Stress reagiert

Wie arbeitet die Leber im Stress? Macht Stress die Leber krank? Es gibt kaum einen Leberpatienten, der das nicht fragt: Könnte seine/ihre Erkrankung der Leber nicht auch durch Stress bedingt sein – und wäre jetzt nicht Stressvermeidung wichtig? Wenn das alles so einfach wäre …

Besonders häufig kommt diese Frage von Patienten mit autoimmunen Lebererkrankungen (S. 202). Das Immunsystem wendet sich gegen eigenes Gewebe – da müsse doch eigentlich Stress eine Rolle spielen. Aber: Alle wissenschaftlichen Arbeiten finden hier bisher keinen Zusammenhang.

Ganz im Gegenteil, es wurde sogar eher eine positive Wirkung von Stress auf die Immunerkrankung der Leber festgestellt: Stress beantwortet der Körper wie beschrieben mit vermehrter Herstellung von Stresshormonen und dazu gehören auch die Steroide (u. a. Cortison), die, wie gesagt, in der Nebennierenrinde unter Stress vermehrt hergestellt werden. Und was macht Cortison mit dem Immunsystem? Es verbessert die Begleiterscheinungen einer Krankheit, unterdrückt immunologische und allergische Prozesse. Darum ist die Gabe von synthetisch hergestelltem Cortison das Mittel der ersten Wahl bei neu aufgetretener autoimmuner Hepatitis und anderen Autoimmunerkrankungen im Körper. (Wir erklären diese Krankheiten in einem eigenen Kapitel, S. 202, genauer.) Also wenn überhaupt, dann ist die körpereigene Produktion von Cortison wahrscheinlich sogar eher gut bei einer autoimmunen Lebererkrankung.

Dies ist nun aber kein Grund, sich absichtlich Stress auszusetzen, um dann bewusst Cortison zu produzieren. Genauso wenig ist es ein Grund, wegen der Lebererkrankung Stress unbedingt vermeiden zu wollen. Das Kriterium sollte die Seele sein: Wenn Sie Stress belastet, versuchen Sie ihn zu vermeiden; wenn Sie Stress mögen und er positive Energien in Ihnen freisetzt, dann darf Ihr tägliches Stresslevel gerne auch höher sein.

Gefahrenabwehr im Krankheitsfall

Stress bedeuten für Ihre Leber natürlich nicht nur äußere Erlebnisse wie die Aufnahme eines größeren Bankkredits (Platz 23 auf der Stressskala) oder eine Ehescheidung (Platz 2), sondern vor allem Vorgänge im Körper selbst, etwa die Bekämpfung einer Blutvergiftung oder der Heilungsprozess nach einer schweren Verletzung.

In solchen Krisenfällen stellt die Leber ihre Produktion in Minutenschnelle um. Die normale Herstellung von Eiweißstoffen wird maximal heruntergefahren, stattdessen polt die Leber fast die gesamte Produktion auf Gefahrenabwehr um. Eine ganze Reihe von Stressproteinen, Stoffen, die zur Entzündungsbekämpfung und zur Gefahrenabwehr notwendig sind, werden schnellstens en masse produziert. Um die Energie dafür freizubekommen, wird das Routineprogramm praktisch eingestellt. Der Eiweißstoff, der unter Routinebedingungen am meisten hergestellt wird, ist Albumin – das Hauptbluteiweiß. Davon werden bei einer Krise nur noch minimale Mengen produziert.

Und so kann man bei schwer erkrankten Patienten den Schweregrad der Erkrankung auch daran messen, um wie viel das Albumin-Level fällt und um wie viel diese verschiedenen Stresseiweißstoffe mehr werden.

Sobald sich die Lage verbessert, reagiert die Leber auch wiederum sehr schnell: Sie hört auf, die dann nicht mehr benötigten Stressstoffe zu bilden, und wirft den Routinebetrieb wieder an. Fein abgestimmt nach Bedarf wird so lange wieder mehr Albumin hergestellt, bis das alte Gleichgewicht wieder da ist, dann wird auch diese Überproduktion wieder angepasst und eine vollständige Erholung tritt ein.

Ein gesunder Umgang mit Stress hilft Ihrer Leber

Aber halt: Stress kann doch die Leber kränker machen, allerdings indirekt: vor allem durch falsche Ernährung und einen ungesunden Lebensstil. Um Ihr Stresslevel zu senken und die Leber zu schonen, versuchen Sie, auch wenn Ihr innerer Schweinehund protestiert, Ihre Verhaltensmuster zu ändern:

- Gerade Fettleberpatienten neigen häufig dazu, bei Stress falsch zu essen: Zu viel, zu süß, zu fett und gerne spät abends eine üppige Mahlzeit, wenn (oder damit) der Stress langsam abfällt. Wichtig wäre stattdessen, sich ausgewogen zu ernähren: mit viel Gemüse, nicht zu viel Obst, Vollwertkost und möglichst wenig Zucker (S. 42).
- Stress ist gerne auch die Ausrede, keinen Sport zu machen, den Weg zur Arbeit nicht zu Fuß oder mit dem Fahrrad zu genießen, sich nicht einen Abendspaziergang nach dem Essen zu gönnen. Doch gerade viel Bewegung ist bei einem stressigen Alltag heilsam, denn kaum etwas baut Stress besser ab als regelmäßige sportliche Betätigung.

Ein gesunder Lebensstil, den gerade ein Fettleberpatient oder eine -patientin braucht, fordert auch einen gesunden Umgang mit Stress, sonst klappt das mit dem vernünftigen Essen und der Bewegung nicht. Und da die Leber uns auch bei Stress nicht im Stich lässt, wäre es doch nur fair, wenn wir sie unsererseits auch nicht im Stich ließen.

Sie ahnen übrigens nicht, was bei uns laut Stressskala von Holmes und Rahe auch ein gehöriges Maß an Stress auslöst … Urlaub!

Sex and the **liver**

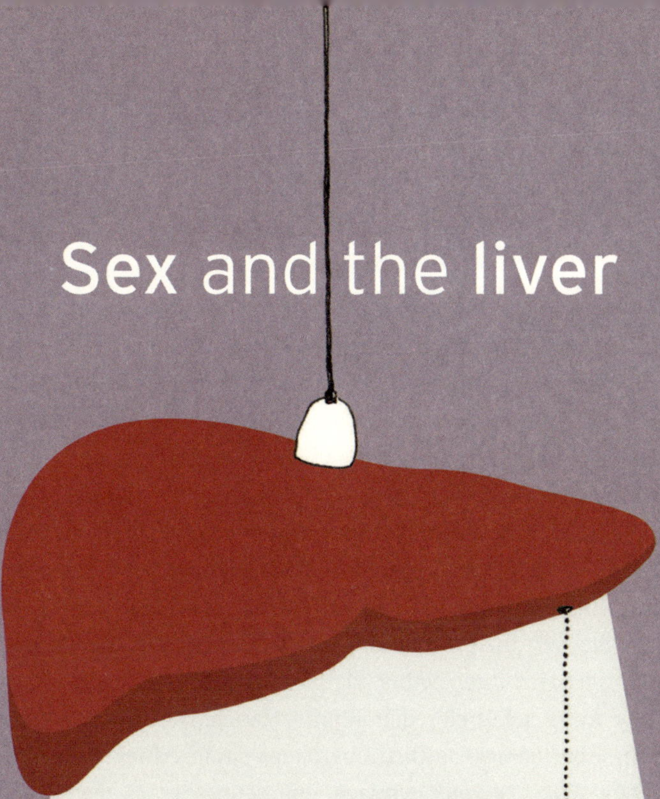

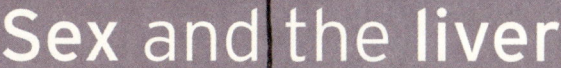

Wie die Leber Ihr Liebesleben
auf Trab halten kann – oder
auch nicht. Drei Geschichten.

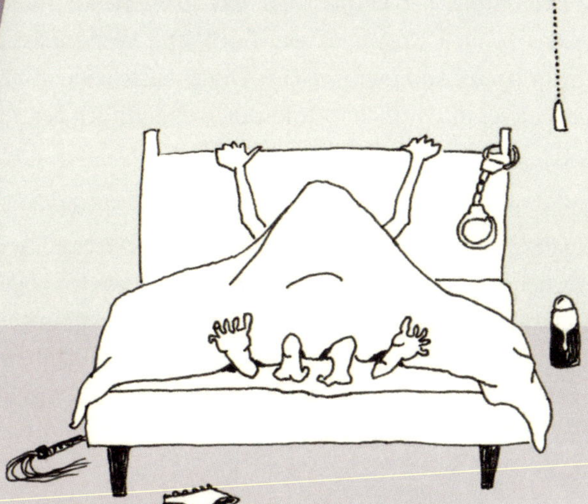

Wenn er im Bett keine Lust mehr hat

... kann sie ein Besuch beim Leber-Doc wieder wecken.

Beim gemeinsamen Sonntagsspaziergang mit dem Hund ließ Anna die Bombe platzen: »Hast du eine andere ...?« Ihr Mann Felix (45) blieb wie vom Donner gerührt stehen und war erst mal sprachlos. »Eine ... andere?«, stammelte er. Anna sah ihn an. »Du bist ein toller Vater und ein aufmerksamer Ehemann. Aber mal ehrlich: Bei uns im Bett läuft schon so lange gar nichts mehr. Und langsam klingeln bei mir alle Alarmglocken. Zum Beispiel diese Franziska aus deinem Tennis-club ...« Felix' Miene wurde ernst. »Ich schwöre dir beim Leben unserer drei Kinder, dass keine andere Frau im Spiel ist. Okay, du hast Recht, früher war mehr Lametta. Aber wir werden älter, der Beruf und der Alltag fordern ihren Tribut. Da bleibt die Lust leicht mal auf der Strecke.« Anna schüttelte den Kopf: »Manchmal wäre ja nicht so schlimm. Aber kannst du dich überhaupt daran erinnern, wann wir das letzte Mal ...?« Felix schwieg mit betretener Miene. Denn er wusste ganz genau, dass sie Recht hatte. Aber seit Langem fanden in seinem Kopfkino keine Vorstellungen mehr statt.

Also – die Eheroutine, der Berufsstress, das zunehmende Alter sind schuld? Ja, das können Ursachen sein. Doch jede Wette, dass Anna und Felix nicht darauf kommen, welches Organ entscheidend für den Spaß am Sex mitverantwortlich ist? Sie ahnen es natürlich bereits: die Leber.

Denn die Leber verstoffwechselt alle Sexualhormone. Sie werden zwar in den Sexualorganen hergestellt – bei Frauen in den Eierstöcken, bei Männern in den Hoden –, aber dann in der Leber wieder abgebaut. Wie das funktioniert und welche verschiedenen Auswirkungen das bei Männern und Frauen auf die Lust an der Lust haben kann, möchten wir Ihnen in drei Geschichten erklären. Die von Felix macht den Anfang.

Der Spaziergang dauerte wesentlich länger als sonst, denn Felix und Anna nahmen sich Zeit für ein intensives Gespräch. Am Ende raffte sich Felix auf: »Ich gehe zum Urologen. Wir können hier viele Theorien aufstellen. Aber die Antwort auf unsere Fragen bekomme ich nur da.«

So kam es. Und siehe da: Schon nach kurzer Zeit schien des Übels Wurzel gefunden worden zu sein. Denn das Ergebnis des Hormontests lautete: Es mangelt an Testosteron – dem Sexualhormon. Sowohl Frauen als auch Männer produzieren es. Bei Frauen wird es in den Eierstöcken und der Nebennierenrinde hergestellt, allerdings in geringeren Mengen als bei Männern. Bei den Männern entsteht Testosteron in den Hoden.

»Nicht ungewöhnlich in Ihrem Alter«, sagte der Arzt, »ich könnte Ihnen ein Testosteronpräparat verschreiben.« Felix war total erleichtert. Ein paar Pillen – und schon ist wieder mehr Lametta. Problem erkannt, Problem gebannt. Der Urologe griff aber zu seiner Enttäuschung nicht gleich zum Rezeptblock, sondern befand: »Ich habe im Labor noch ein großes Blutbild veranlasst. Bis ich die Ergebnisse habe, warten wir noch mal mit dem Medikament.« Einverstanden, auf die zwei Tage kam es jetzt auch nicht mehr an.

Felix' Stimmung stieg – bis der Anruf aus der Praxis des Arztes kam. Er möge doch bitte umgehend noch einmal vorbeikommen, da seien Auffälligkeiten bei seinen Blutwerten.

Bedrückt saß Felix wenig später dem Urologen gegenüber. »Leider sind vor allem Ihre Leberwerte auffällig. Trinken Sie viel?« Felix schüttelte den Kopf. Vielleicht ein, zwei Bier am Abend. Der Urologe sah sich noch einmal den Laborbefund an. »Ich überweise Sie lieber an einen Internisten, am besten an einen Leberspezialisten.«

Felix und Anna schliefen bis zum Termin in der Klinik gar nicht gut.

Zu viel Eisen ist ein Lustkiller

Der Internist untersuchte Felix gemeinsam mit einem Assistenzarzt – und erläuterte beiden, was er äußerlich sah. »Sie haben eine relativ dunkle Haut …« Na ja, das könnte ja daher kommen, dass sich seine Mallorcabräune länger halte, vermutete Felix. »Weiche Haare, kaum Haarausfall.« Ja, das sagte sein Friseur auch schon seit längerem. Felix empfand das als Kompliment. »Mehr Brustgewebe …« Das machte Felix verlegen: »Och, das habe ich schon lange, aber stimmt, ist irgendwie zuletzt wohl mehr geworden …«

Also alles harmlos, oder? Das Mienenspiel der beiden Ärzte sagte etwas anderes. »Na, welche weiteren Schritte schlagen Sie vor?«, fragte der Internist den Assistenzarzt. Dieser zögerte kurz und schlug dann vor: »Ultraschall, Labor, Fibroscan.« Zustimmendes Nicken. Der Internist wandte sich an Felix: »Wir haben den Verdacht, dass Ihre Leber geschädigt ist. Das müssen wir uns jetzt genauer ansehen.« Und schon begannen die weiteren medizinischen Prozeduren.

Drei Tage später saß Felix dem Internisten wieder gegenüber. »Die Ergebnisse der Untersuchungen sind eindeutig. Sie leiden an einer Leberzirrhose, also einer fortschreitenden Vernarbung des Lebergewebes. Die Ursache dafür ist, medizinisch ausgedrückt, eine Hämochromatose. Zu Deutsch: die Eisenspeicherkrankheit.«

Felix hatte noch nie von einer solchen Krankheit gehört und saß geschockt und ratlos auf seinem weißen Lederstuhl.

Diagnose »Eisenspeicherkrankheit«

Wie entsteht diese Krankheit?

Unser Körper bildet selbst Eisen und nimmt weiteres Eisen über die tägliche Nahrung auf. Bei Männern sind rund 10 Milligramm pro Tag notwendig, bei Frauen 15 Milligramm. Unter anderem ist Eisen für die Bildung der roten Blutkörperchen notwendig. Überschüssiges Eisen wird normalerweise einfach ausgeschieden. Doch genetisch bedingt kann es dazu kommen, dass der Körper das überschüssige Eisen nicht wieder loswird – und speichert. Über das Blut gelangt das Eisen in die Leber in ein »Depot«. Und löst dort, vor allem wenn die Krankheit über lange Zeit, wie bei Felix, unentdeckt bleibt, bleibende Schäden aus – bis hin zur Zirrhose.

Aber was hat Felix' Zirrhose nun mit der entschwundenen Libido zu tun? Warum hatte er im Bett keine Lust mehr?

In Felix' Fall verursachte die Zirrhose eine fatale Kettenreaktion: Da durch sie die Leber nicht mehr ganz funktionstüchtig war, war auch der Hormonabbau in der Leber gestört. Dies betrifft u. a. das bereits erwähnte Sexualhormon Testosteron. Es wird in der Leber schrittweise chemisch verändert und verkleinert. Bei seinem Abbau entstehen zum Teil Östrogene, d. h. weibliche Sexualhormone, als Zwischenstufe.

Bei einer Zirrhose entsteht nun mehr von dieser Östrogenzwischenstufe, weil das Östrogen verlangsamt in der nicht mehr ganz funktionstüchtigen Leber abgebaut wird. Dadurch entwickeln sich beim Mann tendenziell leicht weibliche Phänomene, mal mehr, mal weniger – aber insgesamt gilt: je mehr Zirrhose, desto mehr »Verweiblichung«: Die Haare werden weicher (dass Frauen weichere Haare haben als Männer, liegt an den Östrogenen), die Brust- und Körperbehaarung wird weniger (auch an Armen und Beinen), es gibt weniger Glatze, es bildet sich etwas Brustdrüsengewebe, die Hoden werden etwas kleiner – und die Lust lässt nach oder verschwindet! Medizinisch ausgedrückt: Es kommt zu Libidoverlust und Erektionsstörungen.

Genau das war bei Felix passiert.

»Und … was machen wir jetzt?«, stammelte er. Die Antwort beruhigte ihn kein bisschen. Im Gegenteil. »Es gibt eine Therapie, die Sie vermutlich aus Filmen über das Mittelalter oder die Barockzeit kennen«, erklärte ihm der Arzt. »Aderlass.«

Felix wurde kreidebleich. Denn aus den Filmen wusste er, dass ein Aderlass den sowieso schon geschwächten Patienten meist das Leben kostete. Warum er davor überhaupt keine Angst zu haben brauchte, erklären wir ebenfalls im Kapitel über Stoffwechselerkrankungen, zu denen die Eisenspeicherkrankheit zählt (S. 186). Hier nur so viel: Durch den Aderlass verliert der Körper pro Behandlung bis zu 250 Milligramm Eisen und entlastet so die Leber.

»Und Testosteron?«, versuchte Felix es zaghaft. Der Arzt winkte energisch ab: »Mehr Testosteron wird in der Leber ja doch nur wieder zu Östrogenen umgebaut – damit ist also nichts gewonnen. Außerdem erhöht Testosteron die Krebsgefahr in der Leber. Aber wenn wir durch die Aderlasstherapie der Leber erst mal genug Eisen entzogen haben, wird sie auch wieder besser arbeiten und die Hormone werden wieder ausgeglichener sein. Und dazu noch mehr Bewegung und Sport, dann wird die Lust schon wiederkommen.«

Testosteron, das der Arzt Felix aus guten Gründen nicht verschreiben wollte, kann übrigens auch noch auf andere Weise das Sexleben ruinieren. Warum? Dazu erzählen wir Ihnen die Geschichte von Ronnie …

Toller Body – aber sonst nichts mehr los

Wie Fitnessdrogen nicht nur die Leber schlapp machen.

Alle nannten ihn »Ronnie«. Ein etwas unglücklicher Vorname. Aber »Ronald« war einfach zu lang. So kam es, dass er sich tatsächlich in einer Praxis für Männerheilkunde mit diesem Namen anmeldete. Ronnie hat erlaubt, dass wir seinen Fall erzählen, um andere Männer zu warnen.

Ronnie ist 32 Jahre alt, fährt ein Mercedes-Oldtimer-Cabrio, arbeitet als Fliesenleger – und liebt Lena. Das heißt – in letzter Zeit liebte er sie nur noch im spirituellen Sinn. Denn seine Lust auf Sex ließ erschreckend nach. Und auch physisch, mit all den damit verbundenen Freuden, war es langsam vorbei: Es klappte einfach nicht mehr …

Dabei ist Ronnie ein Bild von einem Mann. Denn wie bei vielen seiner Altersgenossen ist sein sportlicher Body beeindruckend: Sixpack, muskulöse Schultern und Arme, definierte Oberschenkel. Gezieltes Training hilft. Aber immer mehr Männer setzen auf die zusätzliche Unterstützung durch eine künstliche Erhöhung ihres Testosteronspiegels. Das heißt, sie schlucken Pillen, Pulver oder kleben sich Testosteronpflaster auf den Körper. Denn das Hormon sorgt dafür, dass ein Mann wie ein Mann aussieht: die Geschlechtsorgane, die Körperbehaarung oder der Muskelaufbau.

Testosteronpräparate boomen

Laut einem Medizinratgeber der Krankenkasse AOK hat sich der Konsum von Testosteronpräparaten in Deutschland seit 2004 fast vervierfacht. Dabei spielt auch eine Rolle, dass der Markt besonders bei Männern über 50 Jahren boomt. Denn der Traum von andauernder Jugendlichkeit ist inzwischen in dieser Altersgruppe Kult. Die Männer versprechen sich davon mehr Energie, Lebensfreude – und vor allem mehr Lust auf Sex. Denn auch das ist, wie erwähnt, ein wichtiger Effekt: Ein hoher Testosteronspiegel belebt das Kopfkino.

Beinahe 12 Millionen Menschen sind in Deutschland Mitglieder in Fitnessstudios. Also ein sehr lukrativer Markt für Anbieter der Lifestyle-Droge. Die wird beileibe nicht nur von qualifizierten Pharmazeuten in klinisch sauberen Labors hergestellt. Nein – die Pillen und Pulver werden zunehmend im In- und Ausland in illegalen Labors gemischt. Immer häufiger fängt der Zoll, besonders auf dem Frankfurter Flughafen, große Mengen von geschmuggelten »Boostern« ab, die oft ohne Fachwissen aus dubiosen Zutaten zusammengemixt sind – was verheerende Folgen haben kann.

Eine davon: Wenn das künstlich hergestellte Testosteron gestreckt wurde, erzielt es nicht mehr die gewünschte volle Wirkung. Also erhöhen die Anwender nach eigenem Gutdünken die Dosis. Und bringen damit ihre Leber – und so auch sich – in Gefahr.

Genau so eine Mixtur hatte Ronnie erwischt. Als begeisterter Kickboxer wollte er seinen Gegnern schon durch seine Statur imponieren. Und so nahm er ein, was er bekommen konnte.

Als Ronnie nicht nur immer schlapper wurde, sondern auch eine seltsam gelbe Hautfarbe bekam, machte Lena sich allmählich ernsthafte Sorgen. Sie schleppte ihren widerstrebenden Freund zum Hausarzt. Der brauchte nicht lange, um Ronnie durch gezielte Fragen ein Geständnis zu entlocken – und überwies ihn umgehend an einen Leberspezialisten.

Dessen Diagnose lautete: Ikterus (Gelbsucht), das hieß ab in die Klinik. Die Leberwerte waren sehr hoch, die Leberfunktion schon ganz im Keller.

Tests auf Viren verliefen negativ. Also sollte eine Leberbiopsie, d. h. die Entnahme einer Gewebeprobe, Gewissheit bringen. Dabei wird unter örtlicher Narkose eine ein bis zwei Millimeter dünne Hohlnadel zwischen den rechten Rippenbögen bis in die Leber hinein geschoben. Ein kleiner Punkt Lebergewebe bleibt so in der Nadel. Diese Probe kann von einem Pathologen dann unter dem Mikroskop genau untersucht werden. Beim Anblick des Instrumentariums wird es übrigens auch harten Kerlen mulmig zumute. Ronnie war hier keine Ausnahme.

Das Ergebnis der Biopsie ergab: deutliche Leberentzündung, »medikamenten-toxischer« oder »medikamenten-allergischer Schaden«.

Zu viel Testosteron zerstört die Libido

»Ich habe doch gar keine Medikamente genommen!«, protestierte Ronnie. Na, eben doch: Eiweißpulver enthält Zusätze, die solche Leberentzündungen hervorrufen können, und Testosteron kann vor allem eine zusätzliche Cholestase (einen Gallenstau in der Leber), aber auch eine allergische Leberentzündung auslösen.

Und eben diese Leberentzündung zerstörte seine Libido. Glücklicherweise nicht auch das ganze Organ, wie wir gleich sehen werden.

Mit einer intensiven Cortisonbehandlung bekam das Ärzteteam die schwere Leberentzündung in den Griff. Nach zwei Wochen konnte Ronnie die Klinik verlassen. Das Cortison wurde abgesetzt, die Entzündung ging zurück. Und natürlich hatte Lena längst alle Eiweißpulver und Testosteronpillen entsorgt. Aber die Ärzte rieten ihm dringend, wachsam zu bleiben. Was Ronnie in Zukunft nicht mehr schwerfallen sollte, denn von Lena erfuhr er zu seinem Entsetzen, dass sein früherer Fitnesstrainer aus dem Studio, Karl, auch in der Uniklinik lag. Schockdiagnose: Leberkrebs. Karl war immer das Vorbild aller, ein Prachtkerl, ein Muskelmann. Und eben Karl hatte ihm das Testosteron besorgt und verkauft, das er auch selbst immer genommen hatte.

Karl hatte sich zuletzt auch nicht mehr so wohl gefühlt und war zum Arzt gegangen. Beim Ultraschall wurde dann der Knoten in der Leber gesehen. Es folgten eine Biopsie (das Verfahren mit der dünnen Nadel …) mit der anschließenden Diagnose Krebs: Leberkrebs (S. 83).

Dabei war Karl doch gar nicht leberkrank gewesen – hatte nie getrunken, immer alles für die Fitness gegeben. Die Leber sonst ist bei ihm – bis auf diesen Tumor – auch noch ganz in Ordnung. Aber Testosteron ist eben auch ein Wachstumshormon. Nicht nur für Muskelzellen, sondern auch für Leberzellen – und kann so zu Lebertumoren führen, sowohl zu gutartigen, dann hat man noch Glück. Aber eben auch zu Leberkrebs.

Ronnie hatte Glück.

Wann das Liebesleben ohne Pille besser ist

Entspannter kuscheln nach einem Check-up.

Andrea ist 29, lebt seit vier Jahren mit ihrem Freund zusammen, arbeitet erfolgreich als Teamleiterin bei einem Werkzeughersteller und ihr Arbeitgeber hat ihr signalisiert, dass sie bald einen Karrieresprung machen wird. Darum möchte sie jetzt noch kein Kind. Also nimmt sie die Pille. Die verträgt sie gut, seit sie mit 16 damit angefangen hat.

Doch als sie bei ihrer jährlichen Routinekontrolle mit einem Ultraschallgerät untersucht wird, stellt die Frauenärztin fest: Andreas Leber sieht nicht ganz normal aus. Eigentlich hätte sie nur die Eierstöcke untersucht – aber sie hatte gerade eine Ultraschallfortbildung und schaut deswegen gerne auch mal weiter. Andrea hatte Glück, dass die Anomalie dank des gründlichen Check-ups entdeckt wurde. Die Frauenärztin rät zu einer genaueren Untersuchung beim Radiologen.

Auf seinem Bildschirm ist dann deutlich zu sehen: vier Knoten in der Leber, zwischen zwei und vier Zentimeter groß. Andrea ist geschockt. Knoten? Also Krebs? Nun wird sie im Computertomographen (CT) und dann im Magnetresonanztomographen (MRT) sehr genau untersucht. Die vier Knoten in der Leber lassen sich trotzdem nicht so richtig zuzuordnen. Sieht nicht nach Krebs aus, aber sie gehören da ja nun mal nicht hin. Jetzt gerät Andrea in Panik – und geht zum Leberspezialisten.

Dieser sieht sich die Befunde des Radiologen an und ergänzt die Resultate der CT- und MRT-Untersuchungen durch einen erneuten Check durch Ultraschall, bei dem er ein spezielles Kontrastmittel einsetzt. Und gibt erst mal Entwarnung. Es handelt sich um gutartige Lebertumore, sogenannte »Adenome«. Adenome sind selten auftretende, hormonabhängige gutartige Lebertumore, die aber Ärger machen können: Sie können bluten, insbesondere wenn sie sich am Rand der Leber befinden, und sie können bösartig entarten, also zu Leberkrebs werden. Der Spezialist sagt: »Vier Zentimeter ist gerade noch okay. Und weil sie im Inneren der Leber liegen, lässt sich die Lage retten: Sofort die Pille absetzen, denn durch die Hormone wachsen diese gutartigen Tumore überhaupt erst, und ohne Hormone werden sie meist schnell wieder kleiner oder verschwinden sogar wieder. Lassen Sie uns nach drei und sechs Monaten schauen, was daraus geworden ist.«

Andrea ist erst einmal erleichtert und sie hat Glück (so verläuft es aber meistens): Die fiesen Dinger werden kleiner und nach einem Jahr noch kleiner – die Gefahr ist wohl gebannt.

Aber verhüten müssen sie und ihr Freund jetzt anders, und das unbedingt, denn eine Schwangerschaft würde wie die Pille wirken, das heißt: vermehrte Hormone, vermehrtes Wachstum der Adenome, vermehrtes Blutungsrisiko und schließlich auch erhöhtes Krebsrisiko. Wenn die Adenome klein werden, dann können die beiden später unter guter Kontrolle eine Schwangerschaft wagen, aber vorher möglichst nicht!

Ob Pille oder Hormonpflaster: Alles landet in der Leber

Im Wartezimmer des Spezialisten trifft Andrea ihre Freundin Johanna (58): »Hallo, bist du zur Routineuntersuchung hier?« Johanna ist den Tränen nahe und beide gehen erst mal auf den Flur.

Als sich Johanna beruhigt hat, berichtet sie: »Ich habe Knoten in der Leber …« Andrea nimmt sie tröstend in den Arm: »Du wirst es nicht glauben – ich auch. Aber sie sind gutartig und gehen wieder weg – bei dir bestimmt auch. In meinem Fall war die Pille schuld …«

»Ich nehme auch die Pille«, erwidert Johanna. Sie hat so unter ihrer Menopause gelitten, dass ihr der Frauenarzt als Hormonersatztherapie die Pille verschrieben hat. Danach ging es ihr besser.

Doch Johanna ist eher ein ängstlicher Typ und recherchiert viel im Internet. So las sie bei »Dr. Google«, dass die Pille der Leber schaden kann. Dort stieß sie auf den Tipp, sie solle darum stattdessen ein Hormonpflaster verwenden. Genau wegen solcher Vorfälle warnen wir in unserem Buch eindringlich vor Dr. Google, denn er hat weder studiert noch ein Examen gemacht. Vielmehr ist er eine Quelle für gefährliche Fehlinformationen – wie auch in Johannas Fall. Zu ihrem Entsetzen stellte sich bei einer Routineuntersuchung genau wie bei Andrea heraus, dass sich in ihrer Leber Knoten gebildet hatten. Wie konnte das sein – sie hatte doch die Pille abgesetzt?

Kaum hat Johanna ihre Geschichte erzählt, wird sie ins Sprechzimmer gerufen. Schnell noch eine Umarmung mit Andrea und das Versprechen, sich bald zu treffen, damit Johanna berichten kann.

Der Arzt hört sich ihre Geschichte an und runzelt die Stirn. »Leider lassen sich Frauenärzte manchmal von den missverständlichen Informationen der Pharmahersteller dazu verleiten, statt der Pille solche Pflaster zu verschreiben. Ich erkläre es Ihnen gern: Alles, was Sie an Medikamenten nehmen, egal ob als Tablette, Saft, Pflaster oder Salbe, gelangt ins Blut und kommt mit dem Blutkreislauf auch immer in der Leber an. Denn die Leber, und nur die Leber, kann das Hormon auch wieder abbauen (›entgiften‹). Dafür ist sie konstruiert.

So erreichte auch der Pflasterwirkstoff, genau wie die Pille, Ihre Leber. Und konnte dort Lebertumore auslösen. Das passiert zum Glück sehr selten und zum Glück sind sie meist gutartig – bei Östrogenen sehr viel häufiger gutartig als bei Testosteron. Aber dennoch, egal was Sie einnehmen: Achten Sie auf die Leber! Denn alleine meldet sich die Leber nicht, die schweigt. Wir müssen sie schon ansprechen, anschauen, dann können wir auch die Gefahren erkennen.«

Auch Johannas Tumore stellten sich als gutartig heraus. Sie folgte dem Rat des Leberspezialisten und setzte die Hormone ganz ab. Dass sie daraufhin einige Monate lang unter Hitzewallungen litt, ertrug sie klaglos. Vor allem, weil der Verzicht positive Wirkungen hatte: Die Adenome verschwanden, die Leber erholte sich. Und sie war erleichtert, dass mit dem Verzicht auf die Hormone auch ihre Furcht vor den Nebenwirkungen wie weggeblasen war.

Wieder einmal zeigte sich: Wissen ist die beste Medizin.

Die Leber-Patenkinder

Als Mutter des Lebens schützt die Leber auch Schwangere und ungeborene Kinder. Doch manchmal muss sie um die Gesundheit beider kämpfen.

Julia ist ein Leber-Patenkind. Frederik auch. »Leber-Patenkinder«? Der Ausdruck ist die Wortschöpfung eines Hepatologen. So nennt er Kinder, die geboren wurden, weil er die werdenden Mütter davon überzeugen konnte, dass ihre Lebererkrankung einem Kinderwunsch absolut nicht im Weg steht.

Denn leider kommt es häufig vor, dass Frauen mit einer Lebererkrankung – zum Beispiel von ihrem Hausarzt – vor einer Schwangerschaft gewarnt werden. Aus Sicht von Leberspezialisten sind diese Warnungen aber in den allermeisten Fällen völlig unbegründet. Eine Hepatologin, die sich auf die Behandlung Schwangerer spezialisiert hat, kritisiert diese Warnungen scharf. Sie seien in der Regel »völliger Nonsens«, sagt sie. Frauen derart zu verängstigen sei unverantwortlich.

Dennoch ist die Aufklärung über die Rolle der Leber in der Schwangerschaft wichtig. Denn Wissen ist, wie wir wissen, die beste Medizin – vor allem gegen die oft in einschlägigen Online-Foren kolportierten Behauptungen, Vermutungen und Halbwahrheiten.

Das Wissen über Schwangerschaft und Geburt hat sich Lauf der Jahrhunderte immer weiter entwickelt und verfeinert. Jeder Fall ist anders. Nur ein persönliches Gespräch mit einer vertrauten Ärztin, einem Arzt, kann deshalb Gewissheit bringen. Nicht aber dubiose Netzdiagnosen von »Kuschelbär23« oder »Rosarot65«.

Doch es gibt eine interessante Beobachtung, die uns eine Hebamme schildert: »In den nahezu 15 Jahren, in denen ich jetzt schon mit Schwangeren und Gebärenden in engem Kontakt bin, ist mir bereits eine deutliche Veränderung aufgefallen, was Ängste in der Schwangerschaft angeht. Neben einem generellen gesteigerten Sicherheitsbedürfnis hat die Geburt und die Zeit der Schwangerschaft viel von ihrer Selbstverständlichkeit eingebüßt. Allerorts ist vom ›Risiko‹ die

Rede und so ist es nur nachvollziehbar, dass das Vertrauen in die Natur und die eigenen Fähigkeiten langsam, aber stetig, immer weiter sinkt.«

Grundsätzlich unterscheiden Leberspezialisten zwischen zwei Arten der Lebererkrankungen bei Schwangeren: jenen, die infolge der Schwangerschaft, und jenen, die unabhängig von der Schwangerschaft ausgelöst wurden.

Krankheiten, die sich vor oder während der Schwangerschaft entwickelt haben

Laura, die Mutter von Patrick, hat es erlebt: »Ich war im fünften Monat – und plötzlich lief meine Haut gelb an. Meine Augäpfel wurden tiefgelb. Ich geriet in Panik.« Die Diagnose der Frauenärztin: Gelbsucht. Ab zum Leber-Doc. Schon nach wenigen Tagen stand die Diagnose fest: Patricks Mutter litt an einer Virus-Hepatitis (Leberentzündung), Typ B. Eine Krankheit, die mit der Schwangerschaft überhaupt nichts zu tun hat, sondern unter anderem durch Sex ausgelöst werden kann. Ist doch klar: Wenn ein Paar sich ein Kind wünscht, geht's normalerweise nicht ohne – beziehungsweise nur ohne schützendes Kondom. Wir haben das bereits im Kapitel »Das ABC der Hepatitis« (S. 89) erklärt.

Laura wurde behandelt und nach vier Wochen war der Spuk vorbei. Mutter und Kind sind heute wohlauf.

Auch wenn Sie (noch) keine Symptome einer Infektion mit Hepatitis B zeigen, wird Ihre Ärztin oder Ihr Arzt, wenn Sie schwanger sind, durch Bluttests dennoch routinemäßig feststellen, ob Sie Antigene gegen diesen Typ haben. Sollten Sie je einen Laborbericht in die Hände bekommen, achten Sie auf die Abkürzung »HBsAg«, dies bedeutet »Hepatitis-B-Antigen«.

Warum wird der Test gemacht? Weil Hepatitis B bei oder sofort nach der Geburt auch das Baby infizieren könnte. Dann würde das Virus an die nächste Generation weitergegeben und könnte sich so unerkannt multiplizieren. Mediziner nennen dies eine »Vertikalinfektion«. Bei einer bereits erkannten Infektion wie bei Laura oder bei einem verdächtig erhöhten HBsAg-Wert können Mediziner rechtzeitig dagegen vorgehen.

Erhöhte Alarmstufe löst allerdings eine Infektion mit Hepatitis E aus, denn sie kann für Mutter und Kind gefährlich werden.

Also Finger weg von rohem Mett oder Wildschweinsalami. Denn deren Verzehr ist einer der Hauptinfektionswege für Hepatitis E.

Sie sind schwanger und planen eine Reise nach Asien? Besser absagen. Denn dort grassiert schon seit langem eine Hepatitis-E-Welle. Das Virus dort ist das gefährlichste unter den drei Arten (»Genotypen«), die Wissenschaftler unterscheiden. Lesen Sie dazu unser Kapitel »Das ABC der Hepatitis« (S. 89), dort finden Sie alle wichtigen Informationen.

Die Gelbsucht (medizinisch »Ikterus«) kann in der Schwangerschaft übrigens auch durch eine Entzündung der Gallenblase oder durch die Blockade der Gallengänge, verursacht von Gallensteinen, entstehen. Medizinische Beobachtungen zeigen, dass Schwangere offenbar aufgrund einer veränderten Körperchemie vermehrt zur Bildung von Gallensteinen neigen. Auch die Unverträglichkeit von Medikamenten kann dazu führen.

In jedem Fall – mit Ihrer Schwangerschaft hat das nichts zu tun. Lassen Sie sich behandeln und alles wird gut.

Krankheiten, die nur infolge einer Schwangerschaft auftreten

Antonia, eine Bolivianerin, verheiratet mit einem deutschen Spanisch-lehrer, berichtet: »Im dritten Monat meiner Schwangerschaft begann meine Haut plötzlich furchtbar zu jucken. Es war unerträglich. Zuerst dachte ich an eine Allergie. Wir wechselten das Waschmittel, ich ging aus Furcht vor Pollen nur noch mit Mundschutz aus dem Haus. Aber es hörte einfach nicht auf. Dann sagte mein Mann, es könnte ja vielleicht an der Schwangerschaft liegen. Also bin ich zu meiner Frauen-ärztin gegangen …«

Ihre Diagnose: »Intrahepatische Schwangerschaftscholestase«. Während Sie noch üben, dieses Wortungetüm auszusprechen, erklären wir kurz den Begriff:

»Intrahepatitisch« bedeutet »innerhalb der Leber«.

»Schwangerschaft«: der Weg zum einzigen Blind Date, bei dem du sicher sein kannst, die Liebe deines Lebens kennenzulernen.

»Cholestase« heißt »Gallenstau« – eine Erkrankung, bei der die Gallen-flüssigkeit nicht mehr in den Darm gelangt und sich so in die Leber zurückstaut.

Das heißt, bei dieser Krankheit ist die Ausscheidung von Gallensäuren durch die Zellen der Leber gestört. Es ist letztlich die Galle, die bei Antonia den gruseligen Juckreiz auslöst. Leider tritt diese Krankheit bei Schwangeren relativ häufig auf. Es gibt Medikamente, die dieses Symptom zumindest mildern, wenn auch nicht ganz verschwinden lassen. Aber am Ende ist es wie immer in der Geschichte der Menschheit: Entscheidend sind allein der Wille und die Leidensfähigkeit der Mutter, die dem Kind zum Leben verhelfen.

Erst als Julia im Kreissaal ihre Ankunft auf der Welt mit einem kräftigen Schrei verkündet hatte (ihre Mutter Antonia behauptet bis heute, er habe wie »Olé!« geklungen), verschwand der Juckreiz. Denn allein die Geburt ist das wirksamste Gegenmittel.

Warum erwähnen wir eigentlich, dass Julias Mutter aus Bolivien stammt? Weil diese unangenehme Juckreizkrankheit ausgerechnet in Bolivien und Chile aufgrund einer dort häufiger vorkommenden genetischen Veranlagung besonders oft auftritt. Mit Julia auf dem Arm sagt Antonia heute: »Für dieses Glück war es das alles wert.«

Die Schwangerschaftsübelkeit – meist harmlos

Wenn Sie einen Film sehen, in dem eine Frau schwanger wird, dies aber vor dem Ehemann, der Familie oder dem Freund verheimlichen möchte – wie fliegt das Geheimnis in den meisten Drehbüchern auf? Sie beginnt, saure Gurken mit Schokolade zu essen? Nein, nicht eindeutig genug, denn das kriegen heute auch nicht schwangere Teenager hin.

Denken Sie noch mal nach … Genau! Aus heiterem Himmel muss sie sich plötzlich übergeben. Dieses Szenario hat sich inzwischen quasi als Standard in der Drehbuchdramaturgie etabliert. Und in der Tat – Übelkeit und Erbrechen sind für viele Schwangere eine herausfordernde Begleiterscheinung einer Schwangerschaft. Ein bisschen Übelkeit und gelegentliches Erbrechen in der Frühphase der Schwangerschaft ist normal, aber bei manchen Frauen kann das auch mal extrem sein. Mediziner nennen es »Hyperemesis gravidarum«, übersetzt »unstillbares Erbrechen«.

Übel im wahrsten Sinn des Wortes – aber was hat das mit der Leber zu tun? In den meisten Fällen glücklicherweise nichts. Ist das Erbrechen ausgeprägt und hält längere Zeit an, kann das zu ernsthaften Leberschädigungen führen, weil die Leber durch den Nahrungs- und Flüssigkeitsmangel nicht mehr genug durchblutet und ernährt wird. Zudem tritt manchmal eine leichte Gelbsucht auf.

Aber Ihre Frauenärztin oder Ihr Frauenarzt wird das genau beobachten und mit medizinischen Mitteln verhindern, dass es passiert.

Das HELLP-Syndrom

Durch die Internet-Ratgeber-Foren für Schwangere geistert immer wieder und immer häufiger eine Horror-Story mit dem Titel »HELLP«. Hier eine Eintragung dazu:

»Ich bin in der 18. Schwangerschaftswoche mit dem dritten Kind schwanger und wir freuen uns sehr. Bis jetzt hatte ich auch wirklich Glück, was den bisherigen Schwangerschaftsverlauf angeht. Leider habe ich nach der Geburt des zweiten Kindes eine Angststörung entwickelt. Und zwar habe ich tierische Angst vor Krankheiten. Und heute habe ich im Internet durch Zufall gelesen, dass eine Frau ganz plötzlich durch das HELLP-Syndrom gestorben ist. Ich könnte mich einfach nur in die Ecke setzen und heulen, weil ich nun solche Angst habe …«

Ganz ehrlich: Ja, beim HELLP-Syndrom handelt es sich um eine gefährliche, aber extrem seltene (Leber-)Krankheit, deren Ursachen noch nicht genau bekannt sind – jedoch: Lesen Sie dennoch beruhigt weiter.

Der Name »HELLP« ist die Abkürzung für eine zugegebenermaßen komplizierte Begriffskette: »Haemolysis, Elevated Liver Enzymes, Low Platelet Count«. Übersetzt bedeutet das:

H – Haemolyse: Auflösung der roten Blutkörperchen

EL – Elevated Liver Enzymes: erhöhte Enzymwerte in der Leber. Dazu kommen wir gleich.

LP – Low Platelet Count: Verminderung der Blutplättchen

Erhöhte Enzymwerte in der Leber: Die Leber ist eine kleine Chemiefabrik (S. 136). Zum Auf- und Abbau von chemischen Stoffen benötigt sie bestimmte organische Verbindungen (Enzyme). Wird eine ungewöhnlich hohe Konzentration dieser Enzyme aus der Leber im Blut festgestellt, ist das ein Alarmsignal. Denn je mehr Enzyme aus der Leber austreten, desto größer die Gefahr. Wird anhand der Laborwerte eine HELLP-Erkrankung festgestellt, muss in der Regel die Geburt des Kindes eingeleitet werden. Tiefer wollen wir an dieser Stelle gar nicht einsteigen, denn dann würde es ein hepatologisches Fachseminar.

Was merken Sie als Schwangere selbst, wenn Sie am HELLP-Syndrom erkrankt sind? Wann muss Ihre Frauenärztin oder Ihr Frauenarzt an eine solche Erkrankung denken? Das HELLP-Syndrom ist eine der wenigen Lebererkrankungen, bei denen die Leber meist nicht schweigt: Durch die Entzündung und Schwellung der Leber spannt sich die Leberkapsel, die im Gegensatz zum eigentlichen Lebergewebe Schmerznerven hat, und so verspüren Sie Oberbauchschmerzen und einen unangenehmen Druck. Meist kommt es zusätzlich zu Übelkeit und Erbrechen sowie zu allgemeinem Unwohlsein. Wenn diese Beschwerden am Ende Ihrer Schwangerschaft auftreten, werden Sie sicher den Arzt oder die Klinik aufsuchen, und dort kann man anhand der Laborwerte die Gefahr sehr schnell erkennen.

Was Sie aber wissen müssen: Diese Erkrankung ist wirklich extrem selten. Sie tritt nur bei 0,17 bis 0,8 Prozent der Schwangerschaften auf. Und auch wenn es noch keine wirklich wirksamen Medikamente gegen diese Erkrankung gibt, es gibt eine meist extrem wirksame Therapie: Die schnell eingeleitete Geburt, im Zweifelsfalle als Kaiserschnitt, löst das Problem nicht nur für fast alle Betroffenen sehr schnell, sondern bringt auch das gewünschte und eigentlich immer gesunde Kind zur Welt.

Jener Hepatologe, von dem wir den wunderbaren Ausdruck »Leber-Patenkinder« haben, hat übrigens in seinem Behandlungszimmer eine Fotogalerie an die Wand gehängt, die nur Babys oder heranwachsende Kinder zeigt. Es sind alles seine Leber-Patenkinder. »Immer, wenn eine Schwangere in großer Sorge oder gar verzweifelt vor mir sitzt, zeige ich ihr diese Fotos«, sagt er. »Dann erlebe ich sehr oft, dass die Tränen einem Lächeln weichen. Aber weil dieser Moment sie so berührt, kullern dann oft bei meiner Assistentin die Tränen …«

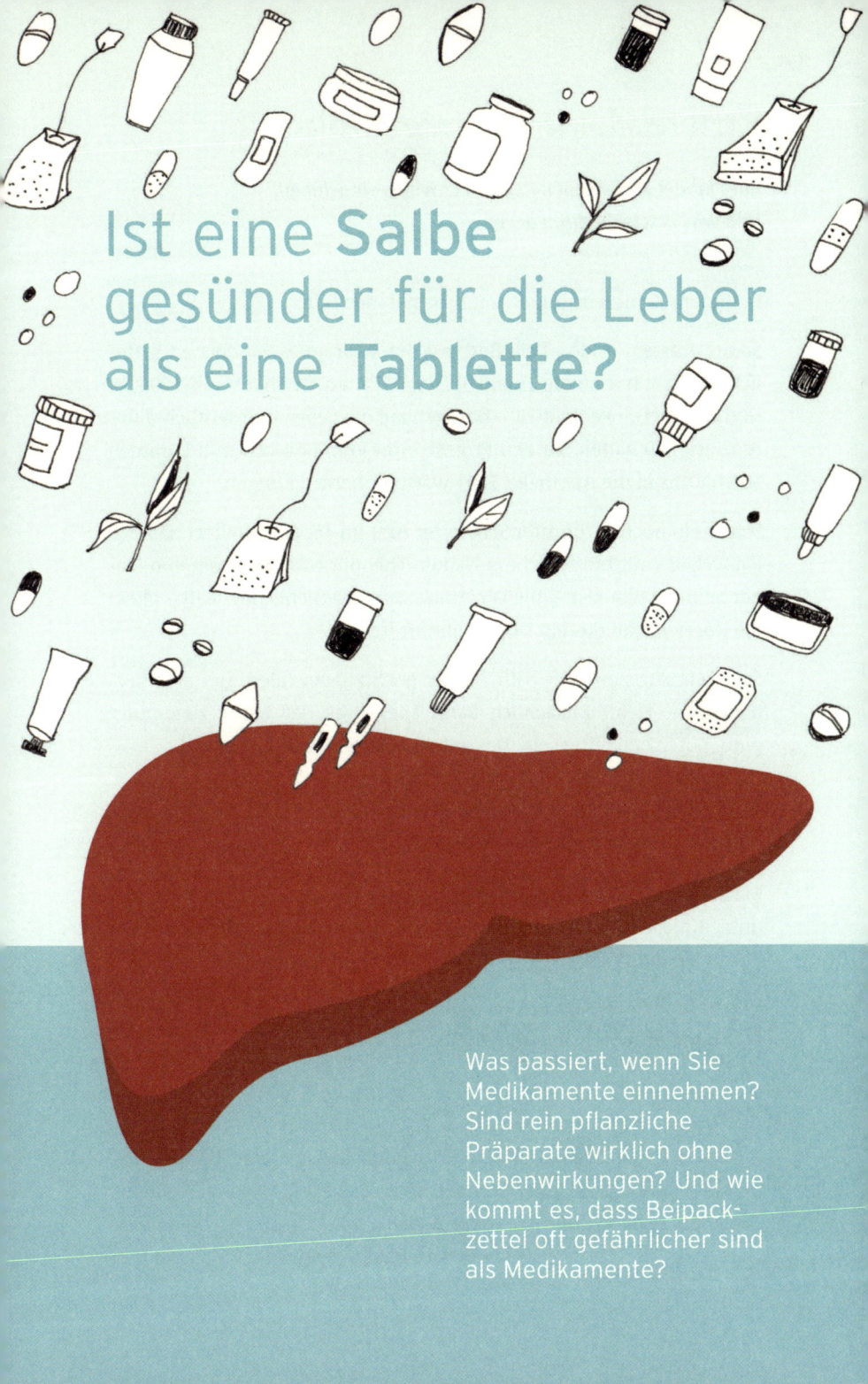

Ist eine **Salbe** gesünder für die Leber als eine **Tablette?**

Was passiert, wenn Sie Medikamente einnehmen? Sind rein pflanzliche Präparate wirklich ohne Nebenwirkungen? Und wie kommt es, dass Beipackzettel oft gefährlicher sind als Medikamente?

Unsere kleine Chemiefabrik

Alles landet in der Leber – egal, wie wir es einnehmen.
Und was geschieht dann dort?

In diesem Kapitel beginnen wir erst mal mit: Gift.

Sofort entsteht im Kopf ein Bild: ein dunkelbraunes Fläschchen, grünlicher Inhalt, mit einem Totenkopfsymbol auf dem Etikett. Aber das ist Hollywood. Die Realität ist – bezogen auf die Leber – wesentlich differenzierter. Schalten Sie den Projektor im Kopfkino aus und kommen Sie mit uns in die Apotheke. Dort warten Überraschungen.

Schon ein hoch gerühmter Schweizer Arzt im 16. Jahrhundert namens Paracelsus (mit bürgerlichem Namen Theophrastus Bombast von Hohenheim) stellte fest: »Alle Ding' sind Gift und nichts ohn' Gift – allein die Dosis macht, das ein Ding' kein Gift ist.«

Sein Lehrsatz zum Gift trifft immer noch zu, vor allem in der Leberheilkunde. Denn tatsächlich kann alles, was der Leber zugemutet wird, potenziell giftig sein. Das gilt vor allem für Medikamente.

Die Leber kann neben Abbau auch Herstellung

Machen wir zur Entspannung mal wieder ein kurzes Quiz: Sie leiden unter Knieschmerzen (… hoffentlich nicht wirklich!). Zur Linderung haben Sie die Wahl zwischen einer Tablette und einer schmerzstillenden Salbe. Als inzwischen sensibilisierter Leberfreund überlegen Sie: Welches Medikament von beiden soll ich der Leber zuliebe wählen? Sie haben 20 Sekunden Zeit …

Bing!

Antwort: Es ist egal, welches von beiden Sie nehmen. Denn jedes, wirklich jedes Medikament landet in der Leber. Egal ob als Tablette, Zäpfchen, Infusion, Spritze, oder Salbe. Praktisch alle Medikamente werden in der Leber irgendwie abgebaut – entweder nur zum Teil und dann weiter über die Niere im Urin ausgeschieden. Oder, viel häufiger, sie werden schrittweise in der Leber so weit zu kleinen Teilen abgebaut, die dann über die Galle ausgeschieden werden. Aber ganz der Leber aus dem Weg gehen, das schafft praktisch gar kein Medikament, das irgendwie in den Körper aufgenommen wird.

Immer wieder haben wir bereits die zahlreichen erstaunlichen und einmaligen Fähigkeiten der Leber gefeiert. Aber nun – Trommelwirbel! – kommen wir zu einem der erstaunlichsten Leberphänomene. Erschrecken Sie bitte nicht, wenn wir Ihnen enthüllen: Sie tragen in Ihrem Körper eine kleine Chemiefabrik!

Denn manche Medikamente werden überhaupt erst in der Leber aus ihrer Vorform in eine aktive, also wirksame Form umgewandelt. Die Leber als Chemiefabrik kann also neben Abbau (»Reinigung« und »Entgiftung«) auch Herstellung.

Durch den Abbau und die Umwandlung in der Leber entstehen unterwegs viele neue Chemikalien, die im eigentlichen Medikament gar nicht enthalten sind. Manchmal verbinden sich diese aber auch mit körpereigenen Bestandteilen (z. B. Enzymen – das sind aktive Eiweißkörper, die Stoffe umwandeln) zu neuen Molekülen, die vom Immunsystem als Fremdkörper störend wahrgenommen werden und eine allergische Reaktion hervorrufen können. Diese Abwehrreaktion ist potenziell gefährlich, denn daraus kann sich eine Leberentzündung entwickeln. Ein Alarmzeichen dafür ist der »Leberausschlag« auf der Haut, also Hautrötungen und Flecken auf der Haut, einhergehend mit erhöhten Leberwerten – immer hoch verdächtig auf eine Medikamentenallergie.

Logischerweise werden Sie jetzt sagen: Ja, aber ein Arzt muss doch vorher wissen, ob das verordnete Medikament für mich womöglich gefährlich ist.

Nein, das kann er nicht wissen. Denn fast jedes Medikament ist in der Lage, solch unangenehme Wirkungen auszulösen. Dieser Schaden ist leider mehr oder weniger rein zufällig und unabhängig von der Men-

ge des eingenommenen Medikaments. Es ist eine spezifische, aber –
wie gesagt – fast rein zufällige Allergie.

Schon eine einzige Tablette kann eine Allergie auslösen

Haben Sie schon mal von einer »Hymenopterengiftallergie« gehört?
Dieser Zungenbrecher heißt schlicht nichts anderes als »Allergie gegen
Insektenstiche«, zum Beispiel von Wespen oder Bienen. Da verhält es
sich genauso: Es ist völlig egal, ob der betroffene Allergiker von einer
oder mehreren Wespen aufs Korn genommen wird. Ein Stich reicht –
und die Spritze aus dem Notfall-Kit am Gürtel muss sofort zum Einsatz kommen. Und genauso kann auch schon eine Tablette reichen,
um die Krise auszulösen.

*Um keine falsche Fährte zu legen: Allergien sind
ein Phänomen des Immunsystems und nicht
der Leber. Aber sie manifestieren sich in der Leber,
weil dort das auslösende Allergen sitzt.*

Darum sollten Sie bei neuen Medikamenten nach einiger Zeit die Leber testen lassen, um zu sehen, ob Sie sie vertragen. Aber für die allermeisten Medikamente gilt: Wenn die Leber diese grundsätzlich erst
mal verträgt, dann kann man sie auch über Jahrzehnte einnehmen,
ohne der Leber überhaupt je zu schaden. Denn wenn keine Allergie
auftritt, wird die Leber mit fast allem fertig – und das auch dauerhaft.

Vorsicht ist allerdings bei einer schweren Lebererkrankung geboten.
Denn dann verlangsamt sich die Entgiftung, also der Abbau von Medikamenten. Das gilt zum Beispiel für Schlafmittel, die viel langsamer
abgebaut werden, dann nachhängen und so viel mehr Nebenwirkungen hervorrufen können.

Vorsicht bei »rein pflanzlichen« Präparaten

Fünf Minuten vor den abendlichen TV-Nachrichten werden Sie mit Arzneimittelwerbung bombardiert: Mittel gegen Blasenschwäche, Einschlafstörungen, Verdauungsprobleme, Gelenkschmerzen … In der Apothekersprache werden diese nicht rezeptpflichtigen Präparate (wir nennen sie bewusst nicht Medikamente) »OTC« genannt: eine Abkürzung für »Over the counter«, d. h. »über den Tresen«.

Eine europäische Studie förderte zutage, dass 68 Prozent der Befragten mindestens ein OTC-Präparat nehmen. Der OTC-Markt ist gewaltig: Rund 900 Millionen Packungen im Wert von 8,7 Milliarden Euro werden pro Jahr verkauft – Tendenz steigend. Aber, Zitat aus der *Deutschen Apotheker Zeitung*: »Die Ergebnisse dieser Untersuchung zeigen, dass das Bewusstsein für mögliche Auswirkungen einer OTC- bzw. NEM-Einnahme auf Blutparameter nur in geringem Maß vorhanden ist.« »NEM« steht für »Nahrungsergänzungsmittel«.

So kommt es, dass die Käufer solcher Präparate die Mittel bedenkenlos nehmen, vor allem, wenn sie als »rein pflanzlich« beworben werden. Keine Chemie drin – kann also nicht gefährlich sein.

Leider ein Irrtum! Denn naturheilkundliche Medikamente (auch Kräutertees) rufen eine Leberallergie mindestens so häufig hervor wie allopathische (chemisch synthetisierte). In einem Kräutermix sind oft Hunderte von unterschiedlichen biochemischen Einzelstoffen enthalten, sodass die Chance einer Allergie gegen eine einzelne Komponente statistisch viel höher ist, als wenn man nur eine einzelne sauber hergestellte Chemikalie einnimmt. Natur- und auch Bioprodukte schützen nicht vor Allergie – wie jeder Allergiker weiß, der auf Pollen, bestimmtes Obst oder Nüsse allergisch reagiert, egal ob diese biologisch angebaut wurden oder nicht. Also: Wer Angst vor Medikamentennebenwirkungen hat, sollte besonders vorsichtig mit naturheilkundlichen Präparaten sein!

Ein Beispiel: Der Fall eines populären, rezeptfreien Medikaments zur Bekämpfung von Magenproblemen, Iberogast. Der Hersteller bewirbt es als »pflanzlich«. Wie gesagt: Sogenannte »Naturheilmittel« lösen oft medikamentenallergische Reaktionen in der Leber aus. Wie dieses: Schöllkraut. Es ist Bestandteil von Iberogast. In hohen Dosen wird es für Schwangere und Leberkranke zur Lebensgefahr. Das Bundesinstitut für Arzneimittel und Medizinprodukte (BfArM) warnte deshalb 2008 vor Schöllkraut-Produkten, verlangte entsprechende Warnhinweise in den Beipackzetteln und löste damit einen Streit mit dem Hersteller von Iberogast aus. *Die Zeit* berichtete im September 2018 ausführlich über den Fall und dokumentierte folgende Fakten: Der Hersteller wehrte sich damals gegen den Warnhinweis mit der Begründung, Iberogast sei kein reines Schöllkraut-Präparat. Der Warnhinweis hätte womöglich die Marketing-Story vom harmlosen, aber heilsamen Pflanzenmittel gestört. Zehn Jahre lang blieb es dabei. Bis das *American Journal of Gastroenterology* im Jahr 2016 in einem von sechs Medizinern verfassten Fachartikel vier Fälle dokumentierte, in denen das Präparat zu Leberschädigungen geführt hatte: »Iberogast-Induced Servere Hepatotoxity Leading to Liver Transplantation« (Iberogast verursachte schwere Lebervergiftung, die zu Lebertransplantation führte[4]).

Das BfArM nahm diesen Artikel zum Anlass, den Hersteller nun doch ultimativ aufzufordern, die Liste der Nebenwirkungen zu ergänzen.

Der Hersteller klagte dagegen. Aber plötzlich, im Spätsommer 2018, lenkte der Pharmakonzern ein. Der Grund: Ein Todesfall, der womöglich durch die Einnahme des Mittels verursacht wurde. Der Hersteller bleibt bei seiner These, der Schöllkraut-Anteil sei gering, und wehrt sich auf seiner Website: »Dennoch geriet das Arzneimittel aufgrund eines Todesfalls aus dem Jahr 2018 in die Kritik, obwohl die medizinisch-wissenschaftliche Bewertung davon ausgeht, dass es sich vermutlich um eine äußerst seltene, individuelle Unverträglichkeitsreaktion (idiosynkratische Reaktion) gehandelt haben könnte ...«[5]

---

4 Siehe unter https://journals.lww.com/ajg/Citation/2016/09000/Iberogast_Induced_Severe_Hepatotoxicity_Leading_to.38.aspx (Stand: 09.10.2020)
5 Siehe unter https://www.info.iberogast.de/vertraeglichkeit-von-iberogast/ (Stand: 09.10.2020)

Doch heute ist die Nennung folgender Nebenwirkungen Teil des Beipackzettels:
»Bei der Anwendung von Schöllkraut-haltigen Arzneimitteln sind Fälle von Leberschädigungen (Anstieg der Leberenzymwerte, des Bilirubins bis hin zu arzneimittelbedingter Gelbsucht [medikamentös-toxi-
scher Hepatitis] sowie Fälle von Leberversagen) aufgetreten …«

Zu Risiken und Nebenwirkungen …

Moment, werden Sie vielleicht sagen. Deutschland hat seit dem Con-
tergan-Skandal eines der schärfsten Medikamentenrechte der Welt
(S.144). Werden diese OTC-Arzneimittel nicht auf Gefahren getestet?
Die simple Antwort: Nein. Sie werden lediglich registriert, weil ihre
Wirkstoffe bereits Jahre zuvor zugelassen wurden.

Und die sind oft alles andere als harmlos, wenn man sie nicht nach
Vorschrift dosiert. Zum Beispiel Paracetamol. Ein beliebter Wirkstoff
gegen Schmerzen, Packungen unterschiedlicher Hersteller bis zu
10 Gramm sind frei erhältlich. Aber: Paracetamol ist ein Schmerzmittel mit zwei Gesichtern – einem freundlichen und einem teuflischen.

Zuerst das freundliche: Es ist das einzige Schmerzmittel, das Hepatologen ihren Patienten bedenkenlos verabreichen, denn Leberallergien
gegen Paracetamol kommen so gut wie nie vor. Darum ist es in normaler Dosierung für die Leber sicherer als jedes andere Schmerz- oder
Fiebermittel.

Und nun das teuflische: Schon bei einer Überdosierung von mehr als
drei Gramm pro Tag (sechs Tabletten) kann Paracetamol zu schwerem
und in letzter Konsequenz tödlichem Leberversagen führen. Wird die
Vergiftung nicht rechtzeitig erkannt, stirbt der Patient nach drei bis
vier Tagen an akutem Leberversagen. 4000 bis 5000 Fälle von Vergiftungen durch Paracetamol werden pro Jahr im Schnitt in Deutschland
dokumentiert.

Zu einer Vergiftung kann es auch ohne die überdosierte Einnahme des Schmerzmittels kommen, etwa wenn ein Patient parallel ein zweites Medikament nimmt, in dem auch Paracetamol enthalten ist, ohne dass er es ahnt. Paracetamol ist zum Beispiel auch Bestandteil vieler Grippemedikamente.

Glücklicherweise kann die Vergiftung – sofern sie schnell entdeckt wird – mit einem Gegengift geheilt werden.

Als Feigenblatt dient all diesen nicht rezeptpflichtigen Präparaten der Klassiker »Zu Risiken und Nebenwirkungen fragen Sie Ihren Arzt oder Apotheker«. Vorgeschrieben im »Heilmittelwerbegesetz« (HWG). Könner des Sprecher-Fachs feuern diesen Satz in unter 1,8 Sekunden ab. Die Schnelligkeit hat übrigens nichts damit zu tun, dass diese 1,8 Sekunden teure Werbezeit verbraten. Immerhin kostet ein solcher TV-Spot vor der ARD-Tagesschau im Durchschnitt mehr als 42 000 Euro für 20 Sekunden! Aber die TV-Sender berechnen die Zeit für den Pflichthinweis nicht, weil er »keine produktrelevanten Informationen«[6] enthalte, wie sie sagen. Und genau deshalb wollen sich die Anbieter dieses lästigen Anhängsels so schnell wie möglich entledigen.

---

6 Siehe unter https://www.ard-werbung.de/faq/wie-viel-kostet-tv-werbung/ (Stand: 09.10.2020)

Beipackzettel sind oft gefährlicher als das Medikament

Eine ältere Patientin, schwer leberkrank, sitzt auf einer Behandlungsliege im Hamburger Uniklinikum UKE. Als der Arzt den Raum betritt, zückt sie ein Stück Papier, einen Beipackzettel, und hält ihn dem Arzt vor das Gesicht. Zahlreiche Textpassagen sind mit einem Textmarker gefärbt. »Herr Doktor, das Medikament nehme ich nicht!«, verkündet sie entschlossen. »Da steht, die Tabletten sind gefährlich für Patienten mit Leberfunktionsstörungen. Wie können Sie mir dann so ein Gift verschreiben?«

Der Arzt berichtet: »Es hat einige Zeit gedauert, sie davon zu überzeugen, das Medikament zu nehmen. Zuerst habe ich ihr erklärt, warum die Informationen auf Beipackzetteln Patienten oft in die Irre führen. Leider ohne Erfolg. Erst als ich ihr ohne Umschweife klargemacht habe, dass sie sich in akute Lebensgefahr begibt, wenn sie das Medikament nicht regelmäßig einnimmt, lenkte sie ein.«

Doch nicht der Beipackzettel allein war die Ursache für die Weigerung der verunsicherten Patientin. Es war auch das Schweigen der Leber. Denn weil sie trotz ihrer schweren Leberkrankheit keine Schmerzen empfand, spürte sie keinen psychischen Druck, der sie zur Einnahme des Medikaments bewegte. Bei einer schmerzhaften Erkrankung wäre ihr der Beipackzettel vermutlich egal, Hauptsache, der Schmerz lässt nach oder verschwindet.

Wir sind wieder in der Apotheke. Sie ziehen den Beipackzettel aus der Medikamentenpackung. Jede Wette – den kriegen Sie nie wieder passend gefaltet zurückgesteckt. Doch bleiben Sie entspannt – am Ende dieses Kapitels geben wir Ihnen dafür die Anleitung.

Sie lesen: »Schmerztabletten dürfen nicht eingenommen werden bei schweren Leber- oder Nierenfunktionsstörungen« … »Bei länger dauernder Gabe sollten die Leberwerte regelmäßig kontrolliert werden« … »Die Symptome einer Überdosierung können Übelkeit, Magenschmerzen, Erbrechen, Funktionsstörungen von Leber und Nieren hervorrufen«…

Vor Leberallergien haben die Pharmafirmen große Furcht, denn sie sind der häufigste Grund, warum ein Medikament wieder vom Markt genommen wird. Der Verband Forschender Arzneimittelhersteller (VFA) geht davon aus, dass die Entwicklung eines neuen Medikaments durchschnittlich mindestens 700 Millionen Euro kostet. Die sind dann futsch. Um dieses Risiko so weit wie möglich auszuschließen, empfehlen die meisten Beipackzettel, dass Patienten mit Lebererkrankungen die Medikamente nicht nehmen sollen. Dies ist aber selten sinnvoll, weil die Allergie völlig unabhängig davon auftritt, ob die Leber eine andere Erkrankung hat oder nicht.

Wir behaupten deshalb: Beipackzettel sind oft gefährlicher als die Medikamente, denen sie beiliegen.

Denn die Folge der Beipackzettel-Warnung – »Herr Doktor, dieses Medikament nehme ich nicht!« – führt in manchen Fällen dazu, dass der eigentlich therapierte Patient in der Notaufnahme landet oder sogar stirbt, weil er aufgrund der Beipackzettel-Warnung seine Medizin nicht genommen hat.

Warum Beipackzettel eingeführt wurden

Der Beipackzettel. Eingeführt wurde er vor genau 41 Jahren. Aus einem bitteren Anlass: Nach der Contergan-Tragödie Ende der 1950er Jahre, bei der die Einnahme eines Schlafmittels bei Schwangeren zu einer Fehlbildung bei den ungeborenen Kindern geführt hatte, begannen Ärzte, Pharmakologen und Fachausschüsse des Bundestages eine Diskussion über die Sicherheit von Medikamenten.

Ein Resultat war die Zulassungsprüfung für neue Medikamente. Ein weiteres die Einführung der Packungsbeilage »in verständlicher Sprache«, festgelegt im Arzneimittelgesetz (AMG) von 1978. Erweitert wurde diese Regelung im Jahr 2001 durch eine EU-Verordnung, die sogar die Dicke des Papiers vorschreibt. Apropos »Verständliche Sprache«: Beipackzettel werden für Menschen geschrieben, die bereits eine hohe Lesekompetenz haben. Aber wer schützt all diejenigen, die aufgrund mangelnder Sprachkenntnisse gar nicht in der Lage sind, die Texte zu verstehen?

Gefährliche Beipackzettel – was ist zu tun?

Für die Entwicklung eines neuen Medikaments müssen mindestens fünf Stadien mit Labortests, Tierversuchen und klinischen Studien durchlaufen werden. Die Prozedur dauert bis zu 12 Jahre, abhängig von der angestrebten Therapiewirkung. Ohne diese aufwendige Zulassungsprozedur wird in Deutschland kein neues Medikament zugelassen. Die Frage hingegen, welche sinnvollen Inhalte der Beipackzettel des neuen Medikaments enthalten sollte, wie verständlich er sein muss und wie er auf Patienten wirkt, wurde bisher niemals wissenschaftlich untersucht.

Wir fordern: Genau solche Studien müssen endlich durchgeführt werden!

Grundsätzlich gilt: Wenn Sie sich aufgrund des Beipackzettels oder nach Recherchen bei Dr. Google nicht sicher sind, ob Sie das Medikament (egal ob verschrieben oder OTC) nehmen sollten, halten Sie Rücksprache mit Ihrem Arzt. Er wird sich trotz des Termindrucks in der Praxis in der Regel die Zeit nehmen, bereits im Patientengespräch über das Medikament zu informieren. Natürlich kann es vorkommen, dass Sie aufgrund der emotionalen Wirkung des Gesprächs nur halb hinhören, sich erst zu Hause selbst mit dem Medikament beschäftigen – und dann womöglich die falsche Entscheidung treffen. Zögern Sie daher bitte nicht, Ihren Arzt oder auch Apotheker dann erneut zu befragen.

Die Aufforderung »Zu Risiken und Nebenwirkungen …« ist also wirklich sinnvoll und mehr als nur ein vorgeschriebenes Wort-Stakkato.

Ach so – wir hatten versprochen, die Aufgabe »Beipackzettel richtig falten« vom Anfang dieses Kapitels zu lösen:

Das Papier in voller Breite und Länge auf den Tisch legen. Jetzt genau in der Mitte falten. Das gefaltete Blatt erneut in der Mitte falten. Je nach Größe muss dies drei bis vier Mal wiederholt werden. Am Ende entsteht ein schmaler Streifen, der einfach wiederum in der Mitte geknickt wird – und nun in die Packung passt.

Fertig! Und völlig ohne Nebenwirkungen.

Spannender als im TV: So retten **Leberchirurgen** Leben

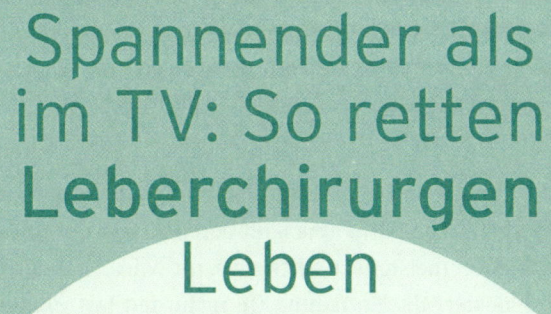

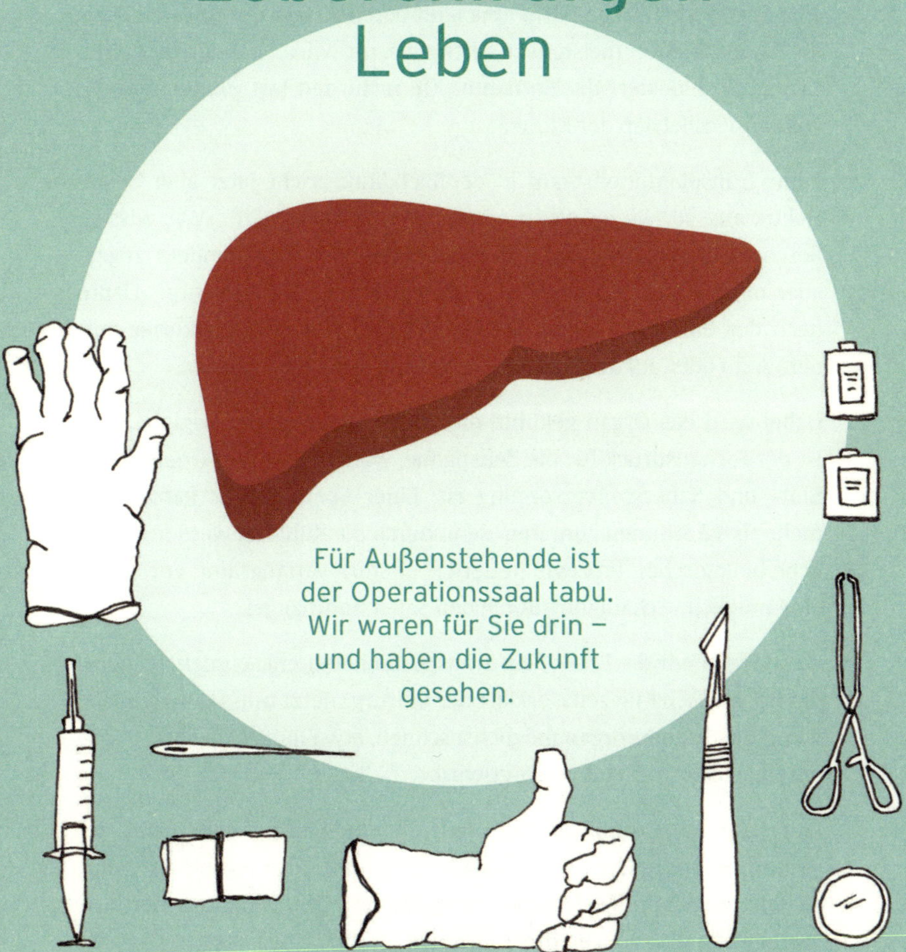

Für Außenstehende ist der Operationssaal tabu. Wir waren für Sie drin – und haben die Zukunft gesehen.

Die Zukunft im OP hat begonnen

Leberchirurgie erfordert ein hohes Maß an Kompetenz und handwerklichem Geschick. Seit einiger Zeit werden auch OP-Roboter eingesetzt: Von erfahrenen Chirurgen gesteuert, ermöglichen sie Eingriffe an der Leber, die viel präziser und schonender sind als früher.

Das Telefon klingelt um zwei Uhr morgens: »Wir bekommen heute eine Spenderleber. Die Entnahme läuft bereits«, sagt der Anrufer. Dass die Spenderleber meistens nachts entfernt wird, hat einen guten Grund: So blockiert die Entnahme-OP nicht den fast immer rappelvollen Tagesbetrieb der Klinik.

Beim Transplantationsteam in der Zielklinik bricht jetzt aber keine Hektik aus, so, wie es oft in Arztserien inszeniert wird. »Wir wissen Bescheid und haben einen klaren Zeithorizont. Wir handeln zügig, aber ohne Hast«, versichert uns ein erfahrener Leberchirurg. »Denn nach der Entnahme muss das Organ ja noch per Spezialkurier mit dem Auto oder auf dem Luftweg zu uns transportiert werden.«

Dabei wird das Organ gekühlt, die »kalte Ischämiezeit« beginnt. Das ist der Fachausdruck für die Zeitspanne, während der ein Organ ohne Blut- und Sauerstoffversorgung ist. Einer Spenderleber kann man mehr als 12 Stunden zumuten, denn durch die Kühlung werden sämtliche biologischen Prozesse in der Leber stark verlangsamt, vor allem eine mögliche Schädigung durch den Sauerstoffmangel.

»Erst, wenn wir die Leber dem Transportbehälter entnehmen, beginnt die warme Ischämiezeit«, erklärt der Chirurg. »Jetzt muss es fix gehen, damit das Spenderorgan möglichst schnell, etwa innerhalb von 30 Minuten, wieder mit Blut versorgt wird.«

Eine Lebertransplantation zählt, wie allenthalben berichtet wird, zu den anspruchsvollsten Operationen überhaupt. Also wuselt ein mindestens zwölfköpfiges Spezialistenteam um den Patienten herum? Weit gefehlt. Es genügen drei Chirurgen.

Einer von ihnen ist der Operateur. Ihm gegenüber der erste Assistent. Zu dessen Rechten der zweite Assistent. »Assistent« ... Also jemand, zu dem der Operateur nach erfolgreicher OP sagen darf: »Harry, hol schon mal den Kaffee ...«? Ebenfalls weit gefehlt.

Sie werden folgenden Dialog vermutlich bereits in der TV-Arztserie »In aller Freundschaft« gehört haben. Dr. Brentano: »Wir müssen sofort operieren!« – Klinikdirektor Dr. Heilmann: »Ich assistiere!«

Kliniken, so sagte einst ein renommierter Standesvertreter, seien kein Ort für Basisdemokratie. Hierarchien sind dort aus gutem Grund notwendig, denn sie sind ein wichtiges Spiegelbild der Kompetenz und Erfahrung. Warum also assistiert ein Klinikdirektor auch mal seinem Mitarbeiter – und nicht umgekehrt?

In diesem Punkt ist die Arztserie korrekt. Der Grund hierfür? Der Leberchirurg klärt auf: »Die Bezeichnung ›Assistent‹ ist irreführend. In Wahrheit hat er am Tisch eine wesentliche Rolle. Der Operateur macht das Handwerkliche, der Assistent geht ihm dabei zur Hand. Aber er beobachtet auch ganz genau, was geschieht, und gibt rechtzeitig Hinweise, steuert eine zweite Meinung bei oder warnt. Also eine sehr wichtige Rolle. Operateur und Assistent sind ein eingespieltes Team von Gleichberechtigten. Ein Assistent mit größerer Erfahrung ist also am Tisch höchst willkommen.« Häufig ist sogar der erfahrenere Operateur »nur« der Assistent. Es ist die Konstellation, in der die Chefs ihren Mitarbeitern die hohe Kunst beibringen können, mit Ratschlägen und kleinen Handreichungen helfen, aus einem guten Chirurgen einen exzellenten heranzubilden.

Der dritte Assistent übernimmt Aufgaben wie zum Beispiel das Absaugen von Blut und anderen Körperflüssigkeiten, damit die Sicht auf das Organ nicht gestört wird. Es handelt sich sehr oft um einen Medizinstudenten im höheren Semester, der sich für eine Zukunft als Chirurg entschieden hat. Dass er dabei sein darf, kann für seinen weiteren Berufsweg entscheidend sein. »Ich habe durch Zusehen mehr über die praktische Chirurgie gelernt als aus jedem Lehrbuch«, erinnert sich unser Leberchirurg.

Ein weiteres wichtiges Team-Mitglied ist der »OTA«, der oder die Operationstechnische Assistent/-in. OTAs reichen zum Beispiel die nötigen Instrumente an. »In einem erfahrenen Team brauche ich gar nichts mehr zu sagen. Ich halte nur meine Hand hin – und bekomme sofort das Richtige.«

Wichtig für den Erfolg: Gute Teamarbeit und moderne Medizin

Ein eingespieltes, erfahrenes Team am Tisch ist also ein Garant für den Erfolg?

Der Chirurg nickt – fügt aber gleich hinzu: »Ja, auch. Aber das Können der Chirurgen ist bei weitem nicht allein entscheidend. Wir brauchen eine sehr gut aufgestellte Anästhesie, später eine erstklassige Intensivstation. Und vor allem eine präoperative Diagnostik auf dem neuesten Stand. Da gab es in der jüngsten Zeit erstaunliche Fortschritte, die uns die Arbeit erheblich erleichtern.«

Was er meint: Ultraschalluntersuchungen, sogenannte »bildgebende Verfahren« wie die Magnetresonanztomographie oder die Computertomographie. Sie ermöglichen einen detaillierten Blick in den Körper und in die Leber des Patienten. Das erkrankte Organ kann dabei Schicht für Schicht dreidimensional dargestellt werden. So lassen sich zum Beispiel Tumore, die sich im Lebergewebe verstecken, genau orten, damit sie später auf dem Tisch schnell gefunden und entfernt werden können. Diese Daten können bei einer Operation noch aus einem ganz anderen Grund von großem Nutzen sein. Aber dazu später mehr.

Die Ergebnisse der sogenannten präoperativen Diagnostik ermöglichen es den Chirurgen, sehr präzise zu entscheiden, wie sie vorgehen werden, und sind deshalb von größter Bedeutung.

Zurück zur Transplantation. Die Spenderleber wurde genau auf ihre Eignung und Funktionsfähigkeit untersucht. Leider kommt es dabei gar nicht so selten vor, dass die Untersuchung negativ ausfällt und die

Transplantation abgesagt werden muss, weil das Organ vorgeschädigt ist. Wir haben am Anfang des Buches gelernt, wie häufig die Fettleber in der modernen Gesellschaft ist – das gilt natürlich auch für die Organspender, von denen inzwischen jeder vierte eine Fettleber hat, die sich je nach Ausprägungsgrad dann für eine Transplantation nicht mehr ausreichend eignet. Übrigens wird nicht in jedem Fall eine komplette Leber transplantiert, sondern oft nur der rechte oder linke Leberlappen. Doch egal – auch sie müssen ja funktionieren.

Wie eine Transplantation verläuft

Die Diagnostik ist abgeschlossen und ausgewertet, das OP-Team hat seine Strategie festgelegt. Das Anästhesieteam kontrolliert die Vitalwerte des in Narkose liegenden Patienten, der Behälter mit der gekühlten Spenderleber steht bereit.

Skalpell, bitte.

Der Operateur setzt einen Schnitt unter dem Brustbein an, den er dann mit je einem Schnitt nach rechts und links erweitert. Zusammen ergeben sie ein Muster, das an einen dreizackigen Stern erinnert. Dieses Schnittmuster bietet dem Operateur und seinem Assistenten den besten Blick auf die Leber und die umliegenden Organe im Körperinneren.

Es würde zu weit führen, hier den genauen Ablauf der Operation zu schildern. Doch der Chirurg weist auf einen kritischen Moment hin: »Um Blutungen zu verhindern, müssen wir zentrale Gefäße abklemmen. Das hat unmittelbare Auswirkungen auf den Kreislauf des Patienten. Jetzt ist eine enge und schnelle Kommunikation mit dem Anästhesisten absolut notwendig.«

Bis zu acht Stunden volle Konzentration werden dem OP-Team abverlangt. Dann kommt der entscheidende Moment. Sämtliche Gefäße und Adern sind mit der Spenderleber verbunden, alle Nähte sind gesetzt, die Klemmen entfernt. Das Blut kann strömen. Und nun die bange Frage: Funktioniert das neue Organ?

Der Chirurg: »Wir prüfen mit einer Duplexsonographie den Blutfluss in der Leber. Dann wissen wir zumindest, dass sie mit hoher Wahrscheinlichkeit arbeitet.« Zudem spielt hier die Erfahrung der Chirurgen eine entscheidende Rolle. Ist das Spenderorgan weich? Ein gutes Signal. Ist sie hart? Kein gutes Signal …

Wenn Sie selbst schon einmal bei einem Check-up per Ultraschall untersucht wurden, haben Sie dabei vielleicht auch schon mal eine Duplexsonographie erlebt – ohne den Fachausdruck zu kennen: Auf dem Bildschirm wird der stete Blutfluss in den Adern dabei farbig dargestellt, man kann ihn sogar hören. Ultraschall funktioniert, indem feine Schallwellen in den Körper dringen und von den Strukturen dort reflektiert werden. Befinden sich diese Strukturen im Fluss, wie in Blutgefäßen, so ist diese Reflektion der Schallwellen auch entsprechend im Fluss – und dies misst die Duplex- (oder auch Doppler-)Sonographie (und macht es klanglich und farblich wahrnehmbar).

Oft ist das ein Moment der Freude und Erleichterung für das ganze OP-Team. Aber manchmal, wenngleich sehr selten, auch der Moment einer großen Enttäuschung. Der Chirurg erinnert sich: »Wir hatten vor Kurzem einen Fall, bei dem eigentlich alles glattlief. Nur vier Stunden OP, keine Blutkonserven nötig. Doch die neue Leber ist dann im weiteren Verlauf in ihrer Funktion so eingeknickt, dass die Patientin schon am nächsten Tag eine neue Transplantation brauchte.«

Die häufigsten OPs: Die Entfernung von Lebertumoren

Chirurgen, so das Klischee, sind aufgrund der täglichen Herausforderungen und der damit immer wieder verbundenen Phasen höchster Konzentration eigentlich durch nichts mehr aus der Ruhe zu bringen. Gibt es dennoch etwas, das sie noch beeindruckt?

»Lebertransplantationen in Japan und Südkorea. Dort werden beinahe ausschließlich Lebern transplantiert, die aus einer Lebendspende stammen. Angesicht der dortigen Fallzahlen und des Levels der Expertise können wir hier nur mit den Ohren schlackern.« Was genau eine Lebendspende ist und warum sie hierzulande im Gegensatz zu Japan kaum vorkommt, erklären wir im nächsten Kapitel, »Kathrins Geschichte macht Mut« (S. 158).

Transplantationen sind allerdings nicht das Tagesgeschäft eines Leberchirurgen. »Hauptsächlich haben wir es mit Lebertumoren zu tun, die sich als Metastasen eines Krebstumors im Dickdarmbereich gebildet haben.« Die Entfernung solcher Tumore macht 75 Prozent aller Leberoperationen in Europa und den USA aus.

Dabei hilft eine Methode, die für Laien auf den ersten Blick paradox wirkt: Der Chirurg zerstört bewusst Lebergewebe. Mit einem Gerät, einer Art Skalpell, das hochfrequente Ultraschallwellen erzeugt, lässt er Leberzellen im gesunden Gewebe platzen – in der Fachsprache nennt man diesen Vorgang »Ultraschall-Dissektion«. Festes Gewebe wie Nerven, Gefäße oder Gallengänge werden hingegen nicht zerstört.

Einfach gesagt: Der Leberchirurg legt die Stelle frei, an der er operieren möchte. Ohne das Lebergewebe kann er besser sehen, was zu tun ist. Zudem verhindert die Technik größeren Blutverlust, macht also unter Umständen den Einsatz von Blutkonserven überflüssig und Tumore können so mit einem ausreichenden Sicherheitsabstand sicher entfernt werden.

Da Vinci operiert mit

Übrigens – Gallengänge (S. 230). Ein diffiziles Thema in der Leberchirurgie. Denn sie liegen an einer anatomisch sehr schwierigen Stelle. Wenn sie von Wucherungen befallen sind, ist ihnen in der nur circa vier bis fünf Zentimeter kurzen Verbindung zwischen Leber und Gallenblase kaum beizukommen. Zudem haben Erfahrungen gezeigt, dass die Gefahr einer Streuung von Gallenwegstumoren in die Leber groß ist und darum Teile der Leber, in die sie mündet, ebenfalls entfernt werden müssen. Die Möglichkeit, den befallenen Gallengang durch einen künstlichen zu ersetzen, gibt es noch nicht. Einziger Ausweg: Der äußere Gallengang wird quasi dadurch ersetzt, dass der Dünndarm direkt an die Leber angenäht und dort mit dem aus der Leber austretenden Gallengang verbunden wird.

Wenn diese Operationen durchgeführt werden, steht immer häufiger ein neuer Kollege mit am OP-Tisch, der den dritten Assistenten ersetzt: da Vinci. Nein, das ist kein Gastchirurg aus Italien, sondern er sieht mehr aus wie ein Wesen aus »Star Wars«. Etwa 1,60 Meter groß, vier bewegliche Arme, kein Kopf. Denn der sitzt nur wenige Meter entfernt auf den Schultern des Chirurgen, der ihm mittels eines Joysticks seine Befehle gibt. »Da Vinci« ist ein OP-Roboter.

Nun ja, Hersteller geben ihren Produkten ja oft seltsame Namen wie »Vampir« für einen Staubsauger oder »Barf« (zu deutsch »sich übergeben«) für ein englisches Waschmittel. Aber warum »da Vinci«?

Wer sich näher mit dem wohl größten Universalgelehrten der Renaissance beschäftigt, kommt schnell auf die Lösung. Leonardo da Vinci malte nicht nur unsterbliche Kunstwerke wie die »Mona Lisa«, sondern fertigte auch höchst präzise anatomische Zeichnungen an. Er sezierte selbst Verstorbene und hielt, was er sah, mit Rötel auf Pergament fest.

Da er auch Kriegsgerät entwarf, wird sich der US-Hersteller gedacht haben: »Ah, zwei Fliegen mit einer Klappe!« Denn der OP-Roboter wurde in den 1980er Jahren im Auftrag des US-Verteidigungsministeriums entwickelt. Die Idee: Da Vinci steht in einem Feldlazarett, zum Beispiel in Bagdad. Im 12000 Kilometer entfernten Berkeley, Kalifornien, sitzt ein Spezialist für die Behandlung von Schussverletzungen – zum Beispiel in der Leber – und führt per Joystick-Kontrolle mit Hilfe von »da Vinci« via Satellitenverbindung eine OP durch, die der Feldarztkollege nicht durchführen könnte.

Das klappte nie – aber nun war das Gerät auf dem Markt und zivile Chirurgen erkannten schnell seine Vorteile: Präzision, kleine Schnittwunden, geringer Blutverlust. Einziger Nachteil: Der Roboter kostet bis zu zwei Millionen Euro.

Im OP-Saal wird da Vinci durch einen Operateur gesteuert, der nicht am Tisch steht, sondern vor einem Bildschirm sitzt. Eine Kamera liefert ihm dreidimensionale Bilder aus dem Körperinneren des Patienten und er kann mit Hilfe filigraner Werkzeuge, die an den Armen des Roboters montiert sind, zum Beispiel Lebertumore entfernen.

Es ist die Weiterentwicklung der »minimalinvasiven Chirurgie« – einer Technik, bei der statt großer nur kleinste Schnitte nötig sind, um zum Beispiel eine Gallenblase zu entfernen oder einen Blinddarm (lesen Sie dazu auch das Kapitel »Leberzysten – und ein kleiner medizinischer Sprachkurs«, S. 227).

Bevor er den Roboter einsetzen darf, muss ein Chirurg den »Da-Vinci-Führerschein« machen. Noch ist die Da-Vinci-Technik in den Anfängen. Aber unser Leberchirurg träumt bereits von weiteren epochalen Fortschritten mit dem Roboter.

Nun kommen wieder die bereits erwähnten wichtigen Ergebnisse der präoperativen Diagnostik ins Spiel: Wenn es gelänge, dass da Vinci eigenständig die Ergebnisse der bildgebenden Verfahren mit dem abgleicht, was er gerade real im Körper des Patienten sieht, die beiden Bilder quasi übereinanderlegt und mit diesen Informationen navigiert, würde dies Eingriffe mit einer Präzision im Mikromillimeter-Bereich ermöglichen. Dies ist allerdings noch Zukunftsmusik, weil da Vinci nicht in der Lage wäre, sich auf den atmenden Patienten und das dadurch ständig sich verändernde Bild präzise einzustellen.

Eines ist jedenfalls sicher: Da Vinci dürfte niemals eigenständig handeln. Alle Aktionen müssen immer allein vom Chirurgen entschieden und gesteuert werden.

Denn eines hat da Vinici nicht: Intuition. Also die Fähigkeit, aufgrund von vernetztem Wissen und Erfahrung die richtigen Entscheidungen zu treffen, auch wenn die Umstände nicht eindeutig sind.

Und genau dieser intuitive Moment kann in der Leberchirurgie am Tisch über Leben und Sterben entscheiden.

Lebertransplantation:
Der Beginn eines besseren Lebens

Wie kann man zwei Transplantationen überstehen?
Dürfen Alkoholkranke eine Spenderleber bekommen?
Werden manche Menschen bei einer Transplantation
bevorzugt? Drei Fragen – drei wichtige Antworten.

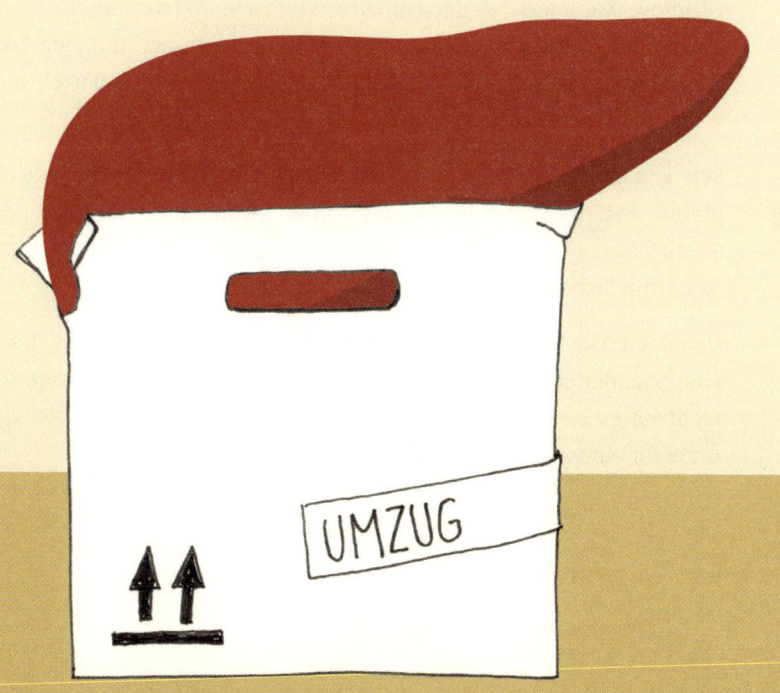

Kathrins Geschichte macht Mut

Sie überstand gleich zwei Operationen –
und trotzdem verlor Kathrin nie ihren Optimismus.

Kathrin ist 30 Jahre alt und studiert auf Lehramt. Dies ist ihre Geschichte. Eine Geschichte, die in beeindruckender Weise zeigt, dass eine Transplantation nicht das Ende, sondern vielmehr ein Anfang ist. Der Beginn eines neuen Lebens voller Hoffnung und Perspektiven.

»Es juckte überall immer schlimmer, besonders unter den Füßen. Ich war tiefgelb von Ikterus (Gelbsucht) und bin im Hörsaal eingeschlafen, weil ich so schlapp war.« Typische Symptome einer schweren Lebererkrankung.

Schließlich wurde Kathrin an einen Leberspezialisten überwiesen. Die Diagnose war zuerst niederschmetternd: Primär Sklerosierende Cholangitis (PSC). Dabei handelt es sich, vereinfacht gesagt, um eine Entzündung der in die Leber führenden Gallenwege. Sie verhärten und vernarben.

Wie genau PSC entsteht, ist noch nicht hinlänglich erforscht (wir erklären PSC genauer im Kapitel über Autoimmunerkrankungen, S. 214). Also gibt es auch noch keine Heilung. Die ultimative Therapie ist darum bisher nur die Lebertransplantation.

Damit gehörte Kathrin zu jenen über 1 000 Deutschen, die jährlich auf eine Spenderleber hoffen und bangen, ob sie zu denen gehören, die rechtzeitig eine bekommen. Aber in Kathrins Fall entschieden sich die Ärzte für einen anderen Weg: die Lebendspende.

Was ist eine »Lebendspende«?

Erinnern Sie sich an das Kapitel über den genialen Bauplan der Leber? Das Organ ist in Segmente aufgeteilt, die alle unabhängig von den anderen arbeiten können. Es ist also möglich, Teile einer gesunden Leber zu entfernen, sie einem Transplantationspatienten einzupflanzen und den anderen Teil der Leber im Körper des Organspenders zu belassen. In beiden Körpern, beim Spender und beim Organempfänger, wächst das Lebergewebe nach und ersetzt die fehlenden Segmente.

Die erste Lebendspende gelang 1989 in Brisbane, Australien. Seitdem wurde das Verfahren ständig perfektioniert, wesentlich von Christoph Broelsch und Xavier Rogiers in Chicago, die insbesondere die Lebendspende von Eltern für das Kind durch eine Teilleber als zuverlässige Technik fest etablierten. Eine beeindruckende chirurgische Leistung – und eine beeindruckende Leistung der Leber, da die Teilleber im Empfänger nachwächst zu der benötigten Größe, aber auch beim Spender. Damit hat der Spender etwa drei Monate nach der Organspende wieder genau so viel Lebergewebe wie vor der Organspende. Nur die Leber kann das!

Die Lebendspende hat mehrere Vorteile gegenüber der Transplantation einer Leber von verstorbenen Patienten. So ist der Zeitpunkt der Transplantation langfristig planbar und kann entsprechend noch eingehender vorbereitet werden. Zudem ist die Qualität des transplantierten Lebergewebes besser, weil es nicht, wie bei einer Spenderleber, längerem Sauerstoffmangel ausgesetzt ist.

Dennoch, die Lebendspende ist eine große Operation für Spender und Empfänger, und deswegen ist es im Transplantationsgesetz so geregelt, dass die Lebendspende eine »Reservestrategie« ist und die postmortale Organspende Priorität hat. Deswegen werden von 800 bis 900 Lebertransplantationen, die jährlich in Deutschland durchgeführt werden, nur etwa 50 bis 60 als Lebendspenden durchgeführt.

Kathrin berichtet: »Meine Mutter hatte sich entschieden, mir einen Teil ihrer Leber zu spenden. Das war einerseits großartig. Andererseits habe ich nun aber nicht nur um meine Gesundheit, sondern auch um die meiner Mutter gebangt.«

Bei Kathrin gelang die Lebendspende-Transplantation ohne Komplikationen bei beiden, Spenderin und Empfängerin.

Kathrin war wieder voll sprühendem Optimismus. Das sei ihre Lebenseinstellung, sagt sie: »Wenn man da mit anderen Kranken liegt, ist es doch langweilig, sich gegenseitig immer nur über die Krankheit zu unterhalten. Ich glaube, eine positive Einstellung hilft auch beim Gesundwerden.«

Das Leben mit der neuen Leber war in den ersten Wochen etwas mühselig, aber relativ schnell konnte Kathrin wieder so aktiv sein, wie es ihrem Naturell entspricht. Dennoch: So erfolgreich Lebertransplantationen meist sind, es lauern auch immer Gefahren und neue Risiken. Infektionen, Abstoßungsreaktionen, Medikamentennebenwirkungen – oder auch, dass die ursprüngliche Erkrankung, etwa die Vernarbung der Gallengänge, wieder auftreten kann. So erging es auch Kathrin.

Ihre positive Lebenseinstellung war ihr großer Schutzschild, als nach fünf Jahren die Gallengänge wieder anfingen, sich zu entzünden und zu vernarben. »Ich war natürlich geschockt. Alle Symptome stellten sich wieder ein. Und erneut war schnell klar: Ich brauche eine zweite Transplantation.«

Zweimal am Limit – doch Aufgeben ist keine Option

Wie zuvor durchlitt sie zwar Furcht und das Auf und Ab zwischen Hoffnung und Verzweiflung – doch sie ergab sich nicht. »Ich wollte, dass mein Leben nicht von diesen Gedanken bestimmt wird«, sagt sie heute. Also suchte sie gemeinsam mit ihrem Ehemann ein Eigenheim. Ein positiveres Zeichen für den Glauben an die Zukunft kann man kaum geben.

Währenddessen lief die Suche nach einem Spenderorgan. Die Wartezeit zehrte an den Nerven. Kathrin: »Ich weiß es noch genau – wir standen in einem Haus und begutachteten die Heizungsrohre. Da klingelte mein Handy und ich sah sofort, die Klinik war dran.« Ob sie in drei Stunden in Hamburg sein könne? Alles Notwendige war längst vorsorglich gepackt und das junge Ehepaar machte sich auf den Weg.

Déjà-vu. Alles noch einmal. Die OP, die Phase zwischen Traumfantasien und Wachen auf der Intensivstation, die Nachsorge.

Ist es nicht das Schlimmste für einen Menschen, dieselbe Gefahr, dasselbe Schicksal zwei Mal überstehen zu müssen?

Kathrin überlegt. Dann richtet sie sich entschlossen im Stuhl auf: »Ja, das ist physisch und psychisch ein Kraftakt. Natürlich habe ich geweint und es gab Tage, die mir heute unwirklich vorkommen. Aber immer wieder wusste ich auch: Ich will befreit leben. Eine Zukunft mit meinem Mann aufbauen. Vielleicht Kinder haben. Ich habe darum nicht zugelassen, dass ich mich selbst aufgebe.«

Sie ist eine zierliche Person. Aber die Kraft, die sie ausstrahlt, ist beeindruckend.

Zwei Mal dem Tod gegenüber. Zwei Mal am Limit. Und – was sagt sie? »Ich finde, dass es sich nicht lohnt, zu klagen. Denn alles, was jetzt kommt, ist besser als vorher. Ich habe ein neues Leben, ich bin befreit. Ich darf träumen, planen, ganz ich sein … Am liebsten würde ich wieder auf die Station gehen, zu den Menschen, die jetzt dort behandelt werden. Und ihnen genau das sagen. Denn für viele ist das, was sie gerade erleben, nur der Grund für Angst. In Wahrheit jedoch ist es ein Grund für unbegrenzte Hoffnung.«

Dann lächelt sie. Wieder einmal.

Heikle Frage: Spenderleber für Alkoholkranke?

Ärzte geben darauf eine klare Antwort: Ja, wenn sie mindestens sechs Monate trocken sind und sich an alle Regeln halten.

Ohne Leber überleben wir keine 24 Stunden. Darum ist eine Spenderleber bzw. eine Lebertransplantation der einzige Weg für Patienten mit unheilbaren Lebererkrankungen. Denn anders als bei der Lunge, den Nieren oder dem Herz gibt es keine Maschine – eine Herz-Lungen-Maschine, ein Dialysegerät oder eine Herzpumpe –, die auch nur zeitweise in der Lage wäre, die komplexen Aufgaben der Leber zu übernehmen.

Kathrins Geschichte hat es bereits gezeigt: Die Ursachen für die Notwendigkeit einer Lebertransplantation sind vielfältig. Leberkrebs, Stoffwechselstörungen, genetisch bedingte Krankheiten, Autoimmunerkrankungen, Vergiftungen durch Medikamente oder Chemikalien sowie angeborene Fehlbildungen können eine Operation notwendig machen. Darüber hinaus auch zahlreiche weitere Krankheitsbilder.

Aber statistisch gesehen sind schwere Leberschäden, verursacht durch Alkohol, eine der Hauptursachen für Transplantationen. Infolge einer vollständigen Zirrhose (S. 162) schweben die Patienten in Lebensgefahr, denn ihre Leber arbeitet beinahe gar nicht mehr.

Natürlich stellt sich hier eine schwerwiegende Frage: Sind diese Patienten – übrigens doppelt so viele Männer wie Frauen – nicht selber schuld? Warum soll man ihnen trotzdem eines der wertvollen Spenderorgane anvertrauen? Immerhin warten jährlich mehr als 1 200 Patienten auf eine Spenderleber – es gibt aber nur etwa 900 Spenderorgane pro Jahr.

Dies ist kein Buch über Moral oder Psychologie, sondern über die Leber. Aber hier geht es um eine grundsätzliche Frage der Ethik in der Transplantationsmedizin. Und weil Alkohol nun einmal bei Lebertransplantationen eine solch herausragende Rolle spielt, machen wir an dieser Stelle eine kleine Exkursion: Wagen Sie mal eine andere Perspektive.

Alkoholsucht ist eine Erkrankung

Übermäßiger Alkoholkonsum (zum Schaden der Leber) kann sehr unterschiedliche Ursachen haben. Viele der Patienten trinken sich nicht bewusst in Dauer-Partylaune um Kopf und Leber, sondern aus psychischen Gründen: Ängste, Minderwertigkeitskomplexe, Flucht vor Problemen, Einsamkeit …

Nicht allen kann aus diesen Nöten – etwa durch eine Therapie – herausgeholfen werden, bevor sich der Alkoholkonsum zu einer Suchtkrankheit mit schweren Leberschäden entwickelt. Vielleicht, weil sie mit niemandem darüber sprechen möchten oder niemanden haben, mit dem sie darüber reden können. Vielleicht, weil sie sich schämen und sich deshalb abkapseln. Vielleicht, weil sie im Laufe der Zeit den Lebensmut und damit den Willen zur Veränderung verlieren.

In der gesellschaftlichen Wahrnehmung werden Suchterkrankungen, egal ob Alkohol, Drogen, Sex oder Essen, und zuletzt auch Rauchen, oft als Charakterschwäche gesehen. Einhergehend mit fortschreitender Ausgrenzung, Verachtung und einem Empfinden der eigenen moralischen Überlegenheit. So scheint für viele in unserer Gesellschaft klar zu sein: Süchtige sind schwach, selbst schuld und verdienen es darum nicht, dass man ihnen wertvolle Ressourcen, wie zum Beispiel eine Spenderleber, überlässt.

In der Medizin – und nicht nur in der Medizin – hat sich längst eine andere Geisteshaltung etabliert. Sucht ist eine Krankheit. Und die medizinische Ethik verpflichtet dazu, Kranke ohne jeden Vorbehalt zu behandeln. In der »Deklaration von Genf« des Weltärztebundes heißt es: »Ich werde nicht zulassen, dass Erwägungen von Alter, Krankheit oder Behinderung, Glaube, ethnischer Herkunft, Geschlecht, Staatsangehörigkeit, politischer Zugehörigkeit, Rasse, sexueller Orientierung, sozialer Stellung oder jeglicher anderer Faktoren zwischen meine Pflichten und meine Patientin oder meinen Patienten treten.«

Dies heißt schlicht und einfach:

> *Alle Menschen haben es grundsätzlich erst mal verdient, dass man ihr Leben mit einer Spenderleber rettet, wenn dies hinreichend Aussicht auf Erfolg hat.*

Der Hintergrund – oft ein jahrelanger Leidensweg – jedes Alkohol-patienten ist völlig verschieden. Und nicht jeder, dessen Leber durch Alkohol ruiniert wurde, ist ein Alkoholiker oder notorischer Trinker. Schon kleinere Mengen, regelmäßig konsumiert, können bei manchen zu einer Zirrhose führen. Es reichen täglich ein halber Liter Wein oder ein Liter Bier, um bei Menschen mit bestimmten genetischen Anlagen Leberschäden zu verursachen.

Sechs Monate Alkoholabstinenz vor einer Transplantation

Es gibt also nicht »den Trinker« bzw. »die Trinkerin«. Darum werden diese Patientinnen und Patienten, denen nur noch eine Transplantation das Leben retten kann, von Ärzten und Psychologen begutachtet. Haben sie den Willen, wirklich und endgültig trocken zu bleiben, d. h. nie wieder Alkohol zu trinken? Denn das ist eine der zwingenden Voraussetzungen für eine entsprechende OP. Haben sie nach einer Transplantation die Chance, ein Leben zu führen, das sie nicht wieder in alte und lebensgefährliche Bahnen lenkt? Nehmen sie therapeutische Hilfe an?

Für die Mitglieder der Transplantationskommissionen der Kliniken, in denen die Fälle diskutiert und schließlich entschieden werden, sind die Entscheidungen oft schwer und werden kontrovers diskutiert.

Ein tragischer Fall zeigt, welchem Spannungsfeld die Ärzte ausgesetzt sind:

Der Fahrer einer Spedition wusste: Wenn er am Montag seine zweiwöchige Tour antrat, musste er sich vorab einem Atemalkoholtest unterziehen. Inzwischen hatte er genau heraus, wann er am Wochenende mit dem Trinken aufhören musste, damit morgens kein Restalkohol festgestellt werden konnte. Nach der zweiwöchigen Zeit auf Tour hatte er jeweils zwei Wochen frei. In dieser Zeit trank er regelmäßig und große Mengen – bis er wieder »auf den Bock« musste.

Das On-Off-Trinken ging so über Jahre.

Für die Leber ist das pures Gift, denn wenn ihr nach einer Pause plötzlich wieder große Mengen Alkohol zugemutet werden, reagiert das Immunsystem auf bestimmte Inhaltsstoffe des Alkohols feindlich. Sie wissen inzwischen: Ein solcher Fight, vor allem wenn er immer wiederkehrend geführt wird, erhöht die Gefahr einer Leberentzündung erheblich (S. 60).

So erging es auch dem Fahrer. Und schließlich musste er mit Symptomen einer lebensgefährlichen alkoholbedingten Leberentzündung ins Krankenhaus eingeliefert werden. Die Diagnose ließ keinen Zweifel: Nur eine Transplantation konnte ihn noch retten.

Eine absolut zwingende Voraussetzung für eine Lebertransplantation bei alkoholbedingt erkrankten Patienten ist, dass sie nachgewiesenermaßen sechs Monate lang trocken geblieben sind. Andernfalls kommen sie, mit wenigen Ausnahmen, für eine Transplantation vorerst nicht infrage und werden erst einmal weiter beobachtet (»evaluiert«).

Im Fall des Fahrers blieb dafür keine Zeit. Also diskutierten die Ärzte leidenschaftlich und kontrovers: Kann die Tatsache, dass er auf seiner zweiwöchigen Tour nüchtern blieb, als Beleg dafür gelten, dass er künftig auch dauerhaft den Willen hat, auf Alkohol komplett zu verzichten? Doch bevor die komplexe Entscheidungsfindung in dieser schwierigen Situation erfolgen konnte, verstarb der Fahrer. Vielleicht wäre ihm zu helfen gewesen?

Die Fortschritte in der Transplantationsmedizin sind enorm

Vor einer Transplantation werden alkoholkranke Patienten immer wieder durch Haar- oder Urinproben auf Alkoholkonsum kontrolliert. Nur wer dabei nachweisen kann, dass er ein halbes Jahr absolut trocken war, kommt für eine Transplantation infrage.

Einer der prominentesten Transplantationspatienten, der infolge von alkoholbedingten Leberschäden nur durch eine neue Leber gerettet werden konnte, war der TV-Star Larry Hagman, berühmt durch seine Rolle als Fiesling J. R. Ewing in der Serie »Dallas«. In einem Interview mit der *Süddeutschen Zeitung* gestand er, dass er am Set während der Dreharbeiten täglich vier Flaschen Champagner getrunken hatte: »Von den 80ern habe ich nicht viel mitbekommen.«

1995 erhielt er eine Spenderleber. Er lebte noch 17 Jahre mit dem Spenderorgan.

Seit der ersten Lebertransplantation im Jahr 1965 durch den US-Chirurgen Thomas E. Starzl in Denver, Colorado, hat die Transplantationsmedizin erhebliche Fortschritte gemacht und die Überlebenschancen der Patienten erheblich verbessert. Hagman gehörte zu jenen 70 Prozent, deren Spenderorgan nach 10 Jahren immer noch verlässlich arbeitete.

Weil wir mit Hagman gerade bei Film und Fernsehen sind – eine Beobachtung zum Schluss. Sehen Sie manchmal oder oft Filme auf Netflix? Dann achten Sie mal bewusst darauf: Egal ob »The Last Kingdom«, »The Blacklist«, »Downtown Abbey«, »Queen of the South« oder »The Irishman« mit Weltstar Al Pacino ...: In beinahe jeder zweiten Szene gluckern Whiskey, Wein, Met oder Tequila ins Glas. Selbst in der Arztserie »In aller Freundschaft« im ZDF vergeht kaum eine Folge ohne Rot- oder Weißwein. Alkohol trinken wird – trotz aktueller gesellschaftlicher Ächtung – in diesen Medien immer noch als akzeptiertes gesellschaftliches Ritual inszeniert.

Würden Sie Dr. Heilmann das Recht auf eine Spenderleber verweigern, nur weil er in 22 Jahren und 900 Folgen dauerhaft zu viel Rotwein trank? Denken Sie mal darüber nach ...

Bekommen manche schneller eine Spenderleber als andere?

Ein Gesetz und eine Formel bestimmen, wer zuerst Anrecht auf eine Transplantation hat – und wer leider warten muss.

Die Antwort auf die Frage in der Überschrift lautet: Ja. Nämlich derjenige, der die Leber am dringendsten braucht. Das Gesetz legt fest, dass die Organverteilung ausschließlich nach den Kriterien Dringlichkeit und Erfolgsaussicht erfolgt.

Das Vergabeverfahren der Spenderorgane ist für Laien ein nahezu undurchschaubarer Prozess und aus diesem Grund mit vielen Vermutungen und auch Verdächtigungen behaftet. Können Prominenz (wie im Beispiel Larry Hagman, S. 166), Reichtum, Freundschaften oder vielleicht sogar verwandtschaftliche Beziehungen zur Bevorzugung bei der Vergabe einer Spenderleber führen?

Nein. Denn in den »Richtlinien für Organtransplantationen« der Bundesärztekammer, die sich aus dem »Transplantationsgesetz« ableiten, ist strikt festgelegt:

»Chancengleichheit der Organzuteilung bedeutet zum einen, dass die Aussicht auf ein vermitteltes Organ insbesondere nicht von Wohnort, sozialem Status, finanzieller Situation und der Aufnahme in die Warteliste eines bestimmten Transplantationszentrums abhängen darf. Zum anderen sollen schicksalhafte Nachteile möglichst ausgeglichen werden. Dem dienen unter anderem die Berücksichtigung der Wartezeit und die relative Bevorzugung von Patienten mit einer seltenen Blutgruppe oder bestimmten medizinischen Merkmalen wie seltene Gewebeeigenschaften und Unverträglichkeiten.«[7]

---

7 Siehe unter https://www.bundesaerztekammer.de/fileadmin/user_upload/downloads/Leber_09122013.pdf (Stand: 09.10.2020)

Dort heißt es auch:

»Der Grad der Dringlichkeit richtet sich nach dem gesundheitlichen Schaden, der durch die Transplantation verhindert werden soll. Patienten, die ohne Transplantation unmittelbar vom Tod bedroht sind, werden bei der Organvermittlung vorrangig berücksichtigt.«

Jeder Anwärter auf eine Lebertransplantation wird bei der europäischen Koordinationszentrale »Eurotransplant« registriert. Dort werden die Blutgruppe, die benötigte Größe des Organs und andere Parameter gespeichert, damit das passende Spenderorgan zugewiesen werden kann.

Der entscheidende Faktor für die Platzierung auf der Warteliste ist die medizinische Dringlichkeit; und deswegen ist »Warteliste« eigentlich der falsche Ausdruck. Das war mal in den Anfängen der Transplantationsmedizin so, dass derjenige, der am längsten wartete, als Erster ein Organ bekam. Bei der Nierentransplantation ist das immer noch üblich und auch zu rechtfertigen, weil es während der Wartezeit ein Ersatzverfahren für das Organ gibt – die Dialyse. Bei der Leber aber geht es um Leben und Tod und dann darf nicht entscheiden, welcher Patient oder welche Ärztin früher daran gedacht hat, einen Platz in der Warteschlange einzunehmen. Deswegen wurde klar geregelt, dass derjenige das Organ bekommt, der es am dringendsten benötigt, mit kleinen, eher logistischen Einschränkungen: Lange Transportwege für Organe sollen zum Beispiel vermieden werden, da die Ergebnisse schlechter werden, wenn das Organ länger unterwegs ist.

Eine Formel entscheidet, wer zuerst eine Spenderleber bekommt

Wie kann man messen, wer am dringendsten ein Organ braucht? Um dies so objektiv wie möglich feststellen zu können, wurde der »MELD-Score« entwickelt. Diese Abkürzung steht für »Model for Endstage Liver Disease«, das heißt »Modell für das Endstadium einer Lebererkrankung«. Er wird anhand verschiedener Laborwerte errechnet und ist ein Maßstab für den Schweregrad der Lebererkrankung. Auch wenn die mathematische Formel hierfür etwas kompliziert und für Laien kaum verständlich ist $(10 \times (0{,}957 \times \ln (\text{Serumkreatinin [mg/dl]}) + 0{,}378 \times \ln (\text{Bilirubin ges. [mg/dl]}) + 1{,}12 \times \ln (\text{INR}) + 0{,}643))$, das Grundprinzip ist einfach und für Sie als neue Leberexperten auch nachzuvollziehen. Die Laborwerte, die dabei gemessen werden, sind

- Bilirubin
- Blutgerinnung
- Kreatinin

Warum? Weil diese drei zuverlässig zu messenden einzelnen Werte drei Dimensionen der Leberfunktion sehr gut abbilden. Bilirubin ist der Maßstab für »Gelbsucht«; je höher das Bilirubin, desto gelblicher ist die Hautfarbe des Patienten. Es ist also ein guter Parameter, um zu messen, wie gut die Leber ihre Aufgabe zur Galleproduktion und Galleausscheidung noch wahrnehmen kann. Die Blutgerinnung ist abhängig davon, wie gut die Leber ihre Aufgabe als Fabrik zur Herstellung spezieller Eiweißstoffe, also die Synthesefunktion, noch wahrnehmen kann. Und Kreatinin misst indirekt die Funktion der Leber, da eine nicht mehr ausreichend arbeitende Leber zu Stoffwechselveränderungen führt, sodass die eigentlich gesunden Nieren des Patienten ihre Arbeit nicht mehr wahrnehmen können. Auch hier erkennt man die Funktion der Leber als Zentralorgan: Wenn die Leber nicht mehr richtig funktioniert, können auch die anderen Körperorgane ihre Arbeit nicht mehr korrekt verrichten; bei der Niere ist diese Abhängigkeit von der Leber besonders groß und lässt sich besonders gut messen, weshalb der Kreatinin-Wert für die Prognoseeinschätzung genutzt wird. MELD bildet also die drei Schlüsselfunktionen der Leber ab: Gallenproduktion und -ausscheidung, Eiweißsynthese und Entgiftung.

Transplantation nach Dringlichkeit und Erfolgsaussichten

Ursprünglich wurde der MELD-Score für ganz andere Zwecke ent-wickelt, nämlich um einschätzen zu können, ob ein bestimmter Ein-griff, die Anlage eines TIPS (S. 77), noch sinnvoll ist oder ob die Lebens-erwartung des schwer lebererkrankten Patienten nicht schon so eingeschränkt ist, dass man damit dem Patienten keinen Gefallen tun würde. Dabei fand man heraus, dass man ziemlich genau vorhersagen kann, was die durchschnittliche Lebenserwartung bei deutlich einge-schränkter Leberfunktion ist – diese Erkenntnisse wurden daraufhin auf die »Warteliste« übertragen. So lässt sich jetzt gut messen – und die Messungen werden regelmäßig, bei den schwerer Erkrankten wö-chentlich, wiederholt –, wie dringend jemand eine neue Leber braucht bzw. wie hoch das Risiko ist, dass derjenige ohne eine Transplantation in kurzer Zeit verstirbt. Die Einführung dieser Regel hat die Gerechtig-keit und vor allem auch die Ergebnisse der Lebertransplantation deut-lich verbessert. Ein Modell, das auch sonst für die Medizin gilt: sich auf die zu konzentrieren, die am dringendsten Hilfe brauchen.

Nicht alle Gefahren einer fortgeschrittenen Lebererkrankung können mit dem MELD-Score gemessen werden, und so gibt es ein genaues Regelwerk, wie auch andere Gefahren und besondere Umstände mit-berücksichtigt werden. Das gilt zum Beispiel für Leberkrebs, wo die Größe und das Wachstumsverhalten des Tumors genau beobachtet wird, oder für Komplikationen mit gehäuften Infektionen der Gallen-wege bei PSC (wie in Kathrins Geschichte, S. 158) oder auch bestimm-te Stoffwechselerkrankungen, die mit Hilfe eines medizinisch sorg-fältig definierten Punktesystems eingeordnet werden. Diese Punkte fließen ebenfalls in die Entscheidung über den Platz auf der Warteliste mit ein.

Der MELD-Score ist objektiv und neutral. Die anderen Aspekte werden von einem Gremium aus mehreren Fachmedizinern ermittelt, bewer-tet und dokumentiert und auch immer wieder von einer Prüfungs-kommission der Bundesärztekammer strikt kontrolliert..Damit ist das

Verfahren durchgehend transparent. Und so sind Manipulationen inzwischen ausgeschlossen.

Nur Patientinnen und Patienten, die in unmittelbarer Lebensgefahr schweben, entschied die Bundesärztekammer, werden aus gutem Grund bevorzugt behandelt. Dann leitet das Gremium eine »High Urgency Transplantation« ein: Kein Auswahlprozess, kein Warten, Handeln: sofortige Suche nach einem Spenderorgan – das erste Organ einer passenden Blutgruppe wird diesem Patienten in größter Not zugeordnet.

Wann findet keine Transplantation statt?

Es gibt aber auch Gründe, die eine Transplantation ausschließen. Patienten zum Beispiel, die an einer schweren Infektion leiden, erhalten keine transplantierte Leber, weil das Risiko, dass sie nach der Transplantation an der Infektion versterben, gerade auch wegen der notwendigen Immunsuppression (der Unterdrückung des Immunsystems), viel zu hoch wäre. Auch Patienten mit fortgeschrittenem Leberkrebs scheiden leider aus, weil die große Gefahr besteht, dass die Spenderleber schnell wieder von Tumorzellen befallen würde. Deswegen ist genau festgelegt: Bei Tumorpatienten mit einem Krebsknoten bis zu 5 cm oder mit maximal drei Knoten bis zu 3 cm Durchmesser darf noch transplantiert werden, bei größeren Tumoren nicht mehr. Dies klingt sehr hart, ist aber fair: Denn es gibt bedauerlicherweise nicht genug Organe, und sonst müssten andere Patienten mit besseren Erfolgsaussichten vergeblich warten. Leiden Patienten an Gallengangskarzinomen (bösartigen Tumoren), können auch sie keine Spenderleber bekommen, denn auch in diesem Fall würde das neue Organ mit hoher Wahrscheinlichkeit durch verbleibende Krebszellen wieder zerstört. Die allzu knappe Ressource »Spenderorgan« muss so gerecht und sinnvoll wie möglich verteilt werden – wie das Transplantationsgesetz festlegt: Verteilung nach Dringlichkeit und Erfolgsaussichten.

In Deutschland stehen weit weniger Transplantationsorgane zur Verfügung als in anderen europäischen Ländern. Über 1 000 Patienten warten jährlich auf eine Spenderleber. Doch nur etwa 70 Prozent von ihnen können durch eine Transplantation gerettet werden. Bei Nierentransplantationen ist die Lage noch dramatischer: Mehr als 7 500 Patienten auf der Warteliste – doch nur 19 Prozent von ihnen kann in einem Jahr geholfen werden.

Wir haben versprochen: Kein erhobener Zeigefinger in unserem Buch. Dafür aber einladend ausgebreitete Arme: Werden Sie Organspender. Sie retten damit Leben, spenden Hoffnung und Zuversicht für alle, die ohne ein Spenderorgan dauerhaft nicht überleben können.

Eine Spenderleber für zwei Patienten

Glücklicherweise ermöglicht der geniale Bauplan der Leber aber auch noch Alternativen zur Verwendung eines kompletten Spenderorgans für einen Patienten. In Kathrins Fall (S. 158) war es die Lebendspende, also die Übertragung eines Teils der Leber eines lebenden Spenders, zum Beispiel der Eltern, Geschwister oder der Ehefrau bzw. des Ehemanns.

Es ist aber auch möglich, die Spenderleber eines Verstorbenen zu teilen und so aus einem Spenderorgan zwei Organe zu machen. Jedes der beiden Teile kann jeweils einen Patienten versorgen, denn die Leber wächst ja nach. Dieses Verfahren wird »Split Liver«, also »aufgeteilte Leber«, genannt. Ein segensreiches Verfahren, das nicht nur viel chirurgische Expertise im Transplantationszentrum braucht, sondern auch ein sehr gut geeignetes Spenderorgan und nicht zu große Organempfänger. Aber dann ist es im wahrsten Sinne des Wortes lebensrettend.

Hierzu ein Beispiel: Ein Junge legte beim Pilzesammeln versehentlich auch hochgifte Knollenblätterpilze in sein Körbchen, weil er sie mit Champignons verwechselte. Der Verzehr dieser Pilze führt schnell zu einer lebensbedrohlichen Vergiftung, die schwerste Leberschäden ver-

ursacht. Ist zu viel Gift aufgenommen, gibt es kein effektives Gegenmittel mehr – außer einer sofortigen Lebertransplantation.

Unglücklicherweise aßen der Junge und sein älterer Bruder die Gift-
pilze, die schon am Folgetag zu einem akuten Leberversagen führten,
und beide mussten nun schnellstens eine Spenderleber bekommen.
Nun ist aber die komplette Leber eines Erwachsenen für den Körper
eines Kindes eigentlich zu groß.

Die Lösung: »Split Liver«. Im Fall der vergifteten Kinder wurde jedem
nur die Hälfte der Spenderleber transplantiert. Ein Organ rettet zwei
Leben – das kann nur die Leber. Ihre wunderbare Fähigkeit, nach-
zuwachsen, machte diese Methode möglich. Denn im Lauf der Zeit
wuchs die neue Leber im Körper des Kindes einfach mit. Und auch im
Körper des Erwachsenen erneuerte die Leber den fehlenden Teil im
Laufe der Zeit – nach drei Monaten war die transplantierte Leber zur
Größe einer normalen Leber herangewachsen. Genial.

Eine Leber – zwei Leben gerettet: Mit keinem anderen Organ ist das
möglich.

Kathrins Geschichte hat es bereits eindrücklich gezeigt – und viele
weitere ähnliche Geschichten könnten hier erzählt werden.

Denn – wie gesagt: Eine Transplantation ist nicht das Ende. Sondern
der Anfang eines neuen, besseren Lebens.

Leber und **Stoffwechsel** – das kann auch mal **schiefgehen**

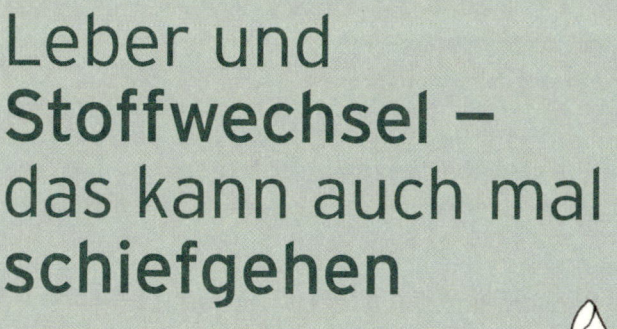

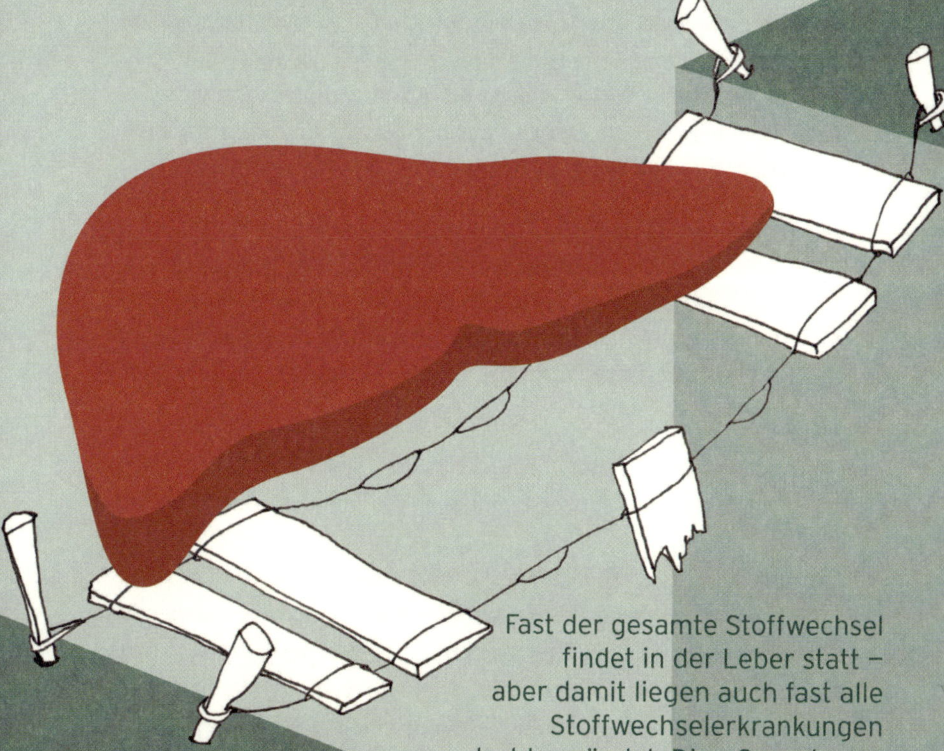

Fast der gesamte Stoffwechsel findet in der Leber statt – aber damit liegen auch fast alle Stoffwechselerkrankungen dort begründet. Die »Genschere« könnte hier eine Lösung sein.

Stoffwechsel: Wenn Prozesse aus dem Ruder laufen

Was ist eigentlich der Stoffwechsel?
Und was hat die Leber damit zu tun?

Gestrenge Medizinprofessoren erwarten von ihren Studenten, dass sie ihnen die Diagnose eines neuen Patienten in drei Sätzen erläutern können.

Die Rheinländer schaffen es mit nur einem Satz: »Opa hat Rücken!« Oder »Hör auf, sonst kriech' ich Blutdruck!«. Bei solchen Diagnosekonzentraten sind keine Details notwendig, jeder weiß, was gemeint ist. Als eine Nachbarin einige Tage in der Klinik verbringen musste, erklärte ihr Ehemann die Ursache mit der Feststellung »Else hat Stoffwechsel«. Weißte Bescheid. Wirklich?

»Stoffwechsel«. Mal ehrlich: Wie oft haben Sie diesen Begriff schon gebraucht, ohne groß darüber nachzudenken? Stoffwechsel könnte doch auch der technische Vorgang in einer Textilfabrik sein. Baumwolle runter vom Zuschnittautomaten, Tweed drauf. Stoffwechsel fertig. Uns interessiert aber nicht die Textilverarbeitung, sondern allein die Leber.

Stoffwechsel aus medizinischer Sicht ist der Oberbegriff für eine Vielzahl sehr komplexer Prozesse, die sich vor allem in der Leber abspielen: Alles, was der Körper aufnimmt, von der Atemluft über die Nahrung bis hin zu Medikamenten, wird dabei chemisch oder physikalisch so umgewandelt, dass wir es entweder als Energiespender, Heilmittel oder Grundstoff für weitere Umwandlungsprozesse nutzen können. Auch Unbrauchbares wird »verstoffwechselt«, damit es problemlos entsorgt werden kann – vergleichbar etwa einer Schrottpresse, die aus einem Auto einen handlichen Würfel presst.

Die Hauptrolle bei diesen Prozessen spielen Enzyme, also organische Verbindungen, die in den Körperzellen gebildet werden. Sie beschleunigen, steuern oder bremsen die Umwandlung der Stoffe, die unser

Körper aufnimmt. Oder anders ausgedrückt: Sie wandeln diese Stoffe in für unseren Körper sinnvoll und effektiv verwendbare Substanzen um. Die Stoffe wechseln sozusagen ihre Erscheinungsform. Daher: Stoffwechsel.

Wenn jedoch ein dringend benötigtes Enzym, zum Beispiel durch einen Gendefekt, nur unvollständig oder gar nicht gebildet wird, kann der Stoffwechsel nicht mehr wie von der Evolution geplant stattfinden. Dann besteht die Gefahr, dass biologische Prozesse aus dem Ruder laufen. Jetzt haben wir es mit Stoffwechselkrankheiten zu tun.

Fast der gesamte Stoffwechsel findet in der Leber statt – insofern sind fast alle Stoffwechselerkrankungen Erkrankungen der Leber.

Stoffwechselerkrankungen sind ganz unterschiedlich

Bei Stoffwechselerkrankungen müssen wir unterscheiden:

- Einige davon machen die Leber selbst krank – die wichtigsten drei stellen wir Ihnen etwas ausführlicher vor: das »Wikinger-Gen« (Alpha-1-Antitrypsin-Mangel), Morbus Wilson (die Kupferspeicherkrankheit) und Hämochromatose (die Eisenspeicherkrankheit).
- Andere – und dazu zählt auch das »Wikinger Gen« – machen nicht nur die Leber krank, sondern schädigen zugleich auch andere Organe, zum Beispiel die Lunge, weil die Leber nicht mehr in der Lage ist, Aufgaben vollends und fehlerfrei zu übernehmen, von denen diese Organe abhängig sind.
- Und es gibt Stoffwechselkrankheiten, die von der Leber ausgehen, ohne sie selbst zu treffen – andere Organe in der Folge aber schon. Im Extremfall kann man solche Erkrankungen nur erfolgreich behandeln, indem man den Schuldigen, die kranke Leber, auswechselt,

also transplantiert, obwohl die Leber selbst eigentlich gesund ist – aber eben nicht hinreichend gesund arbeitet.

- Einige machen gar nicht krank, es sei denn, es ergeben sich besondere Umstände. Dies ist zum Beispiel beim »Favismus«, medizinisch ausgedrückt »Glukose-6-phosphat-Dehydrogenase-Mangel«, der Fall: Durch einen genetisch bedingten Fehler im Stoffwechselprozess wird dieses Enzym nicht mehr in genügender Menge hergestellt. Die Folge: Unter bestimmten Umständen zerfallen die roten Blutkörperchen, Transporteure des Sauerstoffs, viel zu schnell und können ihre überlebenswichtige Aufgabe nicht mehr erfüllen. Der Name »Favismus«, von lateinisch »faba«: die Bohne, deutet auf eine Gefahr für Menschen hin, die an diesem Stoffwechseldefekt leiden. Denn die Mangelerscheinung kann unter anderem durch das Essen von Ackerbohnen ausgelöst werden. Aber auch die Einnahme bestimmter Medikamente kann Favismus zur Folge haben. Der Favismus ist die häufigste Enzym-Fehlfunktion weltweit, 400 Millionen Menschen leiden darunter, besonders viele in Südostasien und Afrika. Dort sind häufig bestimmte Malariamedikamente im Einsatz, die – wenn man ihre Verträglichkeit nicht vorher testet – zu Favismus führen und damit schwere Nebenwirkungen auslösen oder gar zum Tod führen können. Glücklicherweise kommt Letzteres selten vor, denn man kann testen, ob eine Person diesen Enzymmangel hat, und dann alternative Medikamente einsetzen.

Drei Stoffwechselerkrankungen, die die Leber angreifen

Welche Folgen hat es, wenn Ihr Kleinhirn mit zu viel Kupfer überschwemmt wird? Warum ist ein Aderlass wie im Mittelalter heute immer noch eine wirksame Therapie gegen eine Stoffwechselkrankheit? Und wie kann es sein, dass eine 2000 Jahre alte, spontane Idee der Evolution uns als Erben der Wikinger heute noch Probleme macht? Alle Antworten finden Sie auf den folgenden Seiten.

Kupfer, Eisen und das »Wikinger-Gen«

Wie ein aus Skandinavien stammendes Gen, zu viel Kupfer und zu viel Eisen im Körper zu Stoffwechselerkrankungen führen können. Und wie die Leber damit fertig wird.

Tätowiert, wirrer Vollbart, Streitaxt – und vor gar nichts Angst. So stellen wir uns die Wikinger vor. Was haben diese Raubeine mit der Leber zu tun? Abgesehen davon, dass sie – jedenfalls so das Klischee in den Wikingerfilmen – jeden Abend und gern auch mal tagsüber randvoll mit Met waren und man sich fragt, warum sie aufgrund der permanenten Trinkgelage nicht allesamt von einer alkoholbedingten Leberzirrhose hinweggerafft wurden. Die Antwort auf diese Frage braucht etwas Anlauf.

Wie ist das Wikinger-Gen entstanden?

Die Wikinger hatten einen Feind, den sie nicht mit der Streitaxt bekämpfen konnten: Würmer. Forscher konnten an ausgegrabenen Wikingerskeletten nachweisen, dass sich der Wurmbefall bei ihnen zur Volksplage entwickelt hatte. Es waren nicht Björn Eisenseite, Ivar der Knochenlose oder Blauzahn (so hießen sie wirklich), die dagegen eine Strategie entwickelten, sondern die geniale Evolution. Doch was damals, vor mehr als 1 000 Jahren, nützlich und lebensnotwendig war, ist heute Auslöser einer Stoffwechselkrankheit, unter der in Deutschland bis zu 20 000 Menschen leiden. Natürlich ist sie aber auch im restlichen Europa verbreitet, besonders in Skandinavien, der Heimat der Wikinger, und gilt als eine der häufigsten angeborenen Stoffwechselkrankheiten in Europa.

Eine Krankheit, die sowohl der Leber und infolgedessen auch der Lunge schwere Schäden zufügen kann. Sie trifft vor allem jene, deren Schutz uns besonders am Herzen liegt: Säuglinge und kleine Kinder. Ihr Name: »Alpha-1-Antitrypsin-Mangel«.

Was ist das und wie kommt es dazu? Wieder einmal beginnt die Geschichte in der Leber. Und wieder einmal ist sie, wenn alles gut geht, der Schutzpatron unseres Körpers. Denn sie stellt täglich 34 Milligramm eines Eiweißes her, das aus einer komplexen Mixtur von 394 Aminosäuren gebildet wird. Es bekam den komplizierten Namen »Alpha-1-Antitrypsin« kurz »A1AT«. Dieses A1AT wird vor allem in der Lunge dringend als Leibwächter gebraucht.

Die Lunge hat durch die einströmende Atemluft von allen Organen den unmittelbarsten Kontakt mit der Außenwelt. Mit dem alles belebenden Sauerstoff gelangen aber auch Substanzen in die Lunge, die wir lieber nicht im Körper beherbergen: Feuerqualm, Abgase, Staubpartikel, Zigarettenrauch, Bakterien, Viren …

Um diesen Eindringlingen sofort den Garaus zu machen, stellt unser Körper Abwehrstoffe (die »Proteasen« = »Eiweißfresser«) her, die sich ähnlich verhalten wie Wikinger in metgeschwängerter Raserei: Sie greifen alles an, was sich in ihre Nähe wagt. Dabei unterscheiden diese Proteasen nicht zwischen Freund und Feind. Also attackieren sie blindwütig auch die eigenen Lungenbläschen.

Um das zu verhindern, schickt die Leber über die Blutbahn A1AT in die Lunge. Dort stellt es sich, vereinfacht ausgedrückt, als Leibwächter vor das Lungengewebe, damit die Proteasen keinen Schaden anrichten können. So weit einfach zu verstehen, oder?

Vor rund 1 000 Jahren sah sich die Evolution jedoch gezwungen, die Produktionsweise von A1AT zum Schutz der wurmbefallenen Wikinger spontan umzustellen. Sie erfand das »Wikinger-Gen«.

Das Leibwächter-Eiweiß

Die Wikinger-Würmer wollten natürlich im Körper ihres Wirtes überleben. Also stießen sie als Schutzschild eigene Abwehrstoffe (Proteasen) gegen Angriffe des Immunsystems der Nordmänner aus und konnten so lange die gegnerischen Attacken der körpereigenen Abwehrstoffe aushebeln.

Doch die kluge Evolution reagierte darauf überraschend schnell, und zwar mit einer Genmutation eben jenes Leibwächter-Eiweißes A1AT.

Nun bewahrheitete sich wieder einmal das Darwin'sche Grundgesetz der Schöpfung: »Survival of the fittest«. Wikinger, bei denen die Wurmabwehr gut funktionierte, lebten länger als jene, bei denen die Mutation nicht stattfand. Also vererbten die starken ihre Genmutation weiter – bis in die heutige Zeit, wie sich zeigen wird.

Die Zeit verstrich. Die Wikinger fanden heraus, dass wärmeres Wetter, festere Häuser und fruchtbares Land zum Beispiel im eroberten England angenehmer waren als ihre kalte Heimat in Norwegen oder Schweden. Aber die Genmutation hielt sich bei einigen von ihnen weiter und wurde auf ihrem Weg nach Süden mitgenommen – noch heute ist sie auch dort zu finden.

Gegen Würmer gibt es längst Medikamente, und vor allem sind es durch verbesserte Hygiene viel weniger geworden. Würmer sind in Europa eigentlich kein Thema mehr. Die über Generationen hinweg vererbte Genmutation jedoch schon:

Infolge eines Gendefekts, der auf die Mutation auf eben dieses »Wikinger-Gens« zurückgeht, wird das A1AT-Eiweiß zwar in der Leber hergestellt, aber nicht mehr in die Lunge abtransportiert, um dort das Gewebe vor den Angriffen der Proteasen zu schützen. Denn es ist nicht mehr vollständig. Darum verklumpen die verbliebenen Bestandteile des A1AT und setzen sich im Lebergewebe fest.

Eine fatale Situation: Die Leber produziert weiter A1AT – aber der Abtransport in die Lunge funktioniert nicht mehr. Also staut es sich in der Leber. Was in der Lunge dringend fehlt, hat die Leber also nun im schädlichen Überfluss.

Die »homozygote« Variante des Wikinger-Gens

Grundsätzlich unterscheiden Genetiker und Lebermediziner zwei Varianten dieser Stoffwechsel-Fehlfunktion – die homozygote und die heterozygote.

Die erste Variante: Wenn eine Frau und ein Mann, die beide je ein Gen mit diesem Wikinger-Defekt in sich tragen, ein Kind zeugen, kann es sein, dass sie beide zugleich die Erbanlagen für die Fehlbildung des A1AT vererben – statistisch stehen die Chancen hierfür 1 : 4, da beide Eltern ja zwei Chromosomensätze haben, und die Chance, das falsche Gen zu vererben, jeweils 1 : 2 ist – und 2 × 2 ist 4. Der Fachausdruck für diese Vererbung lautet »homozygot«. Wenn das Kind also von beiden Eltern das defekte Gen bekommen hat, kann es nur noch defektes Protein herstellen, es ist homozygot erkrankt. Diese Krankheit zeigt sich dann meist schon im Säuglingsalter. Die erkrankten Kinder entwickeln meist schnell eine Leberzirrhose und leiden zugleich an schweren Lungenproblemen. Da kann es sein, dass nur Transplantationen das Leben retten können.

Bei Genschäden wie diesem bekommt das Kind eine fehlerhaft konstruierte DNA mit auf den Lebensweg. Wird die fehlerhafte DNA abgelesen, entsteht ein nicht funktionsfähiges Protein – oder auch gar keines. Wäre das auch ohne Transplantation reparabel?

Die geniale Genschere

Für diese genetische Krankheit gibt es bisher kein geeignetes Medikament und nur der Austausch des beschädigten Gens könnte den Missstand nachhaltig beseitigen. Es laufen bereits Forschungen, wie das mit Hilfe der »Genschere« CRISPR/Cas gelingen könnte.

Genschere? Im Jahr 2015 meldete das renommierte Wissenschaftsmagazin »Science« den »Durchbruch des Jahres«: Der französischen Wissenschaftlerin Emmanuelle Charpentier und der amerikanischen Molekularbiologin Jennifer A. Doudna war eine Entdeckung gelungen, die die gesamte Medizin in Zukunft grundlegend verändern wird:

eben diese Genschere. Für ihre Forschungsergebnisse wurden beide 2020 mit dem Nobelpreis für Chemie ausgezeichnet. Unter Wissenschaftlern war angesichts ihres Durchbruchs in der Genforschung klar, dass sie ihn eines Tages bekommen mussten – die einzige Frage war, wann.

Das von ihnen entwickelte Verfahren hat einen Zungenbrecher-Namen: CRISPR/Cas 9. Die Entschlüsselung dieser Abkürzung ist phonetisch nicht weniger anspruchsvoll: »Clustered Regularly Interspaced Short Palindromic Repeats«.

So funktioniert es: Pflanzt ein Virus seine DNA in ein Bakterium ein, schnappt sich das Bakterium ein Stück der Viren-DNA und baut es in seine eigene ein. Die Stelle, an der dies geschieht, heißt »CRISPR«. Dann kopiert das Bakterium diese CRISPR-Stelle und hängt die Kopie eines eigenen Stücks DNA an. Das ist ein genialer Trick, mit dem es neue Virenattacken erfolgreich abwehrt. Dazu braucht es das Eiweiß Cas 9. Denn es ist quasi der Suchhund des Bakteriums.

Wie man einen Suchhund an dem Hemd eines Vermissten schnüffeln lässt, damit er den Geruch erkennt und ihm folgt, versorgt das Bakterium Cas 9 mit der kopierten DNA-Stelle. Sobald das nächste Virus seine DNA in das Bakterium einschleust, »erschnüffelt« Cas 9 mit Hilfe dieser Kopie den Eindringling. Dann dockt es genau an der passenden Stelle an, zerschneidet dort die feindliche DNA und macht sie unschädlich.

Charpentier und Doudna hatten eine Vision: Was, wenn es gelänge, Cas 9 mit der Kopie einer beschädigten menschlichen DNA-Sequenz zu füttern? Würde das Eiweiß dann auch danach schnüffeln, an der passenden Stelle andocken und den fehlerhaften Teil herausschneiden?

Genau das passierte! Auf ähnliche Weise konnten sie nun an der Schnittstelle ein Stück gesunder DNA einsetzen. Der Genschaden war behoben. Im Fall der fehlerhaften A1AT-Produktion könnte also die verantwortliche DNA-Sequenz herausgeschnitten und durch eine einwandfrei programmierte ersetzt werden. So würde CRISPR/Cas viel

Leid verhindern. Denn liefe die A1AT-Herstellung wieder reibungslos, würde die Leber nicht beschädigt und eine durch die Zerstörung des Lebergewebes notwendige Transplantation wäre nicht mehr nötig. Auch die Lunge wäre gerettet, denn nun könnte das Leibwächter-Eiweiß wieder fließen und sich dem Wüten der Proteasen entgegenstellen.

Das klingt alles zu schön, um wahr zu sein. Tatsächlich stehen die Forschungen zum Einsatz von CRISPR/Cas 9 noch ganz am Anfang. Doch die Innovationsgeschwindigkeit in der Medizin hat rasant zugelegt. Und es besteht in der Fachwelt ungeteilte Einigkeit darüber, dass das »CRISPR/Cas 9«-Verfahren die Behandlung von genetisch bedingten Krankheiten revolutionieren wird.

Die »heterozygote« Variante

Die zweite Variante nennt man in der Fachsprache »heterozygot«. Nehmen wir an, das eben genannte Paar hätte vier Kinder. Nach den Gesetzen der Vererbung wäre rein statistisch dann eines dieser Kinder, wie oben beschrieben, »homozygot« erkrankt. Zwei der Kinder hätten die Erbanlagen von nur einem Elternteil, sie wären heterozygot erkrankt. Und eines der Kinder wäre ohne ein defektes Gen, also völlig gesund.

Bei heterozygot Erkrankten treten die Symptome des Genschadens erst spät auf, meist zwischen dem 30. und 40. Lebensjahr, manchmal sogar auch gar nicht. Weil den Betroffenen das Leibwächter-Eiweiß aus der Leber fehlt, können die Proteasen leichter in ihrer Lunge wüten und dabei das Lungengewebe zerstören. Die Folge: Atemnot, Husten (oft morgens), Auswurf, Engegefühl in der Brust. Deutliche Anzeichen für ein Lungen-Emphysem, die krankhafte Überdehnung des Atemorgans infolge von gestautem Gas. Wenn diese Symptome quälend werden, gehen die Betroffenen meist nicht zum Leber-Doc, sondern zu einem Pneumologen. Dieser muss nun aufpassen, dass er bei der Diagnose nicht zu früh abbiegt. Denn die Symptome des A1AT-

Mangels gleichen denen von Asthma und besonders denen der gefährlichen Lungenkrankheit COPD beinahe bis ins Detail.

Der Anfangsverdacht auf einen A1AT-Mangel kann meist durch einen einzigen Blutstropfen bestätigt werden. Wird er auf einen speziellen Teststreifen gebracht, zeigt sich nach circa 15 Minuten, ob diese Diagnose möglich wäre. Gewissheit bringt dann ein Gentest.

Bestätigt sich dadurch der Verdacht, folgt der dringende Rat, der Patient möge sich bitte schnellstmöglich bei einem Leberspezialisten vorstellen. Denn – wie gesagt – die Chance, dass die Fehlproduktion des A1AT-Eiweißes bereits zu irreparablen Leberschäden geführt hat, ist leider groß. 10 bis 20 Prozent der erwachsenen Patienten sind davon betroffen.

Es gibt aber natürlich auch den umgekehrten Fall. Wie Sie als Leberfreunde bereits aus der bisherigen Lektüre unseres Buches wissen, lösen eine Leberentzündung (Hepatitis) oder gar eine Zirrhose eine Reihe typischer Begleiterscheinungen aus: Schlappheit, Gelbsucht, Appetitmangel, Wasserbauch ...

Klagt ein Patient darüber bei seinem Hausarzt, wird der ihn zu einem Leber-Doc schicken. Und auch der muss aufpassen, dass er bei der Diagnose nicht zu früh abbiegt. Denn alle Symptome legen den Verdacht nahe, dass der Patient an einem anderen Wikinger-Syndrom leidet: an einer durch Alkoholkonsum bedingten Zirrhose.

Der Patient bleibt aber auch auf dringliche Nachfragen hin eisern: ein bis allerhöchstens zwei Bier pro Tag. Mehr nicht. Was der Arzt vermutlich nicht ahnt: Durch den Mangel an A1AT wird die Leber hypersensibel für Alkohol und reagiert auch schon auf geringe Mengen so, als käme täglich eine Flasche Korn. Schon vielen Patienten, die eigentlich nur ganz normale Mengen Alkohol trinken, wurde fälschlicherweise eine alkoholische Lebererkrankung unterstellt – weil der wichtigere zweite Faktor, der zur Vernarbung der Leber geführt hat, der Mangel an A1AT, nicht erkannt worden war. Auch hier führt der Bluttest mit anschließendem Gentest zur Wahrheit. Zusätzlich kann eine

Leberbiopsie Gewissheit verschaffen – manchmal auch der einzige Test, der die Wahrheit ans Licht bringt.

Egal, ob ein Leberspezialist oder ein Lungenfacharzt den A1AT-Mangel feststellt – da es sich um eine genetisch bedingte Krankheit handelt, ist es empfehlenswert, dass sich vorbeugend die gesamte Familie vorsichtshalber testen lässt.

Die Evolution schafft ein »Wikinger-Gen«, das die Betroffenen ausgerechnet für Alkohol hypersensibel macht. Da behaupte noch einer, die Evolution habe keinen Humor.

Bei zu viel Eisen hilft – der Aderlass

Für diese medizinische Behandlung gingen die Patienten im 14. Jahrhundert zum Barbier, also dem Friseur. Denn der behandelnde Medicus hatte keine Lust dazu, weil ihm diese im Grunde einfache Therapie nicht genügend Honorar einbrachte. Wir reden vom Aderlass.

Ein Wort, das uns einen Schauer über den Rücken jagt. Eine Ader aufschneiden und einfach Blut herauslaufen lassen? Das soll helfen? Aus heutiger Sicht eine brutale und archaische Methode. Medizinisch unsinnig obendrein, denn aus Historienfilmen haben wir gelernt: Wenn der Medicus seine Majestät »zur Ader lässt«, hält dieser, durch seine Krankheit ohnehin schon geschwächt, nicht mehr lange durch. Also wohl eher eine Therapie zum Tode.

Umso erstaunlicher, dass dieses Thema in der Medizin des 21. Jahrhunderts bei einer Erkrankung doch noch eine entscheidende Rolle spielt. Wie kann das sein?

Wie die Eisenaufnahme reguliert wird

Wir haben gelernt: Metalle sind in unserem Körper in vielfältiger Weise unersetzlich. So auch das Eisen. Nicht von ungefähr ist es das am häufigsten vorkommende Spurenelement in unserem Körper. Denn nur mit seiner Hilfe können die roten Blutkörperchen (Erythrozyten) produziert werden. Und nur mit Hilfe des Eisens kann der über die Lunge eingeatmete Sauerstoff in eben diese roten Blutkörperchen gebunden werden, die dann als »Sauerstofftaxi« unseren Körper versorgen.

Wenn wir gesund sind, halten sich unsere tägliche Eisenaufnahme aus Lebensmitteln (10 bis 20 Milligramm am Tag) und die Abfuhr aus dem Körper die Waage. Denn wir benötigen nur rund 10 Milligramm am Tag.

Gesteuert wird die Eisenaufnahme über das vornehmlich in der Leber hergestellte Hormon »Hepcidin«. Es wirkt wie ein Pegel: Wird zu viel Eisen aufgenommen, steigt der Hormonspiegel und stoppt so die Eisenaufnahme im Dünndarm. Bekommen wir zu wenig davon, sinkt der Hormonspiegel und lässt so mehr Eisen durch. Perfekt. Doch was passiert, wenn der Pegel sich nicht mehr anpasst?

Vielleicht kennen Sie dieses Phänomen von zu Hause. In den Spülkasten von Toiletten sind Ventile montiert, die über einen mit einem Schwimmer versehenen Arm die Wasserzufuhr regeln. Steigt das Wasser im Kasten, drückt es den Schwimmer hoch – und dieser schließt das Ventil. Sinkt der Wasserstand, sinkt auch der Schwimmer, das Ventil öffnet sich und Wasser läuft nach. Wenn aber der Schwimmer oder der Arm klemmen, läuft das Wasser ungebremst nach.

So weit die »Sendung mit der Maus«. Zurück zur Medizin: Durch vererbte Genschäden kann die Produktion des »Pegel«-Hormons Hepcidin gestört werden. Es wird nicht mehr in genügender Menge hergestellt – der Pegel »klemmt«. Also kann stetig viel mehr Eisen über den Dünndarm in die Leber gelangen, als wir benötigen.

Jedes unserer Organe ist aus Zellen gebaut, die ganz bestimmte, wichtige Aufgaben für die Funktion dieses Organs erfüllen. So auch die

Leber. In diesen Zellen lagert sich das Eisen ein und beginnt, ihre Funktion zu stören. So beginnt die »Hämochromatose«, übersetzt »Eisenspeicherkrankheit«.

Wenn die Leber über einen Zeitraum von 20 bis 40 Jahren mit zu viel Eisen überladen wird, reagiert sie zunehmend sauer. Zuerst entsteht eine Leberfibrose, d. h., Leberzellen beginnen zu vernarben. Die nächste Stufe ist eine Leberzirrhose. Aufgrund dieses langen Wirkungszeitraums treten die damit verbundenen Beschwerden meist erst im Alter zwischen 40 und 50 Jahren auf. Welche das sind, wissen Sie bereits hinlänglich: Abgeschlagenheit, Druckgefühl im rechten Oberbauch – aber häufig auch gänzlich unbemerkt (»Schweigen der Leber«), und erst durch das Auftreten von Komplikationen der Zirrhose erkennbar.

Glücklicherweise können aber aufmerksame (Haus-)Ärzte die Hämochromatose durch entsprechende Laboruntersuchungen schon im Anfangsstadium entdecken – und durch den Gentest auch untersuchen, welche Familienmitglieder vielleicht auch ein Risiko haben zu erkranken. Aus Gründen, die wir noch nicht richtig verstehen, erkranken aber nur etwa 10 Prozent derjenigen, welche den doppelten Gendefekt haben. Also Gendiagnostik alleine, so zuverlässig sie ist, beantwortet nicht alle Fragen.

Diagnose

Wie sehr der Körper bereits mit gespeichertem Eisen überlastet ist, lässt sich unter anderem durch ein Verfahren ermitteln, das wir allein aufgrund seines Namens vorstellen möchten: »Berliner Blau«. Er leitet sich von einem gleichnamigen blauen Farbpigment her, das erstmals im 18. Jahrhundert in Berlin künstlich hergestellt und bei der Schaffung von Gemälden verwendet wurde.

Unser »Berliner Blau«-Verfahren hat nun aber nichts mit Kunst zu tun – es sei denn, man begreift Chemie als Kunst. Dem Patienten wird eine Gewebeprobe entnommen. In einem chemischen Verfahren werden nun die Zellkerne und das eingelagerte Eisen sichtbar gemacht:

Die Zellkerne erscheinen rot. Und das Eisen – in Berliner Blau. Die einfache Formel: Je mehr Blau, desto mehr Eisen.

Das Gute ist, meist braucht man gar nicht so weit zu gehen und kommt auch ohne eine Gewebeprobe der Leber aus. Im Blut kann man sehr zuverlässig messen, ob zu viel Eisen im Körper ist – aber erstaunlicherweise nicht dadurch, dass man einfach das Eisen im Blut misst. Die Menge Eisen in einer Blutprobe sagt eigentlich nur etwas darüber aus, wie viel Eisen man in den letzten Stunden aufgenommen hat. Um eine Hämochromatose zu entdecken, misst der Arzt die Eisentransporter, und wie beladen diese sind – in der Medizinersprache das Ferritin und die Transferrinsättigung. Sind zu viele Eisentransporter unterwegs und diese schwer beladen, dann ist der nächste Schritt ein Gentest für das Hämochromatose-Gen. Und nur, wer dafür homozygot ist – bei ihm tragen beide Chromosomen das falsch funktionierende Gen –, hat die Eisenspeicherkrankheit.

Die Therapie: Aderlass

Nun ist der Moment gekommen, um über den Aderlass zu sprechen. Denn – Sie werden es in Zeiten der Digitalisierung der Medizin kaum glauben – eben dieser archaische Aderlass ist eine erprobte Form der Therapie gegen die Eisenspeicherkrankheit.

Die Idee dahinter ist bestechend einfach: Wenn sich im Körper zu viele mit Eisen beladene rote Blutkörperchen tummeln, muss man sie entfernen – beziehungsweise ablassen. Dem Patienten werden 500 Milliliter Blut abgenommen. Diese Menge enthält circa 250 Milligramm Eisen, das dem Körper damit entzogen wird. Die lästige Prozedur muss anfangs bei den meisten Patienten 50- bis 100-mal in wöchentlichen Abständen wiederholt werden! Erst wenn das Eisendepot bis auf das Normalmaß reduziert ist, kann der weitere Anstieg durch drei bis vier Aderlässe pro Jahr reguliert werden.

Inzwischen gibt es alternativ auch ein zweites, weniger belastendes Verfahren: die »Erythrozytapherese«. Dabei wird das dem Patienten entnommene Blut in seine Bestandteile zerlegt und nur die roten

Blutkörperchen (samt dem überschüssigen Eisen) werden entfernt. Das so behandelte Blut wird dem Patienten über eine Infusion wieder eingeflößt. Dieses Verfahren ist nicht nur weniger belastend, sondern auch viermal so effektiv wie ein Aderlass: Pro Behandlung werden rund 1 000 Milligramm (= 1 g) Eisen entfernt. Wenn die Aderlassbehandlung vor einer irreversiblen Schädigung der Leber beginnt, können Patienten mit dieser Krankheit gut leben. Patienten, die keinen Aderlass vertragen, können auch mit Medikamenten behandelt werden, die Eisen binden und so aus dem Körper befördern. Diese Therapie ist jedoch die am wenigsten effektive Methode.

Am Schluss schalten wir zur Rohstoffbörse: Eisen bringt zwischen 8 und 16 Cent pro Kilo. Nun können Sie sich ausrechnen, wie viel Geld bei 100 Aderlässen à 500 Milliliter (das wären etwa 25 Gramm Eisen insgesamt) in die eigene Tasche fließen würde.

Morbus Wilson: Die Kupferspeicherkrankheit

Er wirkt auf den ersten Blick sympathisch. Ein leichtes Lächeln umspielt seinen Mund, die Hände hat er lässig in die Hosentaschen seines Anzugs gesteckt. So ließ sich Samuel Alexander Kinnier Wilson Anfang des 20. Jahrhunderts fotografieren. Er wirkt abgeklärt.

Das kann er zu Recht sein, denn sein Name hat ihm in der Medizinwelt bereits zu diesem Zeitpunkt nicht nur Geltung, sondern gar Ruhm verschafft.

Begründet wurde seine internationale Reputation durch seine Doktorarbeit, die er, 33 Jahre alt, vorlegte: »Eine familiengebundene Nervenkrankheit in Verbindung mit Leberzirrhose«. Sein Werk brachte ihm prompt die Goldmedaille seiner Universität Edinburgh ein.

Warum stellen wir Professor Wilson hier vor? Damit Sie den Mann kennenlernen, der der prominente Namensgeber einer Stoffwechselerkrankung ist: »Morbus Wilson«, im Volksmund »Kupferspeicherkrankheit«.

Wie wirkt sich die Erkrankung aus?

Pro Tag nehmen Sie – ohne dass Sie es ahnen oder merken – über die Nahrung circa vier Milligramm Kupfer auf, zum Beispiel durch den Verzehr von Getreide, Nüssen oder Fleisch.

Kupfer ist ein wesentliches Spurenelement in der menschlichen Physiologie. Denn viele wichtige Enzyme können ohne Kupfer nicht funktionieren. In Ihrem Körper sammeln sich bis zu 150 Milligramm Kupfer. Ehe Sie jetzt glauben, damit seien Sie quasi ein wandelndes Wertstoffdepot: Der Marktwert dieser Menge beträgt höchstens 0,006 Cent.

Die überschüssige, vom Körper nicht beanspruchte Menge an Kupfer wird mit Hilfe eines Proteins, das ebenfalls nach unserem Professor Wilson benannt ist, über die Galle aus dem Körper befördert. Jedenfalls sollte das so sein.

Wenn dieses Transportprotein jedoch durch einen in der Familie vererbten Genschaden nicht funktioniert, bleibt das Kupfer im Körper und lagert sich vor allem in der Leber ab, aber teilweise auch im Gehirn.

Die Folgen in der Leber:

Unser sonst so tolerantes und duldsames Organ reagiert auf das wachsende Kupferdepot zuerst irritiert – und dann heftig. Es will den Überschuss loswerden, aber das klappt nicht.

Irritiert heißt hier, wie bei anderen chronischen Erkrankungen der Leber auch, es entwickelt sich eine zunächst meist leichte Entzündung, die dann aber zur langsamen Vernarbung führt, und nach einigen Jahren, spätestens in der späten Jugend (bei einer Erbkrankheit fängt das Problem immer schon im Kleinkindalter an) hat sich eine Leberzirrhose ausgebildet.

Die Symptome sind ähnlich wie bei der Multiplen Sklerose

Wenn der Kupferspeicher der Leber überquillt, gelangt das überschüssige Metall in die Blutbahn, wird im ganzen Körper verteilt und lagert sich auch dort ab. Die am meisten gefährdete Lagerstätte ist das Gehirn und dort vor allem das Kleinhirn. Denn hier kann das abgelagerte Kupfer fatale Schäden anrichten.

Patienten zeigen Symptome, die den durch die Multiple Sklerose ausgelösten Störungen ähnlich sind: Zittern, Bewegungsstörungen, Sprachschwierigkeiten. Hinzukommen spastische Bewegungen und Schluckbeschwerden. Auch Depressionen und andere psychische Veränderungen können sich entwickeln. Ursprünglich hieß die Krankheit deshalb auch »Pseudosklerose«. Wenn die zugrunde liegende Lebererkrankung dann nicht rechtzeitig erkannt wird, weil der Psychiater oder Neurologe vielleicht gar nicht an diese Möglichkeit denkt, kann es schwer werden, die Schäden im Gehirn durch eine gute Therapie wieder rückgängig zu machen.

Treten die genannten Symptome auf, wird – bei genauerem Hinsehen – Morbus Wilson diagnostiziert. Hinsehen ist hier übrigens wörtlich gemeint, denn die Krankheit ist auch äußerlich erkennbar. Das vagabundierende Kupfer lagert sich auch in den Augen ab und bildet dort einen »Kupferring« um die Iris. Allerdings erkennt auch der Augenarzt diesen sogenannten »Kayser-Fleischer-Ring« (benannt nach den Erstbeschreibern) nur mit Hilfe einer speziellen Lampe, der Spaltlampe. Dies kann ein ganz wichtiger diagnostischer Hinweis sein und manchmal fällt einem aufmerksamen Augenarzt die Erkrankung auf, bevor sie ein Leberspezialist diagnostiziert.

Aus dem Gehirn zurück zur Leber. Sie versucht immer noch, das Kupferlager loszuwerden. Abgesehen davon, dass das Transportmolekül nicht mehr funktioniert, kommt auch ständig Kupfer nach, denn zumindest Spuren davon sind in beinahe jedem Lebensmittel enthalten. Der Speicher läuft also langsam, aber sicher immer weiter über und das Kupfer flutet die Leber.

Die aus dem ständigen Kampf entstandene Entzündung kann sich, wenn sie unentdeckt bleibt, zu einer sich stetig verschlimmernden Leberzirrhose entwickeln. In ca. fünf Prozent der Fälle führt sie zu einem akuten Leberversagen. Dies trifft vor allem jugendliche Frauen (Verhältnis Frauen zu Männern 4 : 1). Das Tückische: Bis zum Zeitpunkt des Versagens wird die zunehmende Vernarbung der Leber oft gar nicht bemerkt oder, wie Ärzte es ausdrücken, die Patientin/der Patient ist »klinisch unauffällig«. Auch hier zeigt sich wieder: das gefährliche Schweigen der Leber.

Selbst ein Bluttest liefert nicht immer eindeutige Hinweise, denn Untersuchungen haben ergeben, dass eindeutige Indikatoren im Blut nur bei 80 Prozent der an Morbus Wilson erkrankten Patientinnen und Patienten zu finden sind. Allerdings sind fast immer erhöhte Leberwerte zu finden, und diese sollten, gerade bei Kindern und Jugendlichen, auch abgeklärt werden. Dazu gehört ebenfalls, die Kupferausscheidung im Urin zu messen, und die liefert dann praktisch immer eindeutige Hinweise.

So oder so gibt es für Sie keinen Grund, wirklich beunruhigt zu sein: Denn diese Krankheit ist sehr, sehr selten. Kaum mehr als 3 000 Deutsche sind daran erkrankt, insgesamt betrifft sie also weniger als 0,05 Prozent der Bevölkerung.

Verblüffend: Der Kupfergehalt in der Leber bei Morbus Wilson

Als »Goldstandard«, also bestmögliches Verfahren, gilt die Feststellung der Kupferkonzentration in der Leber im Verhältnis zu ihrem Trockengewicht. Dies ist eigentlich Stoff für medizinische Lehrbücher, aber wir erwähnen es hier trotzdem, weil es um so erstaunlich winzige Mengen geht. Als typischer Beweis für eine Erkrankung an Morbus Wilson gilt eine Menge von 0,00025 Gramm pro Gramm Lebertrockengewicht. Also 250 Mikrogramm. Eine Leber wiegt bis zu 1 600 Gramm, das heißt, der Grenzwert liegt bei nur 0,4 Gramm Kupfer in der gesamten Leber.

Wie wird die Krankheit behandelt?

Wenn die Erkrankung früh genug erkannt wird, kann der behandelnde Arzt mit Medikamenten sehr gut helfen. Es gibt Medikamente, die das Kupfer so binden können, dass es anschließend über den Urin ausgeschieden wird – so wird wieder ein Gleichgewicht im Körper hergestellt. Es kann zwar einige Jahre dauern, bis das ganze überschüssige Kupfer wieder abgebaut ist, und man muss die Tabletten brav jeden Tag nehmen, aber dann kann der Gesundheitszustand lange Zeit, manchmal auch dauerhaft stabil bleiben, und man kann mit der Erkrankung ein normales Leben führen.

Wenn aber der schlimmste Fall eintritt, weil entweder die Erkrankung schon zu weit fortgeschritten ist oder sich ein akutes Leberversagen entwickelt hat, hilft nur noch eine Lebertransplantation. Denn eine wirksame heilende Therapie gegen diese Stoffwechselkrankheit gibt es noch nicht. Selbst eine Diät zur Meidung von kupferhaltigen Lebensmitteln ist kaum wirksam, weil – wie gesagt – nahezu jede Nahrung, die wir zu uns nehmen, etwas Kupfer enthält.

Unser geschätzter Professor Wilson bekam übrigens seine Goldmedaille dafür, dass er als Erster nachwies: Die Ausfallerscheinungen des Gehirns und die Entwicklung einer Leberzirrhose sind nicht, wie bis dahin angenommen, Symptome zweier verschiedener Krankheiten, sondern Auswirkungen ein und derselben – des Morbus Wilson.

Trotz seiner Reputation war sich der weltweit renommierte Neurologe übrigens nicht zu schade, quasi nebenbei noch als praktizierender Arzt in einem Krankenhaus zu arbeiten. Und eines Tages saß ihm dort ein Patient gegenüber, der große Furcht davor hatte, wie seine Mutter in einer Nervenheilanstalt zu landen. Sie kennen ihn alle: Charlie Chaplin.

Autoimmunerkrankungen:
Die größten Rätsel der Lebermedizin

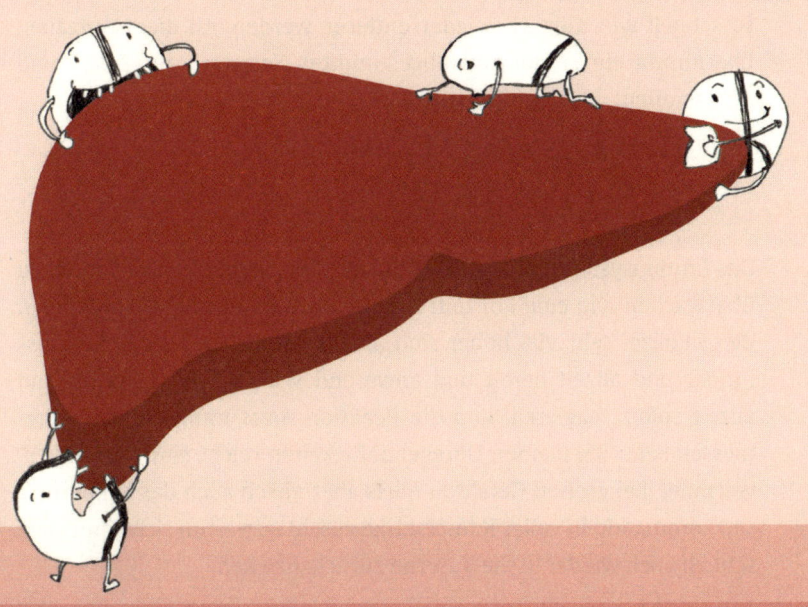

Eigentlich soll uns das Immunsystem gegen Feinde von außen schützen, aber auch wie eine Polizei intern für Ordnung sorgen. Das kann allerdings auch mal schiefgehen, selbst in der toleranten Leber. Dann greifen die Beschützer uns selbst an. Neue Entdeckungen machen Hoffnung und zeigen, dass auch hier die Leber nicht nur sich selbst, sondern dem ganzen Körper helfen kann.

Was ist eigentlich Autoimmunität?

Wenn der Organismus körpereigene Zellen und Gewebe
als Eindringlinge bekämpft.

Der menschliche Körper ist einer Unzahl von Gefahren ausgesetzt: Bakterien, Viren und andere Mikroben wollen sich in unserem Körper einnisten und schmarotzen, Fremdstoffe, falsches Essen und Gifte drohen uns zu schaden, verletzte und überalterte Zellen und deren Überreste müssen abgeräumt werden, versehentlich falsch zusammengebaute Eiweißstoffe und andere Moleküle müssen wieder abgebaut werden und entartete Zellen, aus denen Krebs entstehen kann, sollen so schnell wie möglich wieder entfernt werden. All diese Aufgaben übernimmt ein kompliziert abgestimmtes Netzwerk aus Zellen und Botenstoffen: das Immunsystem.

Das Immunsystem

Das Immunsystem hat also die Aufgabe, den Körper kontinuierlich zu überwachen wie eine Polizeitruppe – nur dass unsere Ansprüche an diese Polizei sehr viel höher sind als im wirklichen Leben. Sie muss immer und allzeit bereit und anwesend sein, sie muss immer und allzeit sofort reagieren, und die Reaktion muss immer genau angemessen sein: Bei kleinen Unregelmäßigkeiten reicht eine leichte Verwarnung, bei großen Gefahren muss aber gleich auch das Sondereinsatzkommando in voller Kampfstärke zuschlagen – um sich dann ganz schnell auch wieder in die Kaserne zurückzuziehen.

Kann es bei diesen hohen Ansprüchen verwundern, dass auch mal etwas nicht optimal läuft? Dass eben doch mal ein Virus zuschlägt, trotz des ach so vorsichtigen gesunden Lebensstils; oder dass eine Wunde doch länger braucht, um zu heilen, oder erst eine noch stärkere Entzündung entsteht? Oder – im ungünstigsten Fall – dass eben auch mal eine Krebszelle nicht abgeräumt wird und sich vermehren kann?

Die Komplexität der Aufgabe wird dadurch noch größer, dass viele Bestandteile von Mikroben den körpereigenen Strukturen zum Verwechseln ähnlich sehen, und das aus gutem Grunde. Auch Bakterien müssen zum Beispiel aus Zucker Energie gewinnen und benutzen dafür gerne Enzyme und Transportsysteme, die effizient sind und sich in der Evolution gut herausgebildet haben. Was für eine menschliche Zelle gut funktioniert, funktioniert wahrscheinlich auch für Bakterien gut und umgekehrt, und so benutzen Bakterien und menschliche Zellen ganz ähnliche Baubestandteile.

Für das Immunsystem ist es eine unglaublich komplexe Aufgabe, Fremdes (zum Beispiel Bakterien) von Eigenem und Gefährliches von Harmlosem zu unterscheiden. Kein Wunder also, dass es hier auch mal zu Irrtümern kommen kann.

Ein solcher Irrtum sind Autoimmunerkrankungen – von denen es sehr viele verschiedene gibt, mit sehr unterschiedlichen Ausprägungen und Konsequenzen. Die Schädigungen können unterschiedliche Organe betreffen, etwa die Haut, wie bei Vitiligo, einer Autoimmunerkrankung, bei der weiße Hautflecken entstehen, weil die Hautfarbstoffe (Melanin) produzierenden Hautzellen angegriffen und zerstört werden, oder auch Gehirn und Rückenmark wie bei der Multiplen Sklerose. Wir wollen uns hier jedoch auf Autoimmunerkrankungen beschränken, die vor allem die Leber schädigen.

Große Herausforderungen für die tolerante Leber

Die Leber ist das Organ der Toleranz, eben auch der immunologischen Toleranz: die gute Mutter Leber, die nicht gleich auf jede Veränderung allergisch reagiert, sondern auch mal fünfe gerade sein lässt. Denn in der Leber ist die Herausforderung besonders groß. Hier kommen all die Nahrungsstoffe, die im Darm aufgenommen werden, an, und darunter sind natürlich unendlich viele Fremdstoffe, also nicht körpereigene Bestandteile. Und mit dabei, weil der Darm so voller Bakterien ist, sind auch Teile dieser Bakterien, manchmal auch ganze Bakterien, die sich durch die Darmwand durchgeschmuggelt haben. Auf sie will die Leber nicht jedes Mal mit großem Geschrei losgehen, sondern sie möglichst stillschweigend abräumen. Dafür hat sie eine unendliche Zahl von spezialisierten »Fresszellen«, die nach ihrem Entdecker Kupffer benannten Kupffer-Zellen, die anschwimmende Bakterien und Bakterienbestandteile auffressen und abbauen können, ohne dass es zu einer Entzündungsreaktion kommt, zu der es käme, wenn die gleichen Bakterien und Bestandteile woanders im Körper auftauchten.

Und nicht nur all diese Mikroben und Nahrungsbestandteile aus dem Darm sind eine Herausforderung für das Immunsystem in der Leber, es kommen noch ganz viele neue Stoffe hinzu: Die Leber ist ja das zentrale Stoffwechsel- und Entgiftungsorgan, unsere kleine chemische Fabrik, und gleichzeitig die zentrale Müllsortier- und -entsorgungsanlage. Im Rahmen dieser Tätigkeit fallen, wie auch in der chemischen Industrie, jede Menge Zwischenprodukte an, die für das Immunsystem fremd und eventuell verdächtig aussehen.

Zwischenprodukte werden umgewandelt

Solche Zwischenprodukte entstehen zum Beispiel auch beim Abbau eines Medikamentes, das in der Leber in harmlose Bestandteile umgebaut wird, die dann über Galle und Niere aus dem Körper wieder ausgeschieden werden können. Auch dabei entstehen Zwischenstufen, die eine Allergie auslösen können, aber möglichst nicht sollen.

Und das Gleiche passiert beim Abbau von Nahrung. Ein Stück Brokkoli oder Vollkornbrot zum Beispiel besteht aus vielen Bestandteilen, die im Darm schon zerkleinert werden, dann in Paketchen aufgenommen und zur Leber transportiert werden, wo die brauchbaren Teile entsprechend dem Bedarf des Körpers umgewandelt werden, während die nicht brauchbaren für den Abbau und die Entsorgung fertig gemacht werden. Auf all diese Teilchen soll das Immunsystem nicht reagieren und deswegen hat die Leber ein komplexes System entwickelt, welches für Frieden in der Leber sorgt. Dieser Frieden ist kostbar, denn dadurch erhält die Leber auch in schwierigen Zeiten und bei großen Herausforderungen ihre Arbeitskraft.

Es gibt eine Reihe von klinischen Beobachtungen, die man nur dadurch erklären kann, dass die Leber, wie eine gütige Mutter, tolerant ist und eben auch immunologische Toleranz vermittelt. Am meisten profitieren davon Patienten, die eine Lebertransplantation brauchen: Eine fremde Leber wird viel seltener vom Immunsystem abgestoßen als zum Beispiel ein fremdes Herz oder eine fremde Niere (S. 32).

 Wie die Leber Autoimmunerkrankungen verhindern könnte

Die Fähigkeit der Leber, Toleranz zu lehren, wird im Moment gerade als ein neues Therapieprinzip in der Immunologie getestet: Wenn man mit kleinsten Eiweißmolekülen beladene winzige Nanopartikel in die Leber einbringt, kann man Toleranz gegenüber genau diesen Molekülen trainieren. Zumindest im Tiermodell klappt das schon ganz hervorragend: Mäuse, die eine fehlgesteuerte Immunreaktion gegen Eiweißstoffe im Gehirn haben und deswegen eine Multiple-Sklerose-ähnliche Autoimmunerkrankung entwickeln, können diese Autoimmunerkrankung überwinden, wenn man diesen Eiweißstoff mit Nanopartikeln gezielt in die Leber bringt – und wenn man das vor Auslösung der Autoimmunerkrankung macht, kann man dies sogar zu 100 Prozent verhindern. Zurzeit wird intensiv daran gearbeitet, dieses Verfahren auch bei Patienten mit bestimmten Autoimmunerkrankungen anwendbar zu machen – von der Leber lernen kann dann auch heißen, für das Leben zu lernen (vgl. das Kapitel »Ein Blick in die Zukunft der Lebermedizin«, S. 239).

Zu viel Toleranz kann riskant sein

Natürlich kann die Leber sich bei einem schweren Angriff auch kräftig wehren. Bei einer schweren Virusinfektion zum Beispiel kann es zu einer akuten schweren Leberentzündung, gerichtet gegen diese Viren, kommen und die Viren werden ruckzuck wieder aus der Leber entfernt.

Es kann aber auch sein, dass sich Viren und andere Erreger gut verstecken und überleben können, weil die Leber dazu tendiert, keine zu starken Immunreaktionen auszulösen. Hier zeigt sich wieder wie im richtigen Leben: Zu viel Toleranz kann riskant sein. So sind die Hepatitis-B- und Hepatitis-C-Virusinfektionen die wahrscheinlich häufigsten chronischen Infektionen weltweit. Denn es ist aus evolutionärer Sicht besser für die Leber, einen Feind – hier die Viren – irgendwie zu integrieren, auch wenn er über die Jahre immer mal wieder etwas Ärger macht, als einen großen Kampf anzufangen, an dem die Leber vielleicht zugrunde geht und der Mensch verstirbt. Diese Balance ist schwierig und auch da kann es zu Irrtümern kommen, wie wir im Folgenden sehen werden.

Immunsystem ausgetrickst

Eigentlich ist unser Körper so programmiert, dass Angreifer vertrieben werden. Zuständig dafür ist unser Immunsystem. Jedoch: In manchen Fällen proben körpereigene Zellen einen Staatsstreich – und greifen den eigenen Organismus an. Fiese Viecher! Die Leber versucht, diesen Aufruhr wieder zu beruhigen. Sie ist eine geübte Streitschlichterin, denn sie hat gelernt, mit Fremdstoffen und Giften friedlich umzugehen. Diese Fähigkeit kann man nutzen.

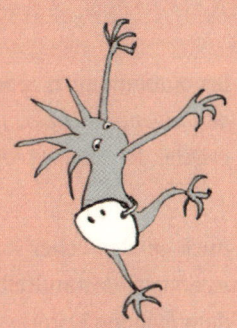

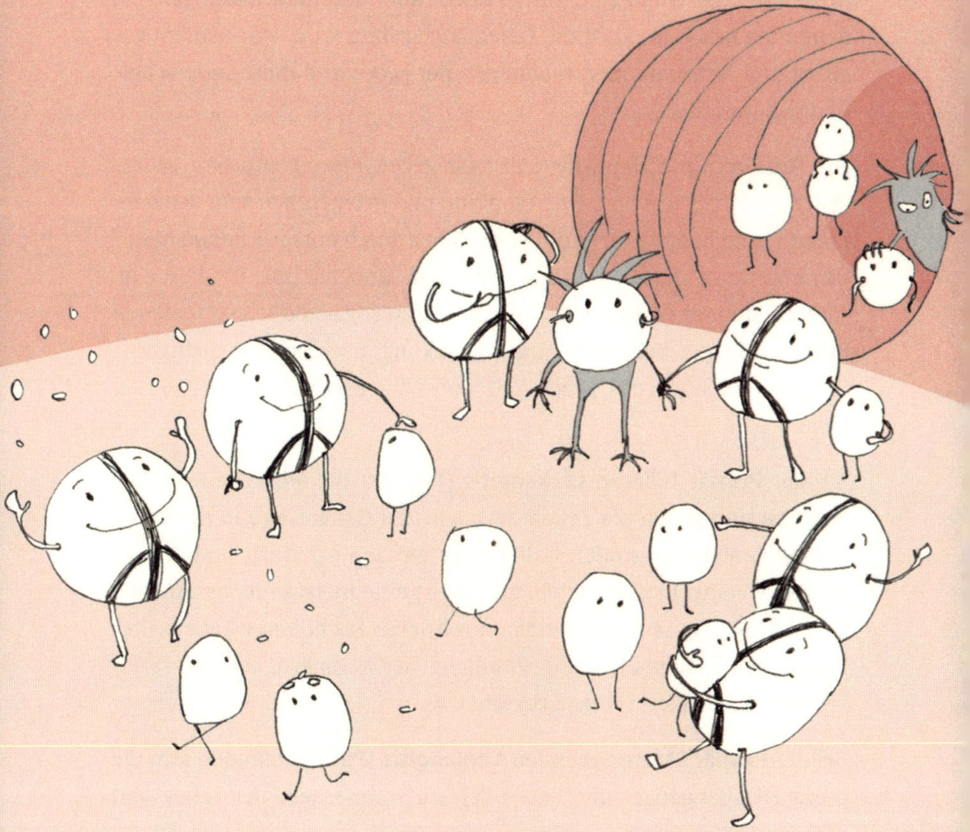

Staatsstreich in der Leber: AIH, PBC und PSC

Bei autoimmunen Lebererkrankungen wenden sich Abwehrkräfte gegen den eigenen Körper, anstatt ihn zu verteidigen. Eine Lösung der drei größten Rätsel der Lebermedizin ist in Sicht.

Auch in der Leber kann es, wenn auch selten, dazu kommen, dass irgendein Bestandteil des Organs versehentlich mit der Polizei, also dem eigenen Immunsystem, Ärger bekommt und angegriffen wird. So wie es Autoimmunerkrankungen der Haut (z. B. Vitiligo) oder des Gehirns (z. B. Multiple Sklerose), der Gelenke (Rheuma), der Schilddrüse oder der Niere gibt, gibt es auch Autoimmunerkrankungen, bei denen die Leber, und nur die Leber, angegriffen wird. Wir kennen vor allem drei Autoimmunerkrankungen der Leber und diese unterscheiden sich durchaus.

Die **Autoimmune Hepatitis** (AIH) ist gegen die eigentlichen Leberzellen gerichtet und löst eine oft akute und gelegentlich sehr schwere Entzündung in der Leber aus, welche aber durch entsprechende Medikamente auch exzellent behandelbar ist. Unbehandelt ist dies eine sehr ernste und meist nach wenigen Jahren sogar tödlich verlaufende Erkrankung, gut behandelt eine Erkrankung, mit der man mehr oder weniger ein normales Leben mit normaler Lebenserwartung leben kann.

Bei der **Primär Biliären Cholangitis (PBC)** ist die fehlgesteuerte Immunreaktion gegen die Zellen der kleinsten Gallenwege in der Leber gerichtet, aber die großen Gallenwege werden gar nicht und die Leberzellen selbst kaum beschädigt; PBC ist eine meist mild verlaufende Erkrankung, die fast nur Frauen im mittleren bis höheren Lebensalter bekommen – weshalb die Erkrankung bei Männern, wie wir noch sehen werden, gerne lange übersehen wird.

Bei der **Primär Sklerosierenden Cholangitis (PSC)** entzünden sich die großen Gallengänge innerhalb oder auch außerhalb der Leber und vernarben (»sklerosierend« heißt vernarbend). Eine ernste, leider noch nicht gut behandelbare Erkrankung, die zusätzlich zu den Gallengängen häufig auch den Dickdarm betrifft, wo sich auch eine Entzündung, allerdings ohne Vernarbung, entwickelt. PSC kann sowohl in der Leber als auch im Darm leicht zu einer Krebsentwicklung führen, weshalb die betroffenen Patienten einer engen fachärztlichen Überwachung bedürfen.

Die Autoimmune Hepatitis (AIH)

Dies ist die Geschichte von Clara. Eine Geschichte, die aufregend anfängt. Aber … Nun, wir verraten erst mal nichts.

Clara ist erst drei Jahre alt, als sie plötzlich gelb anläuft: Es ist das sichere Zeichen eines Ikterus, der Gelbsucht. Und die ist fast immer der Indikator für eine fortgeschrittene Lebererkrankung.

Die besorgten Eltern bringen Clara sofort in die Klinik. Die Ärzte nehmen eine Gewebeprobe der Leber. Wer je als Mutter oder Vater erlebt hat, welche emotionale Achterbahn es ist, wenn dem Kind auch nur ins Ohrläppchen gepikst wird, um einen Blutstropfen abzunehmen, kann erahnen, was Clara und ihre Eltern bei dieser Biopsie durchgemacht haben. Ein paar Tage später kommt die Diagnose der Ärzte: Autoimmune Hepatitis, kurz AIH. Was ist AIH?

Ende der 1940er Jahre erkannte man, dass es neben Patienten mit den ansteckenden Formen von »Gelbsucht« (Hepatitis) auch an einer Art Hepatitis Erkrankte gab, die sich einerseits nirgendwo angesteckt zu haben schienen und andererseits Zeichen der Überaktivierung ihres Immunsystems aufwiesen, nämlich eine deutliche, teils massive Vermehrung ihrer Antikörper.

Wenn eine Krankheit unseren Körper attackiert, reagiert unser Immunsystem, indem es Antikörper bildet, die den Angreifer zerstören. Schutzimpfungen machen sich diese Wirkungsweise zunutze: Die Impfung präsentiert dem Immunsystem Anteile des Erregers in einer nicht krankmachenden Form, dadurch bilden sich schützende Antikörper. Greift der feindliche Erreger wieder an, erkennen sie ihn jetzt und machen ihn unschädlich.

Es gibt aber auch Antikörper, die gegen eigene Bestandteile des Körpers gerichtet sind, sogenannte Autoantikörper (»autos«: selbst). Autoantikörper in geringer Menge sind völlig normal und wahrscheinlich zur Selbstüberwachung des gesunden Organismus sogar notwendig. Zu viele Autoantikörper oder neue, sehr stark gegen eine bestimmte Struktur gerichtete Autoantikörper sind aber ein Zeichen von Krankheit und können auch selbst krank machen.

So fiel bei diesen Patienten Ende der 40er Jahre auf, dass sie aus heiterem Himmel krank wurden, sich matt fühlten, dann gelb wurden und dass sehr viele Antikörper in ihrem Blut nachzuweisen waren. Einige davon waren Autoantikörper, darunter sogenannte »antinukleäre Antikörper«, also Antikörper, die sich gegen Zellkerne des eigenen Körpers richten. Anstatt den Körper zu schützen, wie es ihre ureigenste Aufgabe wäre, zetteln sie quasi einen »Staatsstreich« an. Das heißt: Antikörper greifen körpereigenes Gewebe an.

Nach verschiedenen Namensänderungen ging die Erkrankung in den 90er Jahren schließlich als »Autoimmune Hepatitis« (AIH) in die Lehrbücher ein – und heißt bis heute so. Damit ist gut beschrieben, dass die Krankheit dadurch entsteht, dass sich das Immunsystem irrtümlich gegen eigene Körperzellen wendet, und zwar gegen die eigentlichen Leberzellen.

Aber warum eigentlich? Es gibt doch neben diesen Leberzellen (»Hepatozyten«) noch viele andere Zellen in der Leber: Gallengangszellen, Bindegewebszellen, Gefäßzellen, Fresszellen (Kupffer'sche Sternzellen), Blutzellen ... Noch haben Forscher darauf keine Antwort.

Die vielfältigste aller Leberkrankheiten

Solche »Staatsstreich-Autoantikörper« hatte Clara in ihrer frühesten Kindheit schon entwickelt.

AIH ist eine sehr seltene Krankheit, die nur einen von 2 000 Menschen trifft. Trotz intensiver Forschung wissen wir nicht, wie Autoimmunerkrankungen wirklich entstehen. Es scheinen mindestens zwei Komponenten dazuzugehören: Einerseits muss man eine ererbte Veranlagung zu einer solchen Erkrankung haben, andererseits muss es dann noch einen zusätzlichen Entzündungsauslöser geben. Solange wir den nicht kennen, entwickelt sich die Erkrankung schicksalhaft, ohne dass wir es zu verhindern wissen. Auch so bei Clara.

Die Autoimmune Hepatitis ist wahrscheinlich die vielfältigste aller Lebererkrankungen: Sie kann – sehr selten – sehr akut verlaufen, sie kann in Schüben kommen oder chronisch schleichend und lange Zeit völlig unbemerkt verlaufen, sie kann in einer Mischung all dieser Verläufe über die Zeit verteilt in ein und demselben Patienten auftreten, sie kann zwischendurch auch viele Jahre einfach ruhig sein, sozusagen schlafen. Daher ist die Erkrankung nicht ganz einfach zu diagnostizieren, es gibt auch keine einfachen Tests, um sie nachzuweisen, wie für die verschiedenen Virus-Hepatitis-Erkrankungen.

Gut behandelt hat AIH eine ausgezeichnete Prognose. Bei den meisten Patienten muss die Behandlung aber mehr oder weniger lebenslänglich erfolgen – eigentlich ja kein Wunder, weil der Irrtum des Immunsystems (eigene Leberzellen als etwas Fremdes anzugreifen) nicht einfach wieder rückgängig gemacht werden kann – wie bei anderen Autoimmunerkrankungen auch nicht.

Clara wird mit Cortison behandelt, mit den verschiedenen unangenehmen Nebenwirkungen: Akne und Gewichtszunahme, die sich auch im Gesicht bemerkbar macht. Ein großes Unglück für ein heranwachsendes Mädchen.

Der Vater sieht das Leid seiner Tochter und bringt sie zu einem Leberspezialisten nach Mainz. Die Therapie wird umgestellt auf Azathioprin, ein Medikament, welches das Immunsystem bremst und dämpft, das heißt, die Staatsstreich-Aktivitäten des Immunsystems außer Gefecht setzt und aus den revolutionären Zellen brave Mitbürger macht. Während Cortison nur wie eine strenge Polizei eine Attacke vor Ort machtvoll unterdrückt, aber nicht zu einem dauerhaften friedlichen Zusammenleben umzieht, können Medikamente wie das Azathioprin eine Art Umziehungsprozess leisten und so zu einem langfristigen Frieden zwischen eigenen Leberzellen und dem Immunsystem führen. Das Cortison wird schrittweise reduziert und bei den meisten Patienten kann man ganz darauf verzichten. Bei einigen gelingt es nach einigen Jahren der Umziehung sogar, auch das Azathioprin wieder auszuschleichen (ein putziger Ausdruck der Mediziner für das langsame Absetzen eines Medikaments) – aber das muss unter enger medizinischer Begleitung erfolgen, denn das aufwieglerische revolutionäre Potenzial des Immunsystems bleibt bestehen und es kann erneut zu Unruhen kommen.

Für Clara ist die langsame Reduzierung des Cortisons die Erlösung: Sie fängt an, sich deutlich besser zu entwickeln, das Gesicht wird schlanker, das Wachstum zieht nach und die Leberwerte sind gut kontrolliert. So kommt Claras Geschichte, die so dramatisch begann, zu einem wunderbaren Happy End:

Jetzt, zwanzig Jahre später, ist Clara stolze Mutter zweier gesunder Kinder. Die Leber hat zwar noch die großen Narben, aber dazwischen ist das Gewebe ganz normal geworden, sie muss noch eine einzige Tablette am Tag nehmen, seit zehn Jahren kein Cortison mehr und es geht ihr exzellent. Ein Glück: Der Staatsstreich ist gescheitert!

PBC: Der Ärger mit dem C

Tagelang hat sich Charlotte H. (56) mit schweren Gedanken gequält. Was, um Himmelswillen, ist in ihrer Leber los? Eine Routineuntersuchung hat beunruhigend hohe Leberwerte ergeben. Dabei ist sie auf Anraten eines Augenarztes nur deshalb in die Sprechstunde gegangen, weil in letzter Zeit ihre Augen stark juckten und offenkundig viel trockener waren als vorher. »Wir machen erstmal Labor«, hatte ihr der

Arzt gesagt. Das Fragezeichen in ihrem Gesicht veranlasste die Sprech-
stundenhilfe, lächelnd zu erklären, was gemeint war: ein umfassender
Bluttest in einem Labor.

Zwei Tage später der Anruf: »Es wurden erheblich erhöhte Leberwerte
bei Ihnen festgestellt. Ich kenne Sie nun seit Jahren – Alkohol schließe
ich also kategorisch als Ursache aus. Mein Rat: Gehen Sie zu einem
Leberspezialisten und lassen Sie sich dort gründlich untersuchen.«

Das tut sie. Und wartet nun bangend auf das Ergebnis. Schließlich
kommt der Anruf: »Alles deutet auf eine Krankheit hin, bei der die
Zusammenarbeit zwischen Leber und Galle gestört ist. Wir nennen sie
kurz PBC. Aber das würde ich Ihnen gern alles persönlich erklären. Ich
verbinde Sie mit meinem Büro, dann können Sie einen Termin vereinbaren.«

PBC. Was um alles in der Welt mag das bedeuten? Im Internet liest sie
»Primär Biliäre Cirrhose«. Was ist eine »Cirrhose«? Auch diesen Begriff
hat sie im Nu gefunden: »Eine Zirrhose (Cirrhosis) ist ein fortschrei-
tendes Krankheitsgeschehen, das durch Bindegewebsvermehrung infolge einer chronischen Entzündung zur Verhärtung und narbigen
Schrumpfung eines Organs und zum Untergang von Funktionsgewebe
führt …«

Sie muss sich vor Schreck setzen, denn jetzt fällt es ihr wieder ein:
Der Ehemann einer Freundin ist an einer Zirrhose gestorben. Es war
immer nur hinter vorgehaltener Hand gemunkelt worden: Die Ursache war wohl zu viel Whisky … Ein eiskalter Schreck durchfährt sie.
Zirrhose. Also eine tödliche Krankheit. Wie lange bleibt ihr wohl noch
zu leben?

Wenige Tage später sitzt sie mit sprichwörtlich zitternden Knien dem
Leberspezialisten gegenüber: »Zirrhose …?« Er blickt sie einen Moment lang überrascht an. Doch dann weicht seine verdutzte Miene
einem Lächeln. »Ah, Sie haben nachgesehen, was PBC bedeutet. Aber
bitte beruhigen Sie sich, es besteht kein Grund zur Besorgnis. Lassen
Sie mich Ihnen eine Geschichte erzählen. Sie handelt davon, welches
Unheil der falsche Name einer Krankheit anrichten kann …«

Der fatale falsche Name

Wer gibt Krankheiten eigentlich ihren Namen? Manchmal die Entdecker. Und manchmal die Kollegen, in Anerkennung ihrer Leistung. Ein schönes Beispiel: »Diabetes mellitus: honigsüßer Durchfluss«. Bekannter als Zuckerkrankheit. Der britische Arzt Thomas Willis prägte diesen Namen im 18. Jahrhundert. Bis heute ist er in der Medizinersprache verankert. Seine Kollegen nannten sie zu Ehren des Entdeckers »Willis disease«, also die »Willis-Krankheit«. Dieser Name überlebte nicht.

Höchst selten kommt es vor, dass der Name einer Krankheit geändert wird. Und einen solchen Fall möchten wir hier schildern – denn es handelt sich um den Namen einer Leberkrankheit, die ihren Entdeckern anfangs Rätsel aufgab. Ursprünglich hieß sie »Primär Biliäre Zirrhose«, in diesem Fall mit »C« geschrieben: »Cirrhose« (englisch: cirrhosis). Ein Begriff, mit dem Sie beim nächsten Scrabble-Abend alle sprachlos machen. Damit Sie wissen, was Sie da auf den Tisch legen, hier die Übersetzung: »Primär« bedeutet in der Medizinersprache, dass man zwar die Auswirkungen der Krankheit kennt, nicht aber ihre Ursache. »Biliär« heißt »gallig« oder »die Galle betreffend«. Und »Cirrhose« ist die Bezeichnung einer Krankheitssituation, bei der das Lebergewebe durch Vernarbung knotig umgebaut und verhärtet ist. Wir hatten Cirrhose schon in einem früheren Kapitel erklärt (S. 72).

Bereits 1851 beschrieben Wissenschaftler ein Krankheitsbild, das aussah, als seien die Gallenwege verstopft und damit der Gallenabfluss nicht mehr möglich, und hierdurch hatten die Betroffenen eine Zirrhose entwickelt. Aber die Hauptgallenwege waren, soweit sichtbar, offen. Mysteriös.

Später entdeckte man schließlich die Erklärung für die Ursache dieses Phänomens. In der Leber verästeln sich die Gallenwege zu kleinsten und allerkleinsten, hauchdünnen Gefäßen. In Gewebeproben von Betroffenen fanden die Forscher Spuren einer Entzündung dieser kleinsten Gallenwege. Dadurch wurden sie geschädigt und anscheinend schrittweise zerstört. Darum also war der Gallenfluss unterbrochen, noch bevor es ein »Fluss« oder auch nur ein Bach werden konnte.

Sozusagen gleich an der Quelle, dort, wo die Galle in den Leberzellen produziert wird, konnte sie nicht in die neben den Leberzellen entlanglaufenden naheliegenden Sammelkanälchen einfließen.

1959 gelang es dann nachzuweisen, dass die Erkrankung nicht zwangsläufig mit einer Zirrhose einhergeht, sondern dass die Zirrhose nur das Endstadium dieser Erkrankung ist. Lange Zeit vorher gibt es schon leichtere Veränderungen und bei der Mehrzahl der betroffenen Patienten verläuft die Erkrankung insgesamt sehr mild, sodass sie niemals das Stadium einer Zirrhose erreichen werden.

Sheila Sherlock – die Mutter der Hepatologie

Die Entdeckung, dass PBC nicht immer mit einer Zirrhose einhergehen muss, ist das Verdienst der englischen Medizinerin Sheila Sherlock. Sie erforschte nahezu jede Leberkrankheit, von der Sie in diesem Buch lesen, und gilt daher als »Mutter der Hepatologie«. Gemeinsam mit dem Pathologen Hans Popper gründete sie Ende der 1940er Jahre das medizinische Fach Hepatologie.

Sheila Sherlock war eine beeindruckende Persönlichkeit. Dass sie eine medizinische Karriere machte, die für eine Frau in der damaligen Zeit absolut ungewöhnlich war, zeigt nicht nur ihre medizinische Begabung, sondern auch ihren Durchsetzungswillen.

Obwohl ihre Bewerbungen an diversen Medizinischen Hochschulen abgewiesen wurden, gab sie nicht auf und bekam schließlich ihren Studienplatz. Für ihre Doktorarbeit über die Leberbiopsie erhielt sie die Goldmedaille. Im Alter von nur 33 Jahren wurde sie zum Mitglied des Königlichen Ärzte-Kollegiums (Royal College of Physicians) berufen – als jüngste Frau jemals. 1959 erhielt sie als erste Frau in Großbritannien eine Medizin-Professur.

Für ihre Verdienste wurde sie von der Queen mit der Ritterwürde »Dame« (das weibliche Pendant zu »Sir«) geehrt. Eines ihrer Verdienste ist auch, den medizinischen Autor dieses Buches als jungen Studenten in London in das Fach Hepatologie gelockt zu haben.

Sheila Sherlock beschrieb also, dass diese PBC-Erkrankung über viele Jahrzehnte verläuft und dass die Zirrhose nur das Endstadium der Erkrankung ist. Trotz dieser Erkenntnis trug die Krankheit dennoch weiterhin den unverwüstlichen Namen Primär Biliäre Cirrhose (PBC) – denn einen einmal etablierten Namen einer Erkrankung ändert man eigentlich nicht.

Zunehmend geriet der Name aber in die Kritik, denn mit immer besseren Tests diagnostizierte man die Erkrankung immer früher und mit besseren Therapien erreichten die meisten Patienten niemals das Stadium der Zirrhose – aber jeder Patient und jede Patientin, die neu diagnostiziert wurden, hatten erstmal kräftig zu schlucken, wenn die Diagnose erklärt wurde – denn der Name Zirrhose stand jetzt nun mal da: im Arztbrief, auf dem Überweisungsschein, in der Krankenkassenabrechnung. Das macht nervös.

Inzwischen hatten sich auch Selbsthilfegruppen von Patienten gebildet, deren Mitglieder mit dieser Bezeichnung gar nicht glücklich waren und gemeinsam ihre Stimme erhoben. Auch die Leberspezialisten waren es leid, Patienten jedes Mal erklären zu müssen, dass sie eine Zirrhose ohne Zirrhose haben. Aber die Abkürzung PBC war so fest in der Medizinersprache verankert, dass keiner eine Änderung wollte.

Nach längeren Diskussionen der wissenschaftlichen Fachgesellschaften zusammen mit den Patientenorganisationen kam man auf einen sprachlich zwar nicht ganz korrekten, aber dann doch überzeugenden Trick: Das »C«, das ursprünglich für Cirrhose stand, wurde durch »Cholangitis« (Gallengangsentzündung) ersetzt. Über 150 Jahre nach ihrer Entdeckung bekam diese Krankheit also einen sehr viel korrekteren neuen Namen. Und in Zukunft müssen Patienten, bei denen diese Diagnose gestellt wird, sich nicht mehr so erschrecken. Auch so kann medizinischer Fortschritt gelingen.

Die Symptome: Müdigkeit und Mattigkeit

Was bedeutet PBC für die meisten Patienten? Viele merken gar nichts von ihrer Erkrankung, und sie wird irgendwann eher zufällig entdeckt, weil die Leberwerte aus anderem Anlass gemessen wurden. Wenn sich dann eine Erhöhung findet, wird diese schrittweise abgeklärt.

Die PBC verläuft meist ohne oder nur mit wenigen Symptomen. Allerdings klagen viele betroffene Patienten über eine allgemeine Müdigkeit, Mattigkeit und Schlappheit. Die Gesamtheit dieser unangenehmen Begleiterscheinungen wird am besten mit dem englischen Begriff »fatigue« umschrieben.

Was dieses Fatigue-Syndrom ursprünglich auslöst, ist bisher nicht gänzlich geklärt. Es ist unabhängig vom Grad der Entzündung und unabhängig vom Grad der Vernarbung in der Leber. In jedem Fall macht es den Betroffenen das Leben sehr schwer, denn es gibt noch kein wirksames Medikament dagegen. Die Leberentzündung kann man inzwischen sehr gut behandeln, diese Fatigue leider nicht. Es helfen nur Rücksichtnahme, ein regelmäßiger Tagesablauf inklusive Mittagsruhe und die Vermeidung von Überanstrengungen.

Ehe Sie sich nun aber Sorgen machen, ob Sie womöglich an PBC leiden, wenn Sie mal müde, matt und schlapp sind – die Ursache dafür muss bei weitem nicht immer in der Leber liegen. Es kann die Folge einer depressiven Verstimmung sein, die Folge von zu viel Stress im Büro oder die fortwährende Anstrengung, verbunden mit stetem Ärger, beim Bau Ihres Hauses im Grünen.

Manche PBC-Patienten haben noch ein weiteres Problem, und dieses tatsächlich in der Leber: 10 bis 20 Prozent der PBC-Patienten weisen zusätzlich zur PBC alle Charakteristika einer Autoimmunhepatitis (AIH) auf. Da die AIH unbehandelt eine sehr ernste Erkrankung ist, müssen sie dann auch wie bei einer AIH behandelt werden, also immunsuppressiv.

Circa 20 Prozent der Patienten entwickeln auch ein echtes Sicca-Syndrom (Trockenheits-Syndrom), bei dem alle Schleimhäute zu trocken sind. Das bekommen vor allem Frauen zu spüren, denn PBC ist zu 90 Prozent eine Frauenkrankheit. Und neben trockenen Augen und trockener Mundschleimhaut bedeutet das für viele noch ein anderes Ärgernis, das viel zu selten angesprochen wird: PBC führt auch zu einer trockenen Vagina. Viele Frauen, und viele Frauenärzte, erkennen dies aber nicht als ein Problem der PBC, da diese Erkrankung vor allem nach der Menopause auftritt. Da die Patientinnen typischerweise um die 50 bis 60 Jahre alt sind, denken alle Beteiligten, dass trockene Genitalschleimhaut halt einfach zum Älterwerden dazugehört.

Vielleicht verschreibt die Frauenärztin oder der Frauenarzt Östrogencreme. Aber das Problem sind in diesem Fall nicht die fehlenden Hormone, sondern schlicht die fehlende Feuchtigkeit. Feuchtigkeitscremes und Gele können dann meist wunderbar helfen. Die PBC selbst ist meist sehr leicht zu behandeln, wie im folgenden Beispiel erzählt – und wenn diese altbewährte Therapie nicht greift, gibt es jetzt auch noch weitere sehr wirksame Medikamente. Mit der PBC lässt es sich also sehr lange leben, und nur noch selten entwickeln PBC-Patienten heutzutage noch irgendwann Komplikationen einer Zirrhose.

Fehldiagnose »Alkohol« bei vielen Männern

Dass vor allem Frauen von PBC betroffen sind, führt oft dazu, dass PBC bei Männern nicht oder nur sehr selten diagnostiziert wird. Stattdessen wird die Erhöhung der relevanten Leberwerte, insbesondere der GammaGT-Wert (S. 245), immer gern auf zu hohen Alkoholkonsum geschoben.

So erging es auch Werner (65). Wir erzählen den Fall des Ex-Fußballprofis an dieser Stelle, um allen Männern Mut zu machen, sich nicht durch den falschen Alkoholverdacht ins Bockshorn jagen zu lassen, sondern hartnäckig auf einer vorurteilsfreien Diagnose infolge eingehender Untersuchungen zu bestehen.

Bei Werner wurden seit Jahrzehnten erhöhte Leberwerte festgestellt. Und immer wieder hörte er dann dieselben mahnenden Worte: »Trinken Sie weniger Wein und Bier, essen Sie weniger Fett, ernähren Sie sich gesund ...« Werner war frustriert. Denn er hielt sich genau an die Ratschläge. Aber dennoch blieben die Werte hoch. Und wieder musste er sich dieselbe Litanei anhören: Weniger Alkohol, gesünder essen ...

Irgendwann wollte er es genau wissen. Er ging zum Leberspezialisten. Dort wurde ein »AMA-Test« durchgeführt. AMA ist die Abkürzung für »Anti-mitochondriale Antikörper«. Kurz gesagt ein Test, mit dem gezielt nach »Autoantikörpern« gesucht wird, also jenen schon aus dem Fall von Clara bekannten Staatsstreich-Antikörpern, die den eigenen Körper attackieren, statt ihn zu schützen.

Eindeutiges Testresultat: Bei Werner war der Staatsstreich in vollem Gang – PBC. Der behandelnde Arzt entschied sich für eine Behandlung mit Ursodesoxycholsäure (UDCA), die den Krankheitsverlauf bremsen kann.

Und nun, liebe Tierfreundinnen und -freunde, wird es Ihnen gleich die Zornesröte ins Gesicht treiben. Denn die ersten vier Buchstaben des Zungenbrecherbegriffs, »Urso«, leiten sich aus dem lateinischen Wort »ursus« ab, was »Bär« bedeutet. Denn Bären, vor allem die asiatischen Schwarzbären, haben eine sehr hohe natürliche Konzentration von UDCA im Körper, genauer, in der Galle. Diese Bärengalle wurde darum schon lange in der traditionellen chinesischen Medizin für die Heilung von Leberleiden verwendet. Um UDCA zu gewinnen, fingen Jäger die Bären ein, um sie allen Ernstes bei lebendigem Leib qualvoll anzuzapfen. Diese Grausamkeiten könnten längst Geschichte sein, denn UDCA kann inzwischen synthetisch auf chemischem Weg hergestellt werden. Es müsste also kein Bär mehr leiden. Doch leider existieren laut *National Geographic* in China und Südostasien immer noch Bärenfarmen, in denen die Tiere unnötig gequält werden.[8]

UDCA ist eine mildere Gallensäure als die menschliche Gallensäure, in kleinen Mengen aber auch im gesunden Menschen vorhanden, insofern eigentlich ein »natürliches« körpereigenes Medikament. Darum ist UDCA jetzt Standardtherapie für die PBC.

---

8 Siehe unter https://www.nationalgeographic.de/tiere/2020/03/chinas-regierung-empfiehlt-baerengalle-gegen-covid-19 (Stand: 09.10.2020)

Bei Werner schlug die UDCA-Therapie positiv an. Die Werte und sein Befinden verbesserten sich. Inzwischen kann und muss er mit seiner Krankheit leben. Regelmäßige Kontrollen, in der Kneipe nur noch alkoholfreies Bier, Bratwürstchenaskese … Aber, wie er selber sagt: »Ist doch spannend, dass ich in meinem Alter noch mal einen ganz neuen Lifestyle probiere …« Das Wort »Lifestyle«, sagt er grinsend, habe er von seinen Enkeln. Und die seien sowieso seine beste Therapie.

PSC – das größte Rätsel der Lebermedizin

Es ist stockfinster und kalt, bis minus ein Grad: der tiefste Punkt der Erde, 11 000 Meter unter dem Meeresspiegel, im »Marianengraben«, einer Unterwasserschlucht bei den Marianeninseln im Pazifik. Der Druck beträgt hier das Tausendfache der Last, die ein Mensch an der Erdoberfläche aushalten muss. Ohne die schützende Stahlhülle eines speziellen Unterseeboots würde ein Taucher einfach zerquetscht. Hier kann kein Leben existieren.

Doch – es kann. Chinesische Forscher waren völlig überrascht, als sie dort unten Bakterien fanden, die Erdölreste und Kohlenwasserstoff abbauen und daraus ihre Energie gewinnen.

Zurück auf der Erdoberfläche. Zischend schießt kochend heißes Wasser aus dem Boden, es ist mehr als 100 Grad heiß – Geysire. Im Wasser sind Schwermetalle gelöst, das chemische Klima ist »sauer«, wie Chemiker sagen. Lebensunfreundlicher geht es kaum, hier kann also nichts Lebendes existieren.

Doch – es kann. US-Forscher fanden in den Heißwasserquellen des Yellowstone-Nationalparks Bakterien, die das Leben in dieser unwirtlichen Umgebung geradezu genießen und sich munter vermehren. Warum? Das weiß noch kein Mensch.

Unser Körper. In der Gallenblase sammelt sich die von der Leber produzierte Gallenflüssigkeit. Eine komplexe Mischung aus scharfer Gallensäure, Enzymen und anderen Stoffen. In dieser giftigen Umgebung kann kein Leben existieren.

Sie ahnen es bereits – doch, es kann! Diese Erkenntnis ist so überraschend neu, dass viele Mediziner ihre Kollegen nicht ernst nehmen, wenn diese davon berichten. Absolut zu Unrecht. Denn eine klinische Forschungsgruppe der Deutschen Forschungsgemeinschaft (DFG) unter der Leitung von Professor Christoph Schramm und dem medizinischen Autor dieses Buches konnte zeigen, dass es sehr wohl Bakterien und andere Mikroben (das sind Kleinstlebewesen, u. a. Bakterien, Viren und Pilze) in der Galle gibt. Die Vielfalt dieser Mikroben nennt man »Mikrobiom«. Ein Mikrobiom in der giftigen Galle?

Übrigens, nur um Irrtümer zu vermeiden: Wenn wir in diesem Buch von »Galle« sprechen, meinen wir immer nur die Gallenflüssigkeit. Umgangssprachlich benutzt man den Ausdruck leider auch häufig für die Gallenblase (»Mir wurde die Galle entfernt«). Das ist absolut irreführend, denn ohne Gallenblase kann ein Patient leben – aber nicht ohne Gallenflüssigkeit.

Ein Mikrobiom gibt es nicht nur im Darm, sondern auch in der Galle

Vom Darmmikrobiom haben Sie vielleicht schon einmal gehört, das ist in der Wissenschaft ein großes Thema. Denn die Mikroorganismen des Darms sind, wie sich neuerdings in immer neuen Facetten herausstellt, extrem wichtig für unser Wohlbefinden. Mit Mikrobiom bezeichnet man als Oberbegriff sämtliche Mikroben (Bakterien, Pilze etc.), die in einem Bereich zusammenleben – also im Falle des Darms das »Darmmikrobiom«. Veränderungen dieses Mikrobioms sind bei ganz unterschiedlichen Erkrankungen zu finden, und die Bedeutung dieser Veränderung ist Gegenstand großer Forschungsanstrengungen in der ganzen Welt. Veränderungen des Darmmikrobioms, die man bei so vielen Erkrankungen jetzt findet, sind bei manchen wahrscheinlich nur eine Folge der Erkrankung und von daher nicht so bedeutsam. Aber es gibt immer mehr Hinweise, dass Veränderungen des Darmmikrobioms wohl auch wesentlich zur Entstehung vieler Erkrankungen beitragen und den Krankheitsverlauf beeinflussen können. So hoffen die Wissenschaftler, in der Zukunft dieses Mikrobiom so zu verstehen, dass man es gezielt beeinflussen kann und damit auch gezielt Entzündungen, nicht nur im Darm selbst, bekämpfen kann.

Gerade auch für die Leberforschung ist dieses Thema hoch relevant, weil die Leber natürlich der erste Ort ist, wo die Produkte des Darmmikrobioms und seiner Wirkung auf die Nahrungsverdauung ankommen – über die Pfortader, die ja alles Blut aus dem Darm direkt zur Leber transportiert. Forscher sind bei vielen Lebererkrankungen, gerade auch bei der Fettleber, daran interessiert zu ergründen, worin der Zusammenhang zwischen Darmmikrobiom und der Lebererkrankung besteht und wie man ihn beeinflussen könnte. Aber noch viel naheliegender ist ein solcher Zusammenhang bei einer Erkrankung, die sowohl die Leber als auch den Darm betrifft, und über diese sprechen wir hier: die »Primär Sklerosierende Cholangitis« (PSC).

Könnte das Gallemikrobiom das Geheimnis von PSC enthüllen?

Die Primär Sklerosierende Cholangitis (PSC), so wird bisher vermutet, ist eine Autoimmunkrankheit. »Primär« bedeutet hier, dass die Ursache nicht bekannt ist, »Cholangitis« bezeichnet eine Gallenwegsentzündung und »sklerosierend« leitet sich vom griechischen »skleros« ab, was »hart« bedeutet.

Die Erkrankung beginnt mit einer Entzündung der Gallengänge. Diese Entzündung führt zu Vernarbungen, welche die Gallengänge im Lauf der Zeit immer weiter einengen und zunehmend den Galleabfluss behindern können. Was führt zu der Entzündung, was zur Vernarbung? Es wird, wie gesagt, vermutet, dass sie aufgrund einer »autoimmunen« Reaktion entstehen könnten. Ursache für die Entzündung könnte aber auch ein gestörtes Verhältnis zwischen Mikrobiom (also der Umgebung der Mikroben) und dem eigenen Gewebe und Immunsystem sein. Und dieser Vermutung folgen die Forscher, obwohl viele Kollegen überzeugt sind, dass es in der Galle kein Mikrobiom geben könne. Weil doch die Gallenflüssigkeit so giftig ist, dass es in ihr es kein Bakterium aushalten kann.

Sehr wohl, so wissen wir jetzt, gibt es auch in der Galle Mikroben. Und zwar sowohl in der gesunden Galle beim Gesunden als auch bei Patienten mit Gallenwegserkrankungen. Das Interessante an den Befunden war nun, dass die Zusammensetzung dieses Mikrobioms, also das Spektrum der Keime, bei Patienten mit einer PSC-Erkrankung ganz anders ist als bei Gesunden. Damit wissen wir zwar noch nicht, was Folge und was Ursache ist, aber auf der Spur, um eine vorher gänzlich unverstandene Erkrankung zu entlarven, ist das ein wichtiger Schritt vorwärts.

Interessanterweise stellte sich zudem heraus, dass Patienten mit PSC auch im Darm charakteristische Veränderungen ihres Mikrobioms aufweisen. Die PSC ist also eine Erkrankung, die auf ganz besondere Weise den engen Zusammenhang zwischen Leber und Darm zeigt: Viele PSC-Patienten haben auch eine Entzündung ihres Darmes, eine »Colitis«. Und umgekehrt haben viele Patienten mit einer entzündlichen Darmerkrankung auch eine PSC. Der Zusammenhang könnte hier, neben wahrscheinlich einer gewissen erblichen Veranlagung, das Mikrobiom sein: Dieses ist bei den betroffenen Patienten verändert, sowohl im Darm als auch in der Galle.

Und hier liegt die Hoffnung: Werden wir vielleicht irgendwann durch eine spezielle Diät, welche das gestörte Mikrobiom positiv beeinflusst, diese Erkrankung, für die es bis heute keine richtig wirksame Therapie gibt, bremsen oder sogar aufhalten können? Noch ist das Zukunftsmusik.

Spätfolgen der Erkrankung

Die PSC birgt noch viele weitere Rätsel, die hier und heute zu weit führen. Sie kennen bereits »Kathrins Geschichte« (S. 158), in der berichtet wird, dass die PSC-Erkrankung leider bisher im Großen und Ganzen unaufhaltsam fortschreitet und deswegen die meisten Patienten nach 15 bis 20 Jahren eine Lebertransplantation brauchen – eine absolut segensreiche, weil lebensrettende Operation bei dieser Erkrankung.

Aber die PSC kann eine noch ernstere Folge haben: Leider kann sich bei Patienten in der Leber und auch im Darm, wenn dieser betroffen ist, leicht Krebs entwickeln, weshalb immer wieder Kontrolluntersuchungen notwendig sind. Warum diese Lebererkrankung häufiger eine Tumorbildung zur Folge hat als andere, ist auch noch nicht verstanden, aber die Spurensuche ist schon im Gange.

Und auch wenn bis jetzt noch keine gut wirksamen Medikamente auf dem Markt sind – Standard ist bisher, wie bei der PBC, die UDCA, die Bären-Gallensäure, aber die therapeutische Wirkung ist viel schwächer als bei der PBC –, so tut sich in den letzten Jahren hier sehr viel, eine Reihe von Therapiestudien für neue Medikamente laufen bereits weltweit und erste Erfolgsmeldungen geben Anlass zu großer Hoffnung: Hier wird sich auch die nächsten Jahre sehr viel tun!

Angeborene oder erworbene Zysten: Die »Leberbeutelchen«

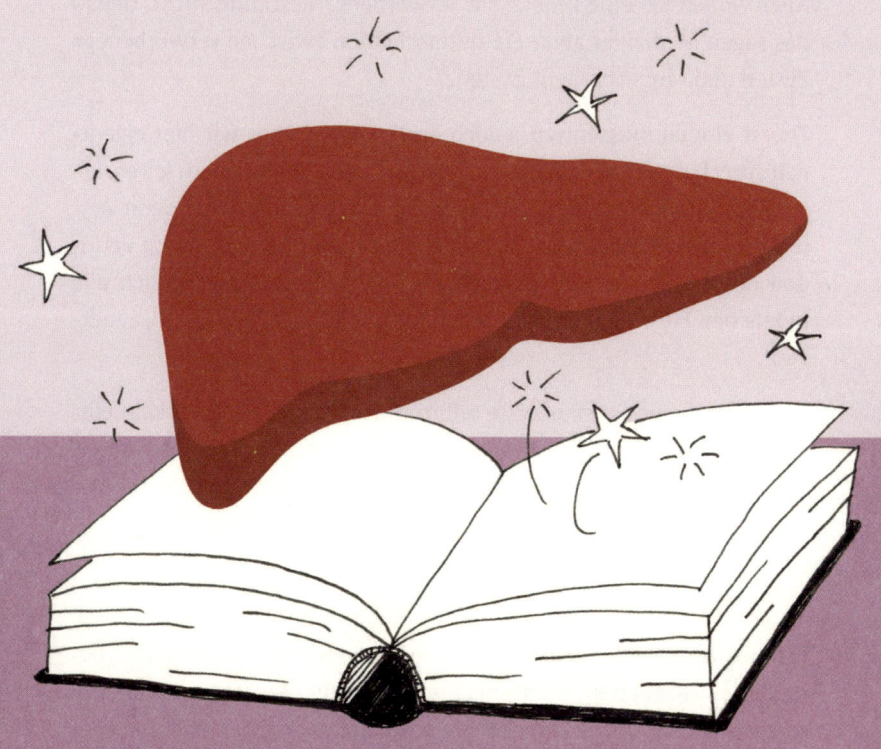

Sind Sie früher auch vor dem mysteriösen Fuchsbandwurm gewarnt worden? Und warum werden Chirurgen
zu Dachdeckern? Leberzysten bieten Stoff für unterhaltsame Medizingeschichten.

Mythos Fuchsbandwurm

Leberzysten: Wie eine höchst seltene Krankheit
zur Gruselgeschichte wurde.

Die Sprache der Mediziner ist hin und wieder schon komisch. Zum Beispiel: Wenn ich etwas »erwerbe«, dann heißt das in der Alltagssprache: Ich will es bewusst haben. Ein neues Auto, eine neue Jeans oder neue Schuhe »erwerbe« ich.

Aber wollen Sie eine Leberzyste »erwerben«? Bestimmt nicht. Genau das sagen Mediziner aber. Sie unterscheiden zwischen »erworbenen« Zysten und »angeborenen« Zysten.

Zuerst einmal müssen wir jedoch erklären, worüber wir hier eigentlich sprechen. »Zyste« (manchmal auch »Cyste« geschrieben) leitet sich vom griechischen Wort für »Beutel« ab. Das ist zutreffend, denn Zysten sind beutelähnliche Hohlräume, die sich im Körpergewebe befinden oder außen an der Organwand haften. Darin können sich alle möglichen Flüssigkeiten oder Stoffe sammeln: Talg, Blut, Harn, Sauerstoff.

Oder Wurmeier. So eine Zyste will mit absoluter Sicherheit kein einziger Mensch erwerben! Sie ist das Resultat einer »Echinokokkose«. Wenn Sie zart besaitet sind, wird dieses Thema eine Mutprobe für Sie.

Wie der Fuchsbandwurm entsteht

Echinokokkose ist eigentlich ein irreführender Name. Übersetzt bedeutet er »Igelbeere«, vom griechischen »echinos« (Igel) und lateinischen »coccus« (kugelförmig, Beere oder auch Kern). Übeltäter ist aber in diesem Fall gar nicht der arme Igel, sondern es sind Fuchs und Hund.

Denn »Echinokokkus« ist die Bezeichnung für den Fuchs- oder Hundebandwurm. Zugleich weist der Begriff »Echinokokkos« auch auf die kugelförmige Form der durch die Echinokokkose ausgelösten Zysten hin. Der schlängelnde kleine Fiesling sucht sich als Wirt Füchse oder Hunde aus und legt in deren Darm seine Eier ab. Mehr als 1 000 Stück. Darum werden Hunde in Europa konsequent entwurmt, damit sie die Eindringlinge loswerden. Bei Füchsen aber ist das nicht möglich.

Wenn sich die Füchse dann in ihrem Waldrevier erleichtern, werden auch die Wurmeier ausgeschieden. Ab da könnte es theoretisch für uns gefährlich werden. Die Betonung liegt auf »theoretisch« und »könnte«!

Denn diese Infektion ist so selten, dass sich selbst erfahrene Ärzte an kaum einen Fall in den vergangenen Jahrzehnten erinnern können. Tatsächlich erkranken in Deutschland jährlich höchstens 20 bis 30 Menschen an Echinokokkose. Meist aber sehr viel weniger. Vor allem aber haben fast alle diese Infektionen nicht in Deutschland stattgefunden, sondern viele Jahre früher in den Bergregionen der östlichen Mittelmeerländer oder Osteuropas, wo in vielen ländlichen Regionen Echinokokken viel stärker verbreitet sind als bei uns. Und auch bei uns gibt es regionale Unterschiede. Im Schwarzwald und in Mittelhessen gibt es mehr infizierte Füchse, da sollte man schon etwas vorsichtiger sein. Im Großteil des deutschsprachigen Raumes ist der Erreger gar nicht zu finden.

Sonntags, beim Waldspaziergang. Ihre kleine Tochter oder Ihr kleiner Sohn erkunden das Unterholz. Plötzlich ertönt ein Freudenruf: »Mami, Mami, hier wachsen kleine Himbeeren! Darf ich ...?« Kein Grund zur Panik. Es gilt eine einfache Grundregel: Alles, was bis zu etwa 20 Zentimeter über dem Boden wächst, wie Himbeeren, Brombeeren und hoch wachsende Blaubeeren, ist unbedenklich.

Denn: Die Schulterhöhe eines Fuchses liegt zwischen 35 und 50 Zentimetern, vergleichbar einem Jack-Russell-Terrier. Wenn er mal muss, passiert das wie beim Hund in unmittelbarer Bodennähe. Um manche Beerensträucher zu erreichen, müsste er also schon im Stehen pinkeln ...

Alle niedriger wachsenden Beeren, Erdbeeren und tief sitzende Blau- und Preiselbeeren, sollten erst zu Hause gründlich abgewaschen werden.

Wir sind häufig in unserer Wahrnehmung von Gefahren sehr einseitig. Ein Forstmann, mit dem wir sprachen, sagte uns dazu nur: »Die Gefahr, im Wald von einem herunterfallenden Ast getroffen zu werden, ist viel größer …«

Was passiert bei einer Infektion?

Warum beschäftigen wir uns dann trotzdem mit dem Fuchsbandwurm, obwohl er aus medizinischer Sicht ein »Orchideenthema« ist? Weil der Fuchsbandwurm trotz seiner objektiv geringen Bedeutung in der Lebermedizin seltsamerweise zu einem Volksmythos wurde. Stoff für möglichst gruselige Legenden: »Ich habe einen Freund, der kennt einen, der im Wald Beeren gegessen hat. Und dann …«

Ja, und was »dann«? Wären die verputzten Beeren wirklich mit den Wurmeiern infiziert (Betonung auf »wäre«), würden sie innerhalb von Stunden durch den Dünndarm in die Leber gelangen und sich dort einnisten. Dann passiert – erst mal gar nichts. Bis zu 15 Jahre lang können sie sich in der Leber versteckt halten, bis die ersten Symptome, am ehesten Druckgefühl in der Lebergegend, auftreten – wenn sie nicht vorher bei einer genauen Blutuntersuchung entdeckt werden, bei denen gezielt nach den Spuren des Angreifers (»Antikörper«) gesucht wird. Dazu muss aber erst einmal ein Verdacht bestehen.

Manche Jäger und Landwirte in Risikoregionen lassen solche »serologischen« Untersuchungen in jährlichen Abständen machen, denn durch ihren Beruf könnten sie theoretisch mit den Wurmeiern in Berührung gekommen sein. Aber das vor allem, weil sie ja auch potenziell infizierte Füchse anfassen – und da ist das Infektionsrisiko natürlich um ein Vielfaches höher als über den indirekten Weg der Waldfrüchte. Deswegen achten viele Jäger darauf, erlegte Füchse nur mit Handschuhen anzufassen. Und so ist selbst bei Jägern eine Infektion mit Fuchsbandwurm eine absolute Rarität. Also bitte, weniger Angst im Wald!

Während sich die Bandwurmeier in der Leber verstecken, bilden sie Zysten, in denen sie sich einnisten. Sie könnten bei einer Ultraschalluntersuchung entdeckt werden. Aber, wiederum: Um eine solche Untersuchung machen zu lassen, müsste erst mal ein Verdacht bestehen.

In der Leber und umliegenden Organen können die Wurmeier bzw. -larven derweil lange Zeit unbemerkt auch mal erheblichen Schaden anrichten: Es kann zur Verdrängung von Lebergewebe, Entzündung der Gallengänge mit nachfolgender Gelbsucht und vielem anderem mehr kommen.

Wenn sich erst einmal Symptome zeigen (Mattheit, Bauchbeschwerden, Gelbsucht …) sollte also schnell eine Behandlung erfolgen.

Wie wird man die Parasiten wieder los?

Wenn man die Eier früh genug entdeckt und entschlossen bekämpft, kann man ihnen tatsächlich endgültig den Garaus machen. Mit einer medikamentösen Therapie mit Medikamenten, wie sie auch gegen andere Würmer verwendet werden, wird man die Tierchen nach ein bis zwei Monaten los.

Kommt man ihnen (zu) spät auf die Spur, kann es kritisch werden. Eine operative Entfernung der Zysten ist hochgefährlich, denn wenn eine dabei platzt, verteilen sich die Eier im gesamten Körper und können zum Beispiel im Herzen oder der Lunge weiteren Schaden anrichten. Deswegen muss vor einer Operation zuerst mit Medikamenten versucht werden, die Echinokokken abzutöten. Anschließend versucht ein erfahrener Chirurgie-Spezialist sehr vorsichtig und möglichst schonend, die Zysten im Ganzen herauszupräparieren.

So lassen sich die Zysten meist erfolgreich durch den Chirurgen entfernen. Damit die möglicherweise streuenden Eier nicht neu anwachsen, sollte vor und nach der Operation über etwa einen Monat wieder die »Wurmkur« durchgeführt werden. Nur ganz, ganz selten muss man länger oder sogar dauerhaft behandeln.

Aber dies ist, wie gesagt, das höchst unwahrscheinliche und seltene Worst-Case-Szenario. So weit muss es gar nicht kommen.

Am Boden wachsende Waldbeeren nicht ungewaschen essen, aber ernten, Hände gut waschen, zu Hause die Beeren gründlich waschen – so wird nichts passieren.

Auch rohes Gemüse und Salat aus dem Garten gründlich abwaschen, alleine auch schon wegen des anderen Getiers, das daran sein kann. Sinnvoll ist außerdem, Hunde regelmäßig mit einer Wurmkur zu behandeln. Und nach dem Streicheln (nur Hunde bitte, nicht Füchse) nicht mit den Händen ins Gesicht fassen, sondern diese erst gründlich waschen. Dies ist ja sowieso inzwischen – glücklicherweise – mehr in Mode gekommen.

Die Wurmeier segnen das Zeitliche, wenn sie ins kochende Wasser geworfen werden. Zum Beispiel zusammen mit einer frisch geernteten Gartenmöhre. Packt man allerdings die Waldbeeren oder das Gemüse ins Frischefach des Kühlschranks, fühlen sie sich weiter pudelwohl. Sie überstehen selbst Temperaturen bis zu 80 Grad minus. So ein Wurmei ist eben ein harter Hund – nein: ein harter Fuchs.

Leberzysten – und ein kleiner medizinischer Sprachkurs

Was passiert eigentlich, wenn Chirurgen »entdachen«?

Sprechen wir doch mal ein wenig Medizinerdeutsch: Wissen Sie, was »dysontogenetisch« bedeutet? Falls nicht, muss Ihnen das nicht peinlich sein. Ins Deutsche übersetzt heißt es: »Verursacht durch eine Störung der embryonalen Entwicklung«. Geht auch kürzer: »Kongenital«, das heißt »angeboren«.

In allen Fällen sind Zysten gemeint. Während das Kind im Mutterleib heranwächst, geht in seinem genetischen Bauplan etwas durcheinander. Dadurch entwickeln sich Gewebeanomalien (das heißt Fehlbildungen), wie zum Beispiel eine solche Zyste.

Weiter geht's in unserem kleinen Sprachkurs »Medizinerdeutsch« anhand der Zyste: Diese kleinen Beutelchen sind nämlich zumeist »benigne«. Wieder einmal schöpfen die Mediziner aus dem Lateinischen, denn dieses Wort stammt vom lateinischen »benignus«, was so viel wie »gutartig, wohlwollend, freundlich« heißt.

Das bedeutet: Angeborene Leberzysten sind keine bösartigen Geschwulste, sondern freundlich vor sich hin wachsende kleine Dinger. Wobei – »Dinger« ist ja Mehrzahl. Aber sie können sowohl einzeln (Medizinerdeutsch: »solitär«) als auch zu mehreren (»multipel«) auftreten.

Wir haben es bei unseren angeborenen Zysten also mit solitären oder multiplen dysontogenetischen hypoechogenen Gewebeanomalien zu tun. Klar so weit?

Da sie meistens keinerlei Beschwerden verursachen, werden Leberzysten zumeist nur zufällig bei Ultraschalluntersuchungen entdeckt. Dabei sind sie für geübte Augen gut sichtbar, denn sie sind »hypoechogen«. Soll heißen: Der Arzt am Ultraschallbildschirm kann sie sofort deutlich als schwarze Flecken erkennen (siehe Kasten S. 226).

Wie funktioniert Ultraschall?

Ultraschallwellen sind von so hoher Frequenz, dass wir sie nicht hören können; sie liegen also über der Schallschwelle. Die Wellen können, weil sie so fein sind, durch Gewebe dringen (auch Schallwellen können das zum Teil; jeder, der mal auf einem Rockkonzert war, hat das gespürt), werden dort aber gebremst durch die Moleküle, auf welche sie stoßen, und durch diese auch wieder zurückgespiegelt. Die Welle prallt sozusagen an Molekülen ab und kehrt wieder zum Ausgangspunkt zurück.

Das Ultraschallbild, welches Ärzte anschauen und auswerten, wird geschaffen durch die zurückgespiegelten Schallwellen. Und dadurch erklären sich auch die Grenzen des Ultraschalls: Knochen kann man kaum beurteilen, weil bei ihnen schon gleich an der Außenwand alles zurückprallt. Weiter dringen die Ultraschallwellen nicht vor.

Das andere Extrem ist Luft: Durch Luft wird die Welle nicht gut weitergeleitet, deswegen kann der Ultraschall nicht »hinter« die Luft dringen.

Und das dritte Extrem: Flüssigkeit. Flüssigkeit leitet Schall perfekt und reflektiert diesen praktisch überhaupt nicht. Je weniger andere Moleküle in der Flüssigkeit gelöst sind, desto weniger wird zurückgespiegelt. Flüssigkeitsgefüllte Räume im Körper erscheinen im Ultraschall schwarz und sind somit sehr leicht zu erkennen. Schwimmt etwas in der Flüssigkeit, wie zum Beispiel ein Gallenstein in der Gallenblase, dann sieht man in der schwarzen Höhle weiße Strukturen.

Zysten also sind ideal für Ultraschallanfänger, Gallensteine sind Lernstunde zwei. Kleinste Gallensteine aber, sogenannter Gallengries, ist etwas, was sogar Profis mal übersehen können, weil sie so klein und fein sind wie Sand.

Wie machen sich die Zysten bemerkbar?

Die angeborenen Zysten wachsen jahrelang unbemerkt vor sich hin und tun weder der Leber noch dem Menschen, in dem sie unermüdlich arbeitet, etwas zuleide.

Doch manchmal sticht sie der Hafer und sie machen den Betroffenen Ärger. Wenn sie sich zum Beispiel zu einem Durchmesser von mehr als zehn Zentimetern aufplustern, beginnen sie, umliegende Organe zu belästigen. Unter anderem auch die Galle, deren Zu- und Abgänge sie abdrücken. Man spricht dann von einer »Kompression«.

Das kann dazu führen, dass sich die Gallenflüssigkeit staut und diese dadurch gezwungen wird, in den Blutkreislauf auszuweichen. Die Folge: Erst werden die Augäpfel gelb, dann die Haut – Gelbsucht entsteht. Die Zysten sind zwar immer noch gutartig, aber extrem lästig. Sie müssen weg.

Dafür gibt es zwei Methoden:

- Die erste: Von außen wird eine Nadel in die Zyste gestochen und die darin enthaltene Flüssigkeit abgesaugt. Dies geschieht natürlich unter örtlicher Betäubung. Und natürlich wird der Weg der Nadel per Ultraschall kontrolliert und gelenkt.

  Der Nachteil dieser Methode: Die Chance, dass die Zyste bald wieder wächst und Ärger macht, ist relativ hoch. Dann geht der Spaß von vorne los. Na ja, für die Patientin oder den Patienten ist es sicherlich keiner.

- Die zweite Methode ist wesentlich wirksamer. Ihre medizinische Bezeichnung ist so originell, dass wir sie Ihnen unmöglich vorenthalten möchten: »Zystenentdachung«. Großartig!

  Hier wird eine Operationstechnik genutzt, die erstmals vor circa 15 Jahren in den OP-Sälen angewendet wurde: »minimalinvasive Chirurgie«. Statt die Bauchdecke eines Patienten aufzuschneiden, um an das Zielorgan zu gelangen, werden lediglich drei kleine Einschnitte gemacht (beim Nabel, dem Mittel- und Oberbauch), durch die jeweils ein Schlauch in den Bauchraum geführt wird. Am Ende dieser Schläuche befinden sich geeignete Werkzeuge, zum Beispiel eine Klinge oder eine kleine Zange, außerdem ein Minischeinwerfer und eine Minikamera. Deren Bild kann der Operateur auf einem großen Bildschirm sehen und danach seine Werkzeuge zielgenau mit den Händen steuern. Der Vorteil dieser Methode: Die Patienten sind viel schneller wieder fit und mobil. (Bei langen Schnitten hingegen muss die Wunde langsam heilen, die Erholungsphase dauert viel länger und zudem verläuft sie schmerzhafter.)

Mit diesen Gerätschaften steigt der Operateur jetzt der Zyste aufs Dach. Zuerst wird die Flüssigkeit abgesaugt. Dann wird die Zyste »entdacht«, das heißt, man schneidet ihr schlicht die Kappe ab. Der entstandene Hohlraum wird mit Teilen aus dem »großen Netz« überdeckt. Dabei handelt es sich um ein Fettgewebe, das von Teilen des Magens und des Darms herabhängt. Es wird am Rand der Zyste festgenäht. Und das, wie gesagt, nur mit Hilfe der kleinen Schlauchinstrumente. Diese Operationstechnik erfordert lange Übung, höchste Konzentration und eine ruhige Hand. Also ein Job für Spezialisten.

Die Chance, dass die Zyste diese »Entdachung« übersteht und wiederkommt, liegt nur bei etwa 10 Prozent. Darum ist die Entdachung seit den 90er Jahren Goldstandard.

Seltsamerweise gibt es für »Goldstandard« noch keinen Ausdruck im Medizinerdeutsch. Wie wäre es mit »Via aurea«, übersetzt »die goldene Straße«? Nur mal so eine Idee …

Wenn die kleine
Schwester der Leber
Probleme macht

Wir können auch ohne die Gallenblase leben – weil sich
unser Essverhalten drastisch verändert hat.

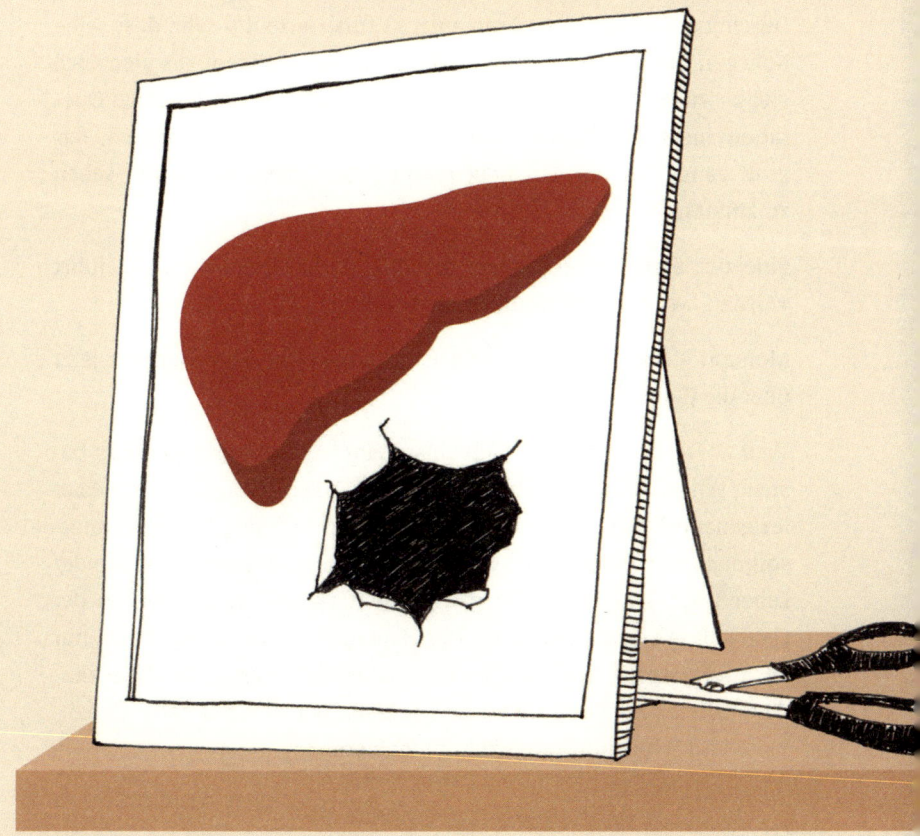

Der kleine Tank für den Zaubertrank

Wozu die Leber die Gallenblase braucht. Und warum es auch ohne sie geht, wenn die Chemie zwischen den beiden nicht mehr stimmt.

Drei kleine Schnitte, drei Schläuche, durch die chirurgische Miniwerkzeuge gesteuert werden – »minimalinvasive Operation«. Eben haben wir bei der Entdachung von harmlosen Leberzysten davon gesprochen.

Heute ist diese schonende Operationstechnik Goldstandard. Glücklicherweise erlebte der britische Urologe John Wickham, der diese Technik erfand und 1991 zum ersten Mal anwendete, noch den Durchbruch seiner Idee. Denn anfangs frustrierte ihn sehr, dass seine Kollegen die Genialität des Verfahrens nicht begriffen: »Es gibt noch viel zu viele Chirurgen, die glauben, dass man eine ordentliche Operation nicht durchführen kann, ohne ein Loch zu schneiden, das groß genug ist, um den Kopf hindurchzustecken, um besser sehen zu können.«

Eine der ersten Operationen, die mit dieser Technik durchgeführt wurden, war die Entfernung der Gallenblase.

Moment – dies ist ein Buch über die Leber. Warum reden wir jetzt über die Gallenblase?

Weil zwischen Leber und Gallenblase eine sehr enge Kooperation besteht, schließlich produziert die Leber die Gallenflüssigkeit (auch »Galle« genannt), die uns bei der Fettverdauung hilft und für die Giftentsorgung notwendig ist. Die Galle wird von den Gallenkanälchen in der Leber über den Hauptgallengang in den Darm geführt oder in der Gallenblase zwischengelagert. Der Hauptgallengang ist eigentlich nur der Ausflussgang der Leber und die Gallenblase das kleine Zwischendepot dieses Ausflussganges. Also müssen wir beide Organe, Gallenblase und Leber, unbedingt zusammen betrachten.

Warum haben wir überhaupt eine Gallenblase? Weil wir dort Gallen-flüssigkeit (d. h. Galle) zwischenlagern, wenn wir nichts essen. Die Leber produziert davon täglich 600 bis 700 Milliliter, die in der Gallen-blase auf zehn Prozent ihres Volumens eingedickt und gelagert werden.

Diese Gallenflüssigkeit hat zwei wesentliche Funktionen:

1. Über die Galle (d. h. die Gallenflüssigkeit) werden fettlösliche Gifte aus dem Körper ausgeschieden (fettlöslich heißt: nicht wasserlös-lich, also können sie nicht über den Urin ausgeschieden werden).

2. Die Gallensäure ist ein Detergens (d. h. ein fettauslösender Stoff wie z. B. auch die Seife), deswegen haben die Waschfrauen früher Fettflecken mit scharfer Gallseife herausgewaschen. Galle dient auch dazu, Fett in den Körper aufzunehmen. Alles Fett, das wir essen, kann nur in den Körper aufgenommen werden, wenn es in Galle eingebettet wird – und damit wiederum wasserlöslich wird, sodass es in den Blutstrom aufgenommen und zur Leber transpor-tiert werden kann. Ohne Galle ist keine Fettaufnahme in größerem Maße möglich.

Kommen die Sahnetorte, der Cheeseburger oder das Stück Spanferkel im Dünndarm an, zieht sich die Gallenblase zusammen und spritzt ihre Galle – je nach Größe der Mahlzeit ganz oder teilweise – über den Hauptgallengang in den Dünndarm, wo sich die Galle mit dem Speisebrei vermischt und damit die Fettaufnahme ermöglicht.

Warum wir auch ohne Gallenblase leben können

Ist diese Gallenausschüttung durch die Gallenblase überlebenswich-tig? Heute eigentlich nicht mehr, denn viele von uns wären froh, wenn sie nicht alles Fett, das sie essen, mithilfe der gespeicherten Galle in der Gallenblase verwerten würden. Darum gibt es ja so viele (rezept-freie) Medikamente, die versprechen, genau das wirksam zu verhin-dern.

Aber zur Zeit der Mammutjagd war es lebenswichtig, Fett zu tanken. Denn als die Menschen noch häufig hungerten und nur ab und zu vielleicht nicht gleich ein Mammut, aber ein Rehkitz oder einen Hasen erfolgreich gejagt hatten, wollte ihr Organismus sicherstellen, dass auch wirklich jedes Fetttröpfchen dieser kostbaren Beute in den Körper aufgenommen wird. Diejenigen, die das konnten, hatten, evolutionär gesehen, einen Vorteil und darum hat sich im Laufe der Evolution dieser geniale Mechanismus der Gallenzwischenlagerung und der Gallenausschüttung zur Fettaufnahme entwickelt.

Das war übrigens in der Evolution so erfolgreich, dass alle Säugetiere eine Gallenblase haben. Alle? Nein, es gibt ein Säugetier, das ohne Gallenblase auskommt: die Ratte. Warum? Ratten essen nicht ab und zu eine fette Mahlzeit, Ratten essen dauernd. Sie müssen also nicht dafür sorgen, dass sie mit Hilfe von Galle (für den Notfall) genug Fett aufnehmen, denn es kommt ja unablässig neues Futter nach.

Und jetzt die bittere Wahrheit: Auch wir Menschen essen in der modernen Gesellschaft, ähnlich wie die viel geschmähten Nagetiere, mehr oder weniger dauernd. Und deswegen können Menschen auch ohne Gallenblase sehr gut leben – wir müssen schließlich nicht mehr Fettvorräte im Körper für eventuelle Notzeiten speichern.

Tatsächlich ist die Entfernung der Gallenblase eine der häufigsten Operationen.

Was passiert, nachdem die Gallenblase entfernt wurde?

Wenn Ihnen die Gallenblase abhandengekommen ist, haben Sie sowohl Vor- als auch Nachteile.

Ein Nachteil: Wenn Sie eine größere, fettreiche Mahlzeit essen, können Sie nicht die ganze Nahrung verdauen. Ein Teil des Fettes wandert durch den Darm, wird von Bakterien verdaut und verursacht Blähungen und Durchfall – wohlgemerkt, nur nach einer größeren üppigen Mahlzeit!

Ein Vorteil: Bei einer solchen größeren und fettreichen Mahlzeit wird weniger Fett in den Körper aufgenommen, es landet also auch weniger Fett auf den Hüften.

Und warum wird die Gallenblase so häufig entfernt? Meistens wegen Gallensteinen.

Was sind eigentlich Gallensteine?

Galle ist eine relativ gesättigte Flüssigkeit (Sie erinnern sich sicher an den Chemieunterricht). Das heißt, sie hat schon so viele Substanzen aufgenommen, dass eine weitere Zufuhr das chemische Gleichgewicht kippen würde und die gelösten Substanzen als Salze ausfallen würden. Geschieht dies, wie in diesem Fall bei der Galle, bemüht sich der Körper, das Problem damit zu lösen, dass er aus den überschüssigen Bestandteilen Kristalle bildet und sie darin bündelt – so wie Weinstein im Wein. Diese üblicherweise kleinsten Kristalle werden normalerweise über den Darm entsorgt. Doch wenn das nicht klappt, lagern sie sich in der Gallenblase ab – als Gallensteine.

Ob und wie viele dieser Kristalle gebildet werden, ist stark Veranlagungssache und hängt auch von anderen Faktoren wie Lebensstil und Essgewohnheiten ab.

Im Studium bringt man angehenden Medizinern die Risikofaktoren anhand der etwas unfreundlichen »5-F-Regel« bei: weiblich (englisch: female), übergewichtig (fat), hellhaarig (fair), fruchtbar (fertile), vierzig Jahre und mehr (forty). So sollen sie sich merken: Hellhaarige übergewichtige Frauen um die vierzig mit mehreren Kindern haben das höchste Risiko für Gallensteine. Da steckt Veranlagung drin (weiblich, blond), und da stecken Lebensumstände drin (viele Kinder) und eine Mischung aus beidem (übergewichtig und vierzig). Aber wie immer in der Medizin ist das in Wirklichkeit viel komplizierter – es gibt auch schlanke Männer mit Gallensteinen.

Und noch etwas: Nulldiät und starke Gewichtsabnahme sind ganz besonders Risikofaktoren für Gallensteine. Zum einen, weil dann die

Gallenblase nicht häufig genug durch Fettaufnahme gefordert wird. Also dümpelt die Gallenflüssigkeit sozusagen ungenutzt vor sich hin und kann, wenn kein Abfluss in den Dünndarm erfolgt, auch nicht gleich die Gallenkristalle entsorgen, die sich gebildet haben. Zum anderen, weil bei der Gewichtsabnahme Körpersubstanz abgebaut wird, die teilweise über die Galle ausgeschieden werden muss und darum in der Gallenflüssigkeit gelöst werden soll – sodass die Flüssigkeit irgendwann »gesättigt« ist und sich wiederum Kristalle bilden. Und auch dies ist ein Argument gegen »Heilfasten«, denn solche radikalen Fastenphasen begünstigen genau so auch die Entwicklung von Gallensteinen – nicht gerade gut für die Leber.

Äußerst schmerzhaft: Die Gallenkolik

Sind Gallensteine schlimm? Solange sie friedlich in der Gallenblase liegen, nicht. Neun Prozent der Frauen und sechs Prozent der Männer haben Gallensteine, viele, ohne irgendetwas davon zu merken. Wenn diese aber auf die Reise gehen und sich im weiteren Gallengang oder direkt am Ausgang in den Darm festklemmen, bekommt der eigentlich positiv besetzte Ausdruck »steinreich« plötzlich eine höchst unangenehme Bedeutung. Denn der Körper versucht, die Steine durch krampfartiges Zusammenziehen der Muskeln zu lockern und loszuwerden: Dies ist die gefürchtete Gallenkolik. Und die tut höllisch weh. Auf der Skala von 1 bis 10 zum Messen der Schmerzintensität, die man in der Medizin nutzt, liegt der gefühlte Schmerzgrad bei Gallenkoliken fast immer bei 9 bis 10. Manche Patienten antworten auf die Frage nach der Heftigkeit der Schmerzen dann auch gerne sogar mit »12«.

Geburtsschmerzen können ähnlich stark sein. Und da, wie oben erwähnt, durchgemachte Schwangerschaften ein wichtiger Risikofaktor für Gallensteine und Gallenkoliken sind, können die meisten betroffenen Mütter diesen Vergleich mit Geburtsschmerz sogar zuverlässig treffen.

Was noch typisch bei dieser Kolik ist: Man krümmt sich buchstäblich vor Schmerz. Keine Chance ruhig im Bett zu liegen, die Zähne zusammenzubeißen und zu hoffen, dass es vorübergeht. Nein, eher spürt man eine Unruhe, bewegt sich – und eilt hoffentlich schnell in die Klinik, denn da hilft nur eine richtige Schmerzspritze mit einem Opiat, also einem Morphin-Abkömmling. Und dann raus mit den Steinen! Gallenkoliken sind nicht nur extrem schmerzhaft, sondern können auch richtig gefährlich werden. Denn es kann sich dann nicht nur die Gallenflüssigkeit entzünden, sondern – und das ist noch brisanter – auch die Bauchspeicheldrüse, weil sie sich auf dem gleichen Weg wie die Galle entleert – bzw. nun nicht mehr entleeren kann, wenn ein eingeklemmter Stein den Ausgang versperrt.

Auch da ist höchste Not: Der Stein, oder die Steine, gehören entfernt, was man über eine minimalinvasive Endoskopie (S. 227) elegant und schnell machen lassen kann.

Nach einer solchen Gallenkolik sollte unbedingt die Gallenblase innerhalb der nächsten Tage entfernt werden, denn das nächste Mal kann es ernstere Komplikationen geben, die es zu vermeiden gilt. Wie oben erläutert, kann der Mensch in der modernen Gesellschaft ja sehr gut ohne Gallenblase leben.

Die lästigen Steine raus, die unbotmäßige Gallenblase entfernt. Alles ohne tagelangen Krankenhausaufenthalt, ohne viel Chemie, ohne – oder nur mit sehr geringen – Schmerzen. Danke, Doc Wickham!

»Happytologie« – was vielleicht bald möglich sein wird

Der Traum aller Lebermediziner: keine Transplantationen mehr, kein Leiden, schnelle Heilungschancen. Da tut sich etwas in den Laboren! Kommen Sie mal mit ...

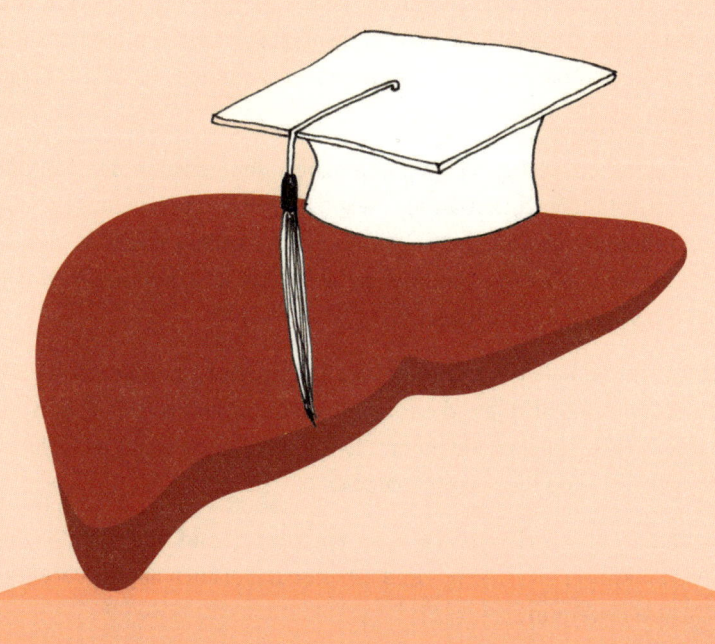

Ein Blick in die Zukunft der Lebermedizin

In China werden deutsche Werkzeugmaschinen kopiert. Im Copyshop auf dem Campus summen Kopierer und vervielfältigen Doktorarbeiten. Kunstfälscher kopierten Rembrandt oder van Gogh. US-Forscher kopieren die Leber.

Wir haben hier einen Fehler eingebaut. Finden Sie ihn? Genau: Es ist noch niemandem gelungen, die Leber zu kopieren. Denn die Evolution hat sich die Leber bei der Schöpfung patentieren lassen. Mit Kopierschutz.

Ein Traum der Leberheilkunde würde wahr, wenn es gelänge, künstliche Lebern herzustellen. Denn es wäre ein Segen für Hunderte von Patienten, die dringend auf eine Transplantation warten oder für die eine Transplantation aus irgendwelchen Gründen nicht in Frage kommt.

Doch bisher erweist es sich als unmöglich, den genialen Bauplan der Leber vollständig zu kopieren. Zwar ist es im Labor gelungen, aus Leberzellen kleine Teile Lebergewebe (»Organoide«) wachsen zu lassen, die sogar einzelne Funktionen der Leber übernehmen können, aber das war's dann auch bisher.

Jedoch: Die geniale Fähigkeit der Leber, sich selbst zu erneuern, macht den Forschern Hoffnung, dass irgendwann ein komplettes Organ im Labor wächst. Drücken Sie ihnen die Daumen, denn wenn es tatsächlich gelänge, wäre das »Happytologie«.

Bis dahin konzentrieren sich viele Forscher darauf, die Talente der Leber im Körper zu nutzen – und arbeiten dabei auch an der Verwirklichung eines Traums:

Die Bekämpfung von Krankheiten mit den Fähigkeiten der Leber

Am Hamburger Universitätsklinikum Eppendorf (UKE) und der Universität Hamburg forschen Spezialisten zum Beispiel daran, wie man Krankheiten nicht aggressiv bekämpft – sondern eben durch Toleranz ausbremst. Das klingt erst mal unlogisch. Denn eigentlich ist die landläufige Meinung: Was krank macht, muss weg. Doch die Hamburger Forscher gehen einen anderen Weg: Wenn man dem Körper mit Hilfe der Leber signalisieren könnte, dass unser Immunsystem bestimmte Erreger nicht aggressiv attackieren soll und so erhebliche Begleiterscheinungen auslöst, sondern einfach sagt: »Alles klar. Gefahr erkannt, Gefahr gebannt«, könnte man bestimmte Überreaktionen verhindern.

Dazu muss man dasjenige, wogegen so eine Überreaktion gerichtet ist, in die Leber bringen. Möglichst nur in die Leber, ganz gezielt. Dort ist nämlich die Schule der Toleranz: Die Leber kann dem Immunsystem beibringen, dass es sich eigentlich um etwas gar nicht Schlimmes handelt, sondern etwas, mit dem man sanft und tolerant umgehen sollte.

Dazu nutzen die Forscher winzigste Partikel (»Nanopartikel«) die mit dem Antigen, dem Abwehrstoff, beladen werden. Wenn diese dann in der Leber ankommen, lösen sie dort statt eines Abwehrmechanismus einen Lernprozess aus, der besagt: Dieses Antigen, diese Substanz, die ist eigentlich ganz in Ordnung, die sollte ich mal in Ruhe lassen, gegen die sollte ich keine Reaktion zeigen, sondern sie nett und freundlich als Teil meiner selbst nachbarschaftlich integrieren. Dieses Verfahren haben die Forscher sich inzwischen patentieren lassen.

Wie wirkungsvoll es ist, beweisen sie mit einem Experiment an Mäusen, die an einer Art Multipler Sklerose (MS) leiden – einer Autoimmunerkrankung, bei der das Immunsystem irrtümlich Nervenscheiden im zentralen Nervensystem, also vor allem im Gehirn, angreift, was dann zu Lähmungen und anderen neurologischen Ausfällen führt. Um bei den Tieren die gleiche Erkrankung wie bei einem MS-Patienten auszulösen, wurden sie mit einem von mehreren Molekülen aus den Nervenscheiden geimpft; sie entwickelten daraufhin eine Immunreaktion gegen diese Moleküle und als Folge davon eine schwere Entzündung im Gehirn.

Nachdem nun bei den geimpften Mäusen die oben beschriebenen Nanopartikel, beladen mit kleinen Peptiden (Bestandteilen von Proteinen) aus dem zentralen Nervensystem (Gehirn), in ihrer Leber angekommen waren, milderten sich die Symptome dieser vielleicht unangenehmsten Autoimmunkrankheit deutlich. Noch spektakulärer: Es gelang nachzuweisen, dass dieses Verfahren sogar den Ausbruch von MS in diesem Tiermodell komplett verhindern kann – offensichtlich ist der Toleranzeffekt der Leber so stark, dass die fehlgesteuerte Immunreaktion verhindert und wieder korrigiert werden kann.

Bei Menschen ließen sich auf diese Weise also vielleicht verschiedenste Autoimmunkrankheiten und Allergien stoppen. Die Versuche dazu laufen bereits. Es wäre ein Durchbruch, der die Lebermedizin, aber auch die Medizin im Allgemeinen revolutionieren würde. Und es wäre eine große Hoffnung für viele Erkrankte!

Krebs mit der Genschere bekämpfen

Die Leber ist ein Ort, an dem sich Krebszellen gut vermehren können. Das liegt zum einen daran, dass sich in dem Organ besonders viele Nährstoffe finden, sodass die Krebszellen immer genug zu essen haben. Zum zweiten liegt es daran, dass die Leber, wie oben erklärt, ein Organ der immunologischen Toleranz ist und deswegen Leberzellen nicht so leicht abgestoßen werden.

Aus letzterem Grund sind medikamentöse Krebstherapien, insbesondere die Immuntherapien gegen Krebs, in der Leber auch weniger wirksam, denn natürlich besteht auch gegenüber den Krebszellen in der Leber Toleranz. Deswegen braucht es neue Ideen, wie man Krebs in der Leber gezielt behandeln kann.

Hierfür, so die Hoffnung der Mediziner, können sie bald die im Kapitel über das »Wikinger-Gen« beschriebene Genschere »CRISPR/Cas 9

(S. 182) verwenden. Bei diesem Verfahren wird ein Eiweiß als Spürhund eingesetzt, der die defekte Gensequenz aufspürt, herausschneidet und durch eine gesunde Sequenz ersetzt. Gene könnten auch gezielt in die Tumorzellen der Leber gebracht werden und diese zerstören. Ebenso kann man Gene in das Gewebe um die Tumoren herum einbringen, um dort eine stärkere Entzündung hervorzurufen und dadurch den Tumor anzugreifen. Die Gefahr dabei ist, dass sich auch das gesunde Lebergewebe mit entzündet. In Zukunft wird man also Wege finden müssen, um das gesunde Lebergewebe vor einer solchen Entzündung gezielt zu schützen und gleichzeitig die Tumorzellen gezielt anzugreifen.

Leberspezialisten und Ärzte anderer Fachrichtungen sind sich einig: Dies ist die Zukunft der Gentherapie, die ein neues Zeitalter der (Leber-)Medizin eröffnet.

Uff – das war anstrengend, oder? So viel Wissen und so viele medizinische Informationen. Das müssen Sie erst mal verdauen.

Wo wir gerade beim Verdauen sind: Ein letzter Blick in die Glaskugel der Happytologie geht in den Magen-Darm-Trakt. Wieso dorthin? Dies ist ein Buch über die Leber! Warten Sie ab, es lohnt sich.

Der Darm verdaut unser Essen und entzieht diesem Nährstoffe, die dann über das Blut zur Leber gelangen, um dort verstoffwechselt zu werden.

Im Darm leben aber nicht nur die Nahrungsmittelbestandteile, sondern, wie wir wissen, auch Bakterien und andere Mikroben. Auch Teile dieser Lebewesen und von diesen Lebewesen hergestellte Stoffwechselprodukte gelangen in die Leber.

Früher dachten wir, dass dies nur eine Art unnötiger Müll sei, der dann in der Leber weggeputzt werde. Seit neuestem wissen wir aber, dass diese Bestandteile aus dem sogenannten Mikrobiom des Darmes vielfältige Wirkungen auf die Leber und die Funktion der Leber haben können: gute und schlechte.

Das Mikrobiom des Darms kann sowohl die Leber als auch andere Organe über verschiedenste Wege beeinflussen – aber kein Organ so stark wie die Leber, die ja direkt im Blutkreislauf hinter dem Verdauungstrakt sitzt und damit alles ungefiltert von dort bekommt – und diese Effekte wird man in Zukunft gezielt einsetzen können.

Wir werden durch spezifische Zusätze in der Nahrung, spezielle Diäten oder auch nur durch einzelne im Darm auf die Mikroben einwirkende Medikamente die Darmflora, also das Mikrobiom, manipulieren können und damit die Leber steuern, die dann wiederum unseren gesamten Gesundheitszustand beeinflusst.

Wie wichtig dieses Mikrobiom ist – und dass sich sogar in der giftigen Galle ein eigenes Mikrobiom entwickeln kann, beschreiben wir im Kapitel »PSC – das größte Rätsel der Lebermedizin« (S. 214).

Nun decken wir wieder das Tuch über die Glaskugel und machen uns an die Arbeit. Denn uns ist ein Zitat des amerikanischen Informatikpioniers Alan Kay eingefallen: »Die Zukunft kann man am besten voraussagen, wenn man sie selbst gestaltet …«

Wissen ist die beste Medizin

Sind Ihre Leberwerte in Ordnung? Wie funktioniert moderne Leberdiagnostik? Welche Alarmsignale sendet die Leber? Hier finden Sie Antworten auf diese Fragen – und auf den Selbstversuch zu Beginn des Buches.

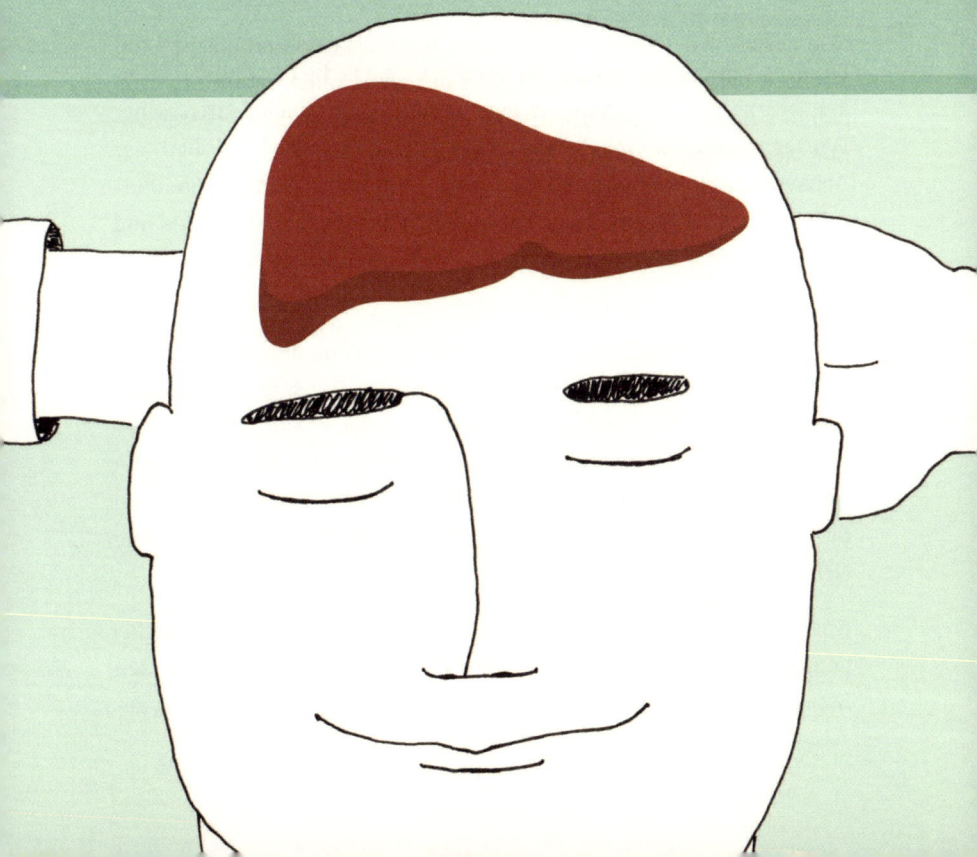

Die wichtigsten Leberwerte – und was sie verraten

»Meine Leberwerte sind in Ordnung!« … Mag ja sein – aber welche?
Hier erfahren Sie, worauf Sie achten müssen.

Meine Leberwerte sind im grünen Bereich! Ein Satz, den Sie bei Partys zu Hause oder abends in einer Bar gelegentlich zu fortgeschrittener Stunde hören können. Vor allem wenn das vierte Bier oder die zweite Flasche Wein auf den Tisch oder Tresen kommen. Jetzt könnten Sie natürlich fragen: »So, so, das ist ja fein. Welche Werte meinst du denn genau? …« Ein guter Rat: Wenn Sie nicht die Stimmung versauen wollen, schlucken Sie diese Frage hinunter und behalten Sie das Wissen aus diesem kurzen Kapitel über die wichtigen Leberwerte still für sich.

Dies sind sie, die wichtigsten Leberwerte:

Bilirubin. So heißt der gelbe Farbstoff, der die Farbe der Gallenflüssigkeit ausmacht. Der Name ist eine Kombination zweier lateinischer Wörter: »bilis« (die Galle) und »ruber« (rot). Bilirubin ist vor allem das Abbauprodukt von Hämoglobin, dem Blutfarbstoff der roten Blutzellen. Bilirubin tritt in zwei Unterformen auf: dem »indirekten« und dem »direkten« Bilirubin, im Laborbericht »i-Bili« und »d-Bili« abgekürzt.

Die indirekte Form ist nicht wasserlöslich und kann deshalb nicht ausgeschieden werden. Darum wird es in die Leber transportiert und dort durch ein spezielles Enzym wasserlöslich gemacht. Nun kann es über den Urin ausgeschieden werden. Das ist das direkte Bilirubin. Stauen sich das indirekte oder direkte Bilirubin in der Leber, wandert es in die Augen und die Haut. Beide färben sich gelb – es entsteht eine Gelbsucht.

Normalerweise wird im Labor das Gesamt-Bilirubin (indirekt/direkt) gemessen. Bei fünf Prozent der Bevölkerung gibt es einen gewissen Mangel an dem Abbauenzym in der Leber. Diese Menschen haben darum meist ein leicht erhöhtes Gesamt-Bilirubin, aber normales direktes Bilirubin.

Bei Stress, Schlaflosigkeit oder Hungerzuständen kann das Bilirubin bei diesen Personen ansteigen – aber diese Menschen sind eigentlich völlig gesund. Dies ist nur eine Variante der Norm, die nach dem dänischen Arzt Einar Meulengracht »Morbus Meulengracht« genannt wird. Im Englischen und Französischen heißt sie »Gilbert's syndrome« bzw. »le syndrome de Gilbert«, nach dem Medizinforscher Augustin Nicolas Gilbert.

Doch egal, welchen Namen man verwendet: Der Enzymmangel zum Abbau des Bilirubins ist eine in Europa weit verbreitete Stoffwechselvariante, bei Männern häufiger als bei Frauen, die nicht krankhaft ist. Völlig harmlos. Etwa 5 Prozent der Bevölkerung haben einen »Morbus Meulengracht«.

Gelbsucht selbst ist nicht gefährlich, allenfalls beunruhigend. Doch sie ist ein sehr wichtiger Hinweis auf eine mögliche Lebererkrankung und sollte deshalb als Warnsignal sehr ernst genommen werden. Eine Ausnahme: Neugeborene haben nach der Geburt häufig eine Gelbsucht, und bei Neugeborenen kann das Bilirubin, wie auch andere Blutbestandteile, leichter aus dem Blut in das Gehirn übertreten als später im Leben. Gleichzeitig ist das ganz junge Gehirn noch sehr empfindlich, sodass Neugeborene mit einer »Neugeborenengelbsucht« einer Behandlung bedürfen. Weil diese Gelbsucht nach der Geburt sehr ausgeprägt sein kann, kommen manche Kinder unter eine Lampe, die mit kurzwelligem Licht im Bilirubin eine chemische Bindung so spaltet, dass es wasserlöslich wird und in dieser wasserlöslichen Form auch vom Baby gut ausgeschieden werden kann.

GammaGT (Gamma-Glutamyl-Transferase). Dies ist der vielleicht bekannteste oder populärste Leberwert, weil er als Indikator für die Auswirkungen von Alkohol auf die Leber ins Volkswissen eingegangen ist. Unter anderem deshalb, weil dieser Wert zum Beispiel bei der »Medizinisch-psychologischen Untersuchung« (MPU) nach einem Führerscheinentzug eine entscheidende Rolle für die Wiedererteilung der Fahrerlaubnis spielt.

GammaGT-Werte über 66 U/l (Einheiten pro Liter) bei Männern und 39 U/l bei Frauen wecken dann das Unbehagen der Gutachter. Wie wir im Kapitel über die Fettleber (S. 38) erklären, ist der häufigste Grund für erhöhte Werte aber gar nicht mehr der Alkohol, sondern die nicht-alkoholische Fettlebererkrankung.

Gamma-Glutamyl-Transferase ist ebenfalls ein Enzym in Leberzellen, aber vor allem auch in Gallengangszellen, sodass eine Erhöhung sowohl bei Schäden an den eigentlichen Leberzellen als auch bei Schäden an den Gallengängen zu beobachten ist.

In der Fachsprache heißt es nicht »der GammaGT-Wert« sondern »die gammaGT«. Sie ist ein sehr empfindlicher Laborwert, der auch bei geringen Schäden leicht hoch geht, sodass nicht jede Erhöhung auf eine wirkliche Erkrankung hinweist. Andererseits geht die gammaGT insbesondere bei Alkoholschäden, aber auch bei medikamenten-bedingten Schäden in der Leber besonders stark hoch.

Alkalische Phosphatase (AP). Ein weiteres Enzym in der Leber, das aber vor allem in Gallengangszellen vorhanden ist. Eine Erhöhung der AP ist fast immer krankhaft und bedarf einer medizinischen Ab-klärung. Zu beachten ist aber, dass es zwei Formen von AP gibt: eine in der Leber und eine weitere in Knochen (Knochen-AP), sodass bei einem Anstieg auch an Knochenerkrankungen zu denken ist. Und auch bei Kindern und Jugendlichen ist die Knochen-AP, wegen des Wachstums der Knochen, erhöht. Da im Labor normalerweise nur die AP insgesamt gemessen wird, gelten für Schwangere, Kinder und Ju-gendliche höhere Normalwerte.

Transaminasen. Eine Gruppe von Enzymen, die vor allem in Leber-zellen aktiv sind und dort dabei helfen, sogenannte »Aminogruppen« von einem Molekül auf ein anderes zu übertragen. Diese Werte sind wichtig, um den Grad einer Entzündung in der Leber feststellen zu können. Je höher die Transaminasenwerte, desto größer ist der Leber-schaden.

Die wichtigsten beiden Transaminasen sind

- die **GOT** (Glutamat-Oxalacetat-Transaminase), die eigentlich korrekterweise heute **AST** heißen sollte (nach dem international üblichen Namen Aspartat-Aminotransferase), und die
- **GPT** (Glutamat-Pyruvat-Transaminase), die eigentlich international **ALT** (Alanin-Aminotransferase) heißt.

Wenn eine Leberzelle zerfällt, treten diese Enzyme in das Blut über, wo sie gemessen werden. Auch bei völlig gesunden Personen können wir diese Enzyme messen, weil bei jedem von uns jeden Tag ein paar Leberzellen zerfallen – und durch neue ersetzt werden.

Die Höhe der Transaminasenwerte sagt etwas darüber aus, wie viele Leberzellen in den letzten Stunden kaputtgegangen sind, aber sagt nichts darüber aus, wie gut die Leber noch arbeitet oder wie viel Narben sich in der Leber entwickelt haben.

Ein weiteres Enzym der Leberzellen ist die Glutamatdehydrogenase (**GLDH**) und zwar der im Zentrum des Leberläppchens sitzenden Leberzellen. Starke Erhöhungen signalisieren vor allem ein Durchblutungsproblem der Leber, akuten Gallestau und, etwas seltener, Medikamentenschäden in der Leber.

Immunglobuline. Die Abkürzung »Ig« ist der Oberbegriff für alle Antikörper im Blut. Die Immunglobuline können in ihrer Gesamtheit gemessen werden (dann auch als »Gamma-Globuline« bezeichnet) oder einzeln, mit ihren drei wichtigen Hauptklassen A (IgA), G (IgG) und M (IgM):

- Eine starke Erhöhung der Immunglobuline findet sich vor allem bei der **Autoimmunen Hepatitis**. Hier handelt es sich meist ausschließlich um eine Erhöhung des IgG. Die Messung ist wichtig sowohl zur Diagnosestellung als auch im Verlauf zur Therapiekontrolle.
- Bei **Leberschädigungen durch Alkohol oder Gift** (toxisch) ist vor allem das IgA erhöht.
- Bei den autoimmunen Lebererkrankungen der Gallenwege, mehr bei der **PBC** als bei der **PSC**, ist meist das IgM erhöht. Wenn bei die-

sen Erkrankungen neben dem IgM auch das IgG erhöht ist, kann auch gleichzeitig eine Autoimmune Hepatitis vorliegen.

- Alle Immunglobuline zusammen sind bei fortgeschrittener **Zirrhose** jeglicher Ursache erhöht.

Albumin. Es ist das Haupteiweiß im Blutserum und dafür verantwortlich, dass die Flüssigkeit in den Blutgefäßen bleibt und nicht in das Gewebe austritt. Albumin wird ausschließlich in der Leber produziert und kann damit auch als Maßstab der Leberfunktion dienen. Allerdings wird auch bei allen akuten Entzündungen (nicht nur der Leber, sondern generell Entzündungen im Körper) weniger Albumin produziert, damit stattdessen andere, für die Bekämpfung der Entzündung wichtigere Eiweißstoffe produziert werden können.

Ferritin. Ein Eisentransportprotein, das einerseits bei fast allen Formen von Entzündung, aber auch bei toxischen Leberschäden (Fettleberhepatitis und Alkoholhepatitis) erhöht ist. Bei einer sehr starken Erhöhung des Ferritins kann eine Hämochromatose (Eisenspeicherkrankheit) vorliegen.

Transferrinsättigung. Transferrin ist das Haupt-Eisentransportprotein. Die Transferrinsättigung misst, wie viele der Transferrinmoleküle Eisen binden – ein sehr hoher Wert ist ein starker Hinweis für eine Eisenüberladung des Körpers und somit für eine Hämochromatose (Eisenspeicherkrankheit). Ein erniedrigter Wert ist der zuverlässigste Maßstab für einen Eisenmangel.

Autoantikörper. Dies ist der Oberbegriff für Immunglobuline (Antikörper), die mit bestimmten eigenen Gewebeanteilen reagieren. In kleinen Mengen haben auch gesunde Personen Autoantikörper und unspezifisch können diese bei verschiedenen Entzündungen auch vermehrt auftreten. Aber es gibt einige ganz spezifische, für die Diagnose wertvolle Autoantikörper:

- **Antikörper gegen Zellkerne**. Die sogenannten Antinukleären Antikörper (ANA) treten bei verschiedenen Autoimmunerkrankungen auf, bei Lebererkrankungen vor allem bei Autoimmuner Hepatitis und PBC.

- **Antikörper gegen glatte Muskulatur** (anti-smooth muscle antibodies – SMA) treten bei verschiedenen Autoimmunerkrankungen auf, bei Lebererkrankungen vor allem bei Autoimmuner Hepatitis.
- **Antikörper gegen lösliches Leberantigen/Leber-Pankreas-Antigen (Anti-SLA/LP)** sind nur bei Vorliegen einer Autoimmunen Hepatitis zu finden und damit eine Bestätigung für die Diagnose – aber nur etwa 20 Prozent aller Patienten mit einer Autoimmunen Hepatitis haben diese Antikörper, weshalb die Diagnose für die anderen Betroffenen häufig schwierig zu stellen ist.
- **Liver-kidney-microsomal-(LKM-)Antikörper** treten bei einer seltenen Unterform der Autoimmunen Hepatitis, vor allem bei Kindern, auf – aber da man diese wichtige Diagnose keinesfalls übersehen will, müssen diese auch getestet werden.

Quick-Wert (bzw. INR). Dieser Wert misst zusammenfassend wichtige Funktionen der Blutgerinnung. Da die Bestandteile der Blutgerinnung in der Leber hergestellt werden, dient der Quick-Wert auch der Messung der Leberfunktion, genauer gesagt der synthetischen Funktion der Leber. Wegen verschiedener Messmethoden in unterschiedlichen Laboren hat es in der Vergangenheit Verwirrung gegeben, sodass eine internationale Standardisierung der Messmethoden vorgenommen wurde und die Ergebnisse deswegen heute eigentlich nicht mehr als Quick-Wert angegeben werden, sondern als »International Normalized Ratio« (INR).

Die wichtigsten Leberwerte auf einen Blick (Normwerte bei Frauen und Männern)*

Abkürzung	Normwerte Frauen	Normwerte Männer
AP	35–104 U/l	46–116 U/l
GOT	10–35 U/l	<50 U/l
GPT	10–35 U/l	<50 U/l
GLDH	<5 U/l	<7 U/l
GGT	<38 U/l	<73 U/l
Bilirubin gesamt	0,3–1,2 mg/dl	0,3–1,2 mg/dl
Bilirubin direkt	<0,3 mg/dl	<0,3 mg/dl

* Normwerte können von Labor zu Labor leicht variieren, da Einzelheiten der lokalen Bedingungen und der Messtechnik diese beeinflussen.

Virusdiagnostik

Hepatitis-A-Virus (HAV): Gemessen werden **Anti-HAV**, das sind Antikörper gegen das Hepatitis-A-Virus. Es kann dann weiter differenziert werden zwischen neu entstandenen Antikörpern (Anti-HAV IgM) als Beweis einer frischen Infektion und alten Antikörpern als Folge einer durchgemachten Infektion oder einer Impfung (Anti-HAV IgG).

Hepatitis-B-Virus (HBV): Gemessen wird das Hepatitis-B-Antigen mit der Labor-Abkürzung **HBsAg**. Kann es nachgewiesen werden, beweist es das Vorliegen einer Hepatitis-B-Infektion. **HBV-DNA** misst die Virusvermehrung (geeignet für die Therapiekontrolle der Hepatitis B).

Antikörper gegen Hepatitis B (Anti-HBs): Beweisen den vorhandenen Schutz gegen Hepatitis B, entweder nach einer Hepatitis-B-Impfung oder nach einer überwundenen aktiven Infektion.

Hepatitis-C-Virus (HCV): Gemessen werden **Anti-HCV**, das sind Antikörper gegen das Hepatitis-C-Virus, die sowohl bei aktiver Infektion als auch nach durchgemachter Infektion vorhanden sind. Aktive Infektion wird gemessen mittels Nachweis von **HCV-RNA**. Dieser erfolgt mittels einer Vermehrungsreaktion, der Polymerase-Kettenreaktion (PCR) – eine Technik, von der seit Coronazeiten jeder mal gehört hat, denn auch der Corona-Erreger SARS-CoV2 ist ein RNA-Virus, das mittels PCR nachgewiesen wird.

Hepatitis-D-Virus (HDV): Dieses Virus kann nur bei einem Patienten bestehen, der auch Hepatitis B hat, da das D-Virus die Hülle des B-Virus zum Überleben braucht. Insofern misst man zuerst das Hepatitis-B-Antigen (HBsAg). Nur wenn dies positiv ist, misst man auch entweder Antikörper gegen HDV oder führt einen direkten Virusnachweis (**HDV-RNA**) durch.

Hepatitis-E-Virus (HEV): Da die Antikörpertests hier nicht ganz zuverlässig sind, führt man am besten auch hier den direkten Virusnachweis mittels PCR (**HEV-RNA**) durch.

Diagnoseverfahren

Diese modernen Diagnoseverfahren helfen, die Leber zu heilen.

Ultraschall

Am Beginn dieses Buches haben wir ja bereits die griechische Mythologie als frühen Spiegel des Leberwissens zitiert: Prometheus, dem der Adler an jedem Tag ein Stück Leber herausriss. Nun wenden wir uns der Nymphe Echo zu. Sie wurde am Ende ihres Lebens zum Fels. Wenn ein Wanderer in den Alpen beglückt jodelt, hallt es als Echo wider. Dies sei die ewige Stimme der Nymphe, dichtete Ovid.

Schallwellen treffen auf ein Hindernis – und werden zurückgeworfen. Dieses uralte physikalische Prinzip ist auch die grundsätzliche Beschreibung der Funktionsweise der Ultraschalldiagnose – nicht nur in der Lebermedizin.

Heute legen sich die Patienten entspannt auf eine Liege. Der Arzt fährt mit einem kleinen Gerät, das Ultraschallwellen aussendet, über den Untersuchungsbereich. Auf einem Bildschirm wird dann das Echo als Schwarz-Weiß-Bild dargestellt. Aus diesem Bild können erfahrene Ultraschallspezialisten genaue Diagnosen ableiten. Etwa über Flüssigkeitsstau, die Durchleitungsfähigkeit von Adern, Gewebeanomalien in Organen und vieles mehr.

Bis dahin mussten Test-Patienten früher viel über sich ergehen lassen. Sie wurden in eine mit Wasser gefüllte Viehtränke gelegt, mit Motorenöl eingeschmiert, in die MG-Schützen-Kuppel eines B52-Bombers gesteckt – oder in einer Fabrik für Atomkessel untersucht.

Dort gelang es dem britischen Gynäkologen Ian Donald in Zusammenarbeit mit einem Ingenieur namens Brown in den 1950er Jahren erstmals, den Schädeldurchmesser eines Fötus festzustellen. Dazu benutzten sie ein Ultraschallgerät, mit dem eigentlich das Kesselmaterial auf Schwachstellen untersucht wurde. Damals sahen sie aber nur statische Bilder, keine bewegten Bilder in Echtzeit wie heute.

Hoch entwickelte Geräte, wie wir sie heute kennen, kamen erst Anfang der 1980er Jahre auf den Markt. Heute sind sie aus der Leberdiagnostik nicht mehr wegzudenken. Der Ultraschall dient auch als Hilfe, wenn eine Gewebeprobe aus der Leber genommen werden muss, also eine Leberbiopsie erfolgt: Mit dem Ultraschall wird der sicherste Punkt markiert, an dem keine Verletzung anderer Organe droht, dann örtlich betäubt – der Patient muss kurz die Luft anhalten – und mit einem schnellen Stich (keine Sorge, die Leber schweigt auch hier, mangels Schmerznerven, weshalb auch nur der Stichkanal auf dem Weg zur Leber, aber nicht die Leber selbst lokale Betäubung braucht) wird ein kleines Gewebestückchen in die Biopsienadel gesaugt, welches dann, nach Fixierung und Färbung, vom Pathologen in aller Ruhe mikroskopisch untersucht werden kann. Allerdings: Während die Leber schweigt, kann sich die Leberkapsel, das Häutchen, welches die Leber umgibt, doch beschweren und es kann hinterher etwas schmerzen. Interessanterweise spürt man diesen Schmerz am ehesten in der Schulter hinten.

Computertomographie (CT)

Für diese Entdeckung gab es 1979 prompt den Nobelpreis für Medizin. Verdient hatten sich ihn der US-Physiker Allan M. Cormack und der britische Ingenieur Godfrey N. Hounsfield. Die beiden hatten nur sieben Jahre zuvor eine Untersuchungstechnik entwickelt, die als Meilenstein in der Geschichte der Diagnostik gilt. Eine rotierende Röntgenröhre tastet den Körper der Patienten Schicht für Schicht ab. Die dadurch gewonnenen Bilder werden mit Hilfe von Computertechnologie aufbereitet. So können Organe, Knochenstrukturen, Adern und Körpergewebe detailliert dargestellt werden, ohne dass der Körper geöffnet werden muss. Durch die Gabe von Kontrastmitteln können Gefäße und andere Strukturen noch besser abgegrenzt werden und die Durchblutung von Körperstrukturen abgeschätzt werden. Das »CT« gehört heute zu den Standardverfahren bei der Leberdiagnostik und zur Vorbereitung von Leberoperationen. Zwar braucht ein CT Röntgenstrahlen, aber in den letzten Jahren sind die Geräte so phantastisch weiterentwickelt worden, dass nur noch etwa ein Hundertstel der Strahlenbelastung eines CTs der 1990er Jahre den Körper belastet. Diese wichtige Diagnostik aus Strahlenangst nicht durchführen zu lassen wäre ein großer Fehler. Dennoch, bei jungen Frauen, und vor allem in der Schwangerschaft, sollte man es vermeiden, ein CT durchzuführen, und erstmal alle anderen Techniken anwenden.

Magnetresonanztomographie (MRT)

Auch für diese Entdeckung gab es den Nobelpreis – und damit verbundenen öffentlich ausgetragenen Ärger. Der amerikanische Chemiker Paul Lauterbur und sein Kollege Sir Peter Mansfield, ein Physiker, wurden 2003 für ihren Beitrag zur Entwicklung der Magnetresonanztomographie mit der begehrten Auszeichnung geehrt. Allerdings begleitet vom wütenden öffentlichen Protest des US-Mediziners Raymond Damadian, der für sich in Anspruch nahm, die Grundlage für das auch »Kernspintomographie« genannte Verfahren geschaffen zu haben. Damadian schaltete eigens Zeitungsanzeigen, um das Nobelpreiskomitee davon zu überzeugen, dass es die Falschen ehrte.

Das MRT-Prinzip beruht sehr vereinfacht gesagt darauf, dass Atomkerne im Körper durch sehr starke Magnetfelder in Schwingung versetzt werden. Aus dem Echo dieser Schwingungen wird ein Schnittbild des Körpers gebildet. Auch Gelenke können damit detailliert abgebildet werden. Das MRT ist besonders geeignet für die Unterscheidung von Raumforderungen (Tumoren) in der Leber, weil durch die Gabe spezifischer Kontrastmittel etwas über die Art der Raumforderung ausgesagt werden kann. Der Vorteil gegenüber dem CT: Es erzeugt keine belastende Röntgenstrahlung. Der Nachteil: Die Geräte – und damit auch die Untersuchung – sind sehr viel teurer, und in einer solchen Maschine ist es laut und eng.

Magnetresonanz-Cholangiopankreatikographie (MRCP)

Dieses Diagnoseverfahren beruht auf denselben Grundprinzipien wie das MRT. Allerdings beschränkt sich der Untersuchungsradius auf die Leber, die Bauchspeicheldrüse, die Gallenblase und den oberen Bauchraum. Das Hauptprinzip ist eigentlich mathematisch: Aus den Schnittbildern, die das MRT von der Leber macht, rekonstruiert der Computer ein dreidimensionales Bild. Da Flüssigkeit in der MRT ganz weiß leuchtet, sich also besonders gut darstellen lässt, lassen sich gerade die flüssigkeitsgefüllten Gänge (aber auch Blutgefäße) auf diese Weise sehr gut darstellen. Es wird vor allem zur Erkennung von Erkrankungen der Gallenwege (und auch der Bauchspeicheldrüsengänge) eingesetzt. Vorteil: Die Untersuchung kann ohne Eingriffe in den Körper stattfinden.

Endoskopische retrograde Cholangiopankreatikographie (ERCP)

Der Name verrät denen, die Altgriechisch beherrschen, schon das Prinzip dieser Untersuchungsmethode. »Endon« heißt »innen« und »skopein« betrachten. Um genau das tun zu können, führt der Arzt das »Endoskop«, einen flexiblen, dünnen Schlauch, durch die Speiseröhre in den Körper des Patienten. Am Kopf des Endoskops sitzt eine Minikamera, die das Bild des Körperinneren auf einen Bildschirm überträgt. Das dazu notwenige Licht liefert ein Bündel aus Glasfasern, das sich im Inneren des Schlauches verbirgt.

Daneben läuft ein »Instrumentenkanal«, durch den sehr dünne Werkzeuge aus Draht geschoben werden können, um im Körperinneren damit zu arbeiten. Die Darstellung der Gallengänge erfordert eine Röntgendurchleuchtung, denn bis in den kleinen Gallengang kommt das relativ dicke Endoskop nicht. Hier wenden die Ärzte daher einen technisch anspruchsvollen Trick an: Der Gallengang endet zusammen mit dem Pankreasgang (Bauchspeicheldrüsengang) an der sogenannten »Papille«, einem kleinen Schließmuskel im oberen Dünndarm. Durch diese Öffnung muss der Arzt gezielt mit dem Katheter in den Gallengang gehen und dann über diesen Katheter Kontrastmittel hineinspritzen, das man dann auf der Röntgenaufnahme sehen kann. So kann man eine hervorragende Darstellung der ganzen Gallengänge in der Leber bekommen. Ein großer Vorteil dieser Technik: Man kann auch Proben aus der Galle entnehmen (zum Beispiel, um Bakterien zu finden, die eine Entzündung verursachen), man kann sogar mit einer Zange durch den Gang gehen und Gewebeproben entnehmen und es ist sogar möglich, kleinere chirurgische Eingriffe im und am Gang vorzunehmen, wie zum Beispiel Engstellen zu dehnen. Die häufigste Operation mit dem ERCP-Gerät: die Gallensteinentfernung. Dabei wird die Papille mit einem kleinen Schnitt etwas geöffnet (Papillotomie), anschließend werden Gallensteine, die im Gallengang festhängen, mit feinen Drahtkörbchen und ähnlichem Werkzeug herausgezogen und, falls nötig, vorher noch zerkleinert.

Der Vorteil dieser Untersuchung: Der Arzt bekommt ein sehr genaues Bild zum Beispiel der Gallengänge, kann Proben entnehmen und sogar, wie erwähnt, kleinere Operationen vornehmen. Ein Nachteil: Die ERCP muss in Kurznarkose durchgeführt werden, was für den Patienten und Arzt mehr Belastung bzw. Aufwand bedeutet als eine MRCP-Untersuchung, und es kann unter Umständen zu Entzündungen der Gallenwege und vor allem der Bauchspeicheldrüse nach der Untersuchung durch Reizung kommen.

Fibroscan

Die ungewöhnliche Geschichte, wie das neu entwickelte Ultraschallgerät eines französischen Naturwissenschaftlers für die Leberdiagnostik entdeckt wurde, haben wir Ihnen bereits geschildert (S. 17). Ein Fibroscan kann mithilfe von Schallwellen in Sekunden die Steifigkeit des Lebergewebes feststellen. Denn je fester die Leber ist, desto mehr leidet sie. Vorteil des Fibroscans: Statt aufwendig Gewebeproben aus der Leber entnehmen zu müssen, kann der Arzt die Lebersteifigkeit nun schmerzlos in Sekunden bestimmen. Eine Erweiterung der Technik erlaubt zusätzlich auch noch eine Abschätzung des Fettgehaltes in der Leber – bei der Zunahme an Fettlebererkrankungen in unserer Gesellschaft ein sehr wichtiges Hilfsmittel, um nicht nur die Diagnose zu stellen, sondern (hoffentlich) auch, um den Erfolg der Diät im weiteren Verlauf zu messen.

(Mini-)Laparoskopie

Bei der Laparoskopie wird der Bauchraum betrachtet. Diese Technik ist die Basis für das minimalinvasive Operieren, das in Bezug auf den Bauchraum auch »laparoskopisches Operieren« genannt wird: Durch einen kleinen Schnitt wird ein Gerät mit vorne angebrachter Kamera und Lichtkabel in den Bauchraum geschoben, welcher durch CO_2 oder auch Lachgas so weit aufgeblasen wird (keine Sorge, alles unter Narkose), dass man genügend Platz zum Bewegen des Gerätes und Betrachten der inneren Bauchstrukturen hat – wozu rechts oben vor allem die große Leber gehört. Der Berliner Mediziner Heinrich Kalk hat die Technik in den 1930er Jahren entwickelt und diese zur genauen Leberdiagnostik weit vorangetrieben. Durch technischen Fortschritt und kleinere Gerätschaften konnte die Firma Richard Wolf zusammen mit dem medizinischen Autor dieses Buches die Technik verfeinern, sodass gar kein Schnitt und keine Naht mehr notwendig sind: Die Minilaparoskopie ermöglicht die Gewebeprobe aus der Leber besonders sicher und gezielt – und da der Patient dabei schläft, ist die Untersuchung für ihn meist angenehmer als die allgemein übliche ultraschallgesteuerte Leberpunktion.

Alarmsignale für eine mögliche Lebererkrankung

Bleiben Sie gesund! Zwar schweigt die Leber – aber dennoch sendet sie Signale. Wer sie versteht, lebt länger.

- Sie fühlen sich über längere Zeit matt, müde, antriebslos: Die Leber kämpft möglicherweise und liefert kaum noch Energie oder sie ist entzündet und verbraucht dafür Kraft.
- Schmerzen im rechten Oberbauch, unter den Rippen. Druckempfindlichkeit: Die Leber schwillt infolge einer Erkrankung an und dehnt dabei die Leberkapsel, das dünne Häutchen um die Leber. Diese ist schmerzempfindlich und signalisiert damit eine Erkrankung.
- Ihr Urin verfärbt sich dunkelgelb: Anzeichen für eine Gelbsucht – die Gallenflüssigkeit kann nicht mehr richtig über die Gallenwege ausgeschieden werden und der Gallenfarbstoff wird stattdessen (teilweise) über die Niere ausgeschieden.
- Ihre Haut und die Augäpfel nehmen einen gelblichen (»galligen«) Farbton an: ein Zeichen für Ikterus, d. h. Gelbsucht.
- Dauernder Juckreiz: Die Leber schafft es nicht mehr, wie gewohnt die Blutfarbstoffe abzubauen, die normalerweise zu Galle weiterverarbeitet und dann über Gallenwege und Darm ausgeschieden werden. Die Gallenstoffe sammeln sich im Blut und verursachen die unangenehmen Hautreizungen.
- Der Stuhlgang ist und bleibt hell: Die dunkle Farbe des Stuhlgangs resultiert eigentlich aus ausgeschiedener Galle – wenn diese nicht mehr ausgeschieden wird, fehlt dem Stuhlgang diese Färbung.
- Ihr Bauch schwillt an, obwohl Sie wenig essen: möglicher Aszites, d. h. Bauchwassersucht. Das Blut aus dem Bauchraum, vor allem aus dem Darm, kann nicht mehr ungehindert durch die Leber fließen, weil die Blutgefäße in der Leber verengt sind durch Schwellung oder Vernarbungen; es kommt zum Blutstau und aus den vor der Leber gestauten Blutgefäßen wird die Flüssigkeit in die freie Bauchhöhle gepresst.

- Gelenkschmerzen und Gelenkentzündung: Ja, das kann auch an der Leber liegen, ist zum Beispiel ein möglicher Hinweis auf eine Hepatitis-B-Infektion, kommt aber auch bei der Eisenspeicherkrankheit oder bei autoimmunen Leberentzündungen vor.
- Zittern der Hände, Schwierigkeiten beim Schreiben, Konzentrationsschwierigkeiten: Die Leber kann aufgrund einer Krankheit ihrer Funktion als Entgiftungszentrale nicht mehr hinreichend nachkommen. Gifte reichern sich im Blut an und beeinträchtigen die Hirnfunktion, obwohl das Gehirn eigentlich völlig gesund ist (ähnlich wie beim Alkoholrausch).
- Appetitlosigkeit, keine Lust auf Fleisch: bei Leberentzündung, gerade auch bei Virushepatitis.
- Unerklärlicher Gewichtsverlust: tritt sowohl bei Tumoren in der Leber als auch bei Gallenstau und schwereren Leberentzündungen auf.
- Sternförmige rote Flecken auf der Haut (»Lebersternchen«): Signal für eine Leberzirrhose – hier handelt es sich um vergrößerte Adern, deren Blut man einfach mit dem Finger wegdrücken kann, und wenn man den Finger wieder wegnimmt, füllen sich diese Gefäßchen von innen heraus sternenförmig schnell wieder auf.
- Finger- und Fußnägel verfärben sich weißlich: Leukonychie, d. h. weiße Nägel (tritt bei allen Formen der Leberzirrhose auf).
- Bei Männern: Verlust der Brust-/Bauchbehaarung; Entwicklung von Brustdrüsengewebe (»Verweiblichung«): Zeichen einer Zirrhose: Der Abbau von Testosteron verläuft verzögert über Zwischenformen ab, die wie Östrogene, d. h. weibliche Geschlechtshormone, wirken.
- Libidoverlust: kann es bei allen Erkrankungen geben, besonders aber bei Lebererkrankungen, da zum einen das Organ so groß ist (viel Gewebe, das entzündet sein kann), zum anderen vor allem aber auch, da dort der Hormonabbau und damit auch -stoffwechsel stattfinden.

Der Selbstversuch: Die Antworten

Sind Sie freundlich zu Ihrer Leber? Hier erfahren Sie es.

Zu Beginn dieses Buches (S. 9) haben wir Sie gebeten, einen Selbstversuch zu wagen: Beantworten Sie für sich 15 Fragen, bevor Sie das Buch lesen, notieren Sie die Antworten. Sehen Sie sich Ihre Antworten jetzt, am Ende des Buches, noch einmal an. Wenn wir unseren Job gut gemacht haben, werden Sie anhand Ihrer Antworten feststellen, ob Sie freundlich und pfleglich mit Ihrer Leber umgehen. Sie hat es verdient.

Hier die Auflösung des Tests mit unseren Antworten:

1. Wie viel Obst essen Sie am Tag? Ihre Antwort lautet: »Viel, ist doch gesund«? Leider ist das ein Volksmärchen. Unter Leberspezialisten gilt der Satz »Ein Apfel ist gesund – zwei können schon zu viel sein«. Denn die Leber wandelt den in Obst enthaltenen Fruchtzucker in Fett um, das erst in die Leber wandert – was die Entstehung einer Fettleber begünstigt – und schließlich in den Bauch und auf die Hüften.

2. Wie viel Obst wäre Ihrer Meinung nach für Ihre Leber gut? Sie kennen die Antwort bereits: »Ein Apfel ist gesund, zwei …«

3. Wenn Sie sich schon mal etwas Süßes gönnen, naschen Sie dann lieber zuckerfrei? Ihre Antwort lautet: »Klar, zu viel Zucker ist doch ungesund!« Stimmt grundsätzlich. Jedoch: Wenn kein Zucker zum Süßen verwendet wird – was dann? Oft hoch konzentrierter Maissirup. Und der macht – siehe oben – mindestens genauso dick. Und noch ein Problem: Der süße Geschmack der Süßstoffe reizt die Bauchspeicheldrüse, die daraufhin Insulin ausschüttet. Das Insulin holt die Glukose aus dem Blut in das Gewebe, der Körper spürt die Gefahr der Unterzuckerung und bekommt Hunger – sodass Süßstoffe Hunger machen, zu noch mehr Essen verleiten und dadurch eigentlich Dickmacher sind.

4. Trinken Sie gerne und öfter mal Smoothies? Wenn in diesem Modegetränk viel Obst versaftet wird (»Macht fit und gesund«), hat der Smoothie genau den oben beschriebenen Effekt: Die Fruktosebombe zwingt die Leber, Fett zu produzieren. Das müssen Sie sich dann mühsam wieder abtrainieren. Gemüse-Smoothies hingegen sind eine gute Idee.

5. Was ist für Ihre Leber gefährlicher: gegrillte Thüringer Bratwurst oder Schweinemett vom Bio-Bauernhof? Zu viel Fett ist im Grunde immer ungesund. Gegen eine gelegentliche Bratwurst ist jedoch wenig einzuwenden. Das Schweinemett hingegen birgt die Gefahr einer Infektion mit Hepatitis E, auch wenn es vom Bio-Bauernhof stammt. Denn das rohe Fleisch ist einer der Hauptüberträger des Hepatitis-E-Virus, welches sich gerne in Schweinen (Wild- und Hausschweine) aufhält.

6. Was bevorzugen Sie als Aufschnitt: Wildschweinsalami, Mortadella oder lieber Camembert? Die original italienische Mortadella wird aus gekochtem Schweinefleisch hergestellt, Camembert bekanntlich aus Kuhmilch. Die Wildschweinsalami hingegen ist im Prinzip rohes Schweinefleisch. Kann also … genau: Hepatitis E auslösen.

7. Apropos Camembert: Kennen Sie die Technik, die messen sollte, wann guter Camembert richtig reif ist, und die Ärzte jetzt anwenden, um zu sehen, wie gesund Ihre Leber ist? Sie heißt »Fibroscan«. Der französische Naturwissenschaftler Laurent Sandrin entwickelte dieses Ultraschallgerät ursprünglich zur Messung des Reifegrades von Camembert – reifer Camembert ist innen weich. Da Fett aber keine Ultraschallwellen leitet, scheiterte das Projekt. Ein Pariser Radiologe erkannte jedoch glücklicherweise, dass das Gerät zur Messung der Lebersteifigkeit ideal war. Denn je härter die Leber, desto stärker ist sie geschädigt.

8. Legen Sie manchmal längeres Alkoholfasten ein – und beginnen dann wieder, so viel (oder so wenig) wie zuvor zu trinken? Ihre Antwort lautet: »Klar. Die Leber braucht doch mal eine Pause, um sich vom Alkohol zu erholen«? Leider – falsch. Und potenziell gefährlich. Denn das On-Off-Trinken verwirrt die Leber. Wenn nach einer längeren Alkoholpause sofort das alte Level wieder erreicht wird, identifiziert die Leber Alkoholbestandteile als Gift – und fängt an, sie zu bekämpfen. Die Folge: Leberentzündung. Zu viel Alkohol ist zu viel Alkohol, da nützt die Pause meist gar nichts – und birgt vielleicht sogar noch zusätzliche Gefahren. Dies ist kein Grund, nicht mal eine Alkoholpause zu machen, aber ein wichtiger Grund, bloß nicht wieder mit viel Alkohol anzufangen. »Auf Vorrat« trocken zu sein hilft nicht weiter.

9. Haben Sie schon mal überlegt, zur Erholung Ihrer Leber nicht nur Alkoholfasten, sondern richtiges (Heil-)Fasten durchzuführen? Fasten ist ein Trend. Ratgeberautoren, Hersteller von Präparaten und ominöse Medizinapostel propagieren es als gesund für Leib und Seele. Nur leider ist es nicht gesund für die Leber. Denn sie interpretiert den plötzlichen Nahrungsverzicht als Notlage und geht in den Krisenmodus. Und das Hin und Her von Gewichtsabnahme und Gewichtszunahme ist für die Leber noch schlimmer als immer etwas zu viel Gewicht. Unnötiger Leberstress. Und Gallensteine können sich als Folge der Fastenkur obendrein noch entwickeln.

10. Fühlen Sie sich oft müde und abgespannt? Ihre Antwort lautet: »Ja«? Dann sollten Sie dringend zum Leberspezialisten gehen. Denn das Fatigue-Syndrom (englisch »fatigue«: müde, abgespannt, erschöpft) ist ein deutliches Warnsignal für eine Leberkrankheit. Die Leber kann zum Beispiel aufgrund einer Entzündung ihre volle Leistungskraft nicht nutzen und versorgt uns nicht mehr mit der nötigen Energie. Und einzelne Lebererkrankungen wie die PBC gehen manchmal sogar mit ausgeprägter Fatigue einher, ohne dass die Leber schwer krank ist.

11. Sollte man Medikamente zwischendurch auch mal absetzen, damit die Leber sich erholen kann? Klare und kurze Antwort: Nein, bloß nicht! Erstens, weil die regelmäßige Einnahme eines Medikaments lebenswichtig sein kann. Zweitens, weil die Leber nicht generell unter Medikamenten leidet (bzw. durch sie vergiftet wird), sondern nur bei einer Unverträglichkeit – und eine solche stellt sich meist in den ersten Wochen der Einnahme klar heraus. Wenn Sie unsicher sind, ob Ihre Leber die Medikamente verträgt, sollten Sie einmal Ihre Leberwerte kontrollieren lassen, und wenn diese normal sind, brauchen Sie sich bei Ihren Medikamenten keine Sorge mehr um Ihre Leber zu machen.

12. Nehmen Sie sicherheitshalber lieber naturheilkundliche Medikamente, um die Leber nicht zu gefährden? Ihre Antwort lautet: »Ja. Ist doch viel gesünder und ungefährlicher als Chemie«? Leider ein Irrtum. Im Gegenteil. Während in chemisch hergestellten Medikamenten nur einzelne klar definierte Wirkstoffe enthalten sind, setzen sich Naturheilmittel meist aus einer Vielzahl von zumeist undefinierten und oft auch unbekannten Bestandteilen zusammen. Das erhöht – und mindert nicht – die Gefahr, dass irgendein Bestandteil dabei ist, auf den die Leber empfindlich reagiert.

13. Hat Ihre Ärztin oder Ihr Arzt Ihnen schon mal empfohlen, ein Medikament lieber als Pflaster oder Creme statt als Tablette anzuwenden, damit es nicht über die Leber geht? Hormone zum Beispiel? Falls ja, liegt dieser Arzt komplett falsch. Das dürfen Sie ihm gern freundlich so sagen. Denn egal wie Sie ein Medikament einnehmen, ob als Saft, Pille, Zäpfchen, Pflaster oder Creme – die Wirkstoffe erreichen über den Blutkreislauf immer die Leber und werden dort verstoffwechselt. Also: Entweder Ihre Leber verträgt ein Medikament, dann können Sie es auch als Tablette nehmen, oder sie verträgt es nicht, dann sollten Sie es in jeglicher Anwendungsform vermeiden!

14. Haben Sie schon einmal ein verschriebenes Medikament nicht genommen, weil im Beipackzettel vor Leberschäden gewarnt wird? Leider kommt das häufig vor. Doch Sie müssen wissen: Die Medikamentenhersteller warnen schon beinahe routinemäßig aus juristischen Gründen vor möglichen Leberschäden. Die vermutliche Gefahr für die Leber ist der häufigste Grund dafür, dass Medikamente vom Markt verschwinden. Und da sind die Firmen lieber übervorsichtig. Sprechen Sie mit Ihrem Arzt und fragen Sie unbedingt nach, bevor Sie ein verschriebenes Medikament nicht nehmen oder absetzen. Denn Patienten sind schon auf der Intensivstation gelandet, nur weil sie die Therapie abgesetzt oder erst gar nicht begonnen haben.

15. Kennen Sie Ihre Leberwerte? Den Satz »Meine Leberwerte sind in Ordnung!« werden Sie in trauter Runde mit Freunden immer wieder hören. Meist als Rechtfertigung dafür, dass gerade das dritte Glas Wein bestellt wurde. Aber was genau sind »die Leberwerte«? Was wird gemessen – und warum? Ein Leberspezialist kann anhand der Laborergebnisse eine Vielzahl von Informationen herauslesen: drohende Entzündungen, Infekte, akute Krankheiten … Also, der dringende Rat: Lassen Sie Ihre Leberwerte einmal im Jahr testen. Es schützt Sie. Und Ihre Leber.

Danke!

Viele Menschen haben mit ihrem Fachwissen, ihrem Rat und mit ihrer Inspiration dazu beigetragen, dass dieses Leberbuch für Laien zustande kommen konnte. Einige möchten wir hier namentlich aufführen, andere bleiben anonym und einige vielleicht auch versehentlich unerwähnt.

Besonderer Dank gilt Doreen Martens für die Illustrationen.

Außerdem bedanken wir uns herzlich bei …

Dr. Birgit Berger, Dr. Gustav Büscher, Dr. Lenika Calavrezos, Dr. Insa Cassens, Dr. Asmus Heumann, Dr. Bettina Jagemann, Jan Lohse, Dr. Heiner Machleidt, Maike Machleidt, Almuth Ohlhäuser, PD Dr. Sven Pischke, Dr. Stephanie Schulze, Momme Steffen, Sigrid von Stein, Prof. Dr. Martina Sterneck, Albana Taamneh, Dr. Christina Weiler-Normann und den Patientinnen und Patienten, deren Geschichten, original oder abgewandelt, dieses Buch mit Leben füllen.

Sowie bei Verlag und Lektorat
Annette Barth
Anja Bippus
Dr. Bettina Hansen
Katja Liese

Personen- und Sachverzeichnis